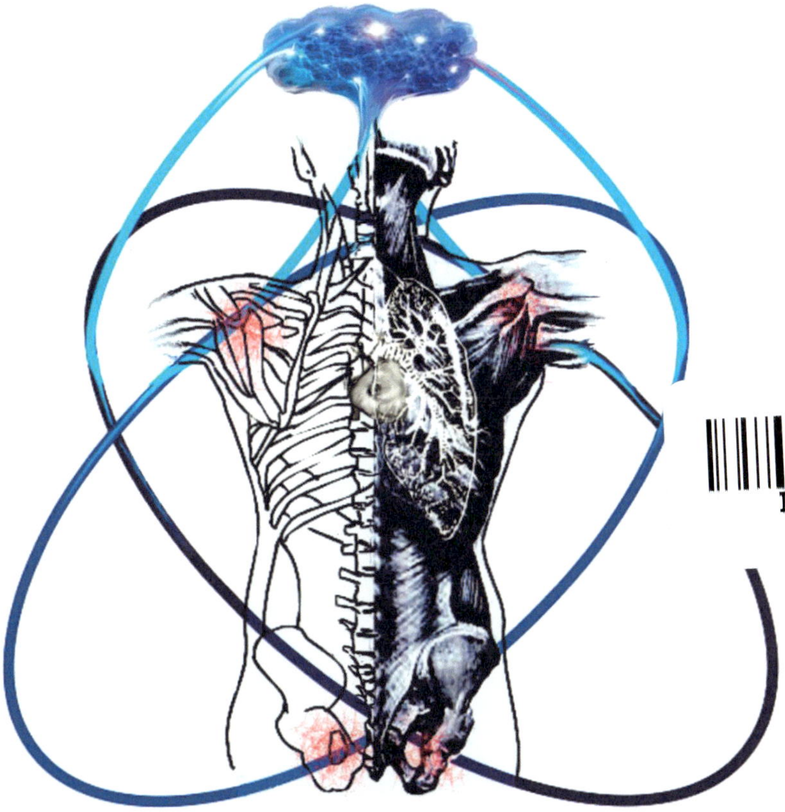

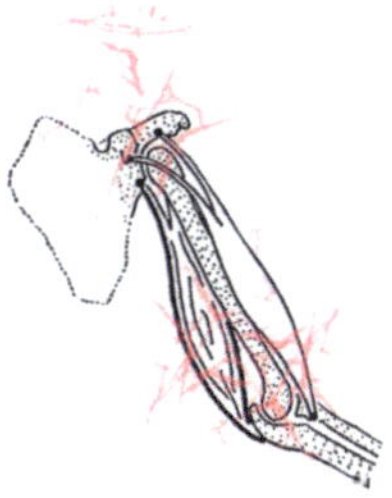

Réflexe de flexion nociceptive

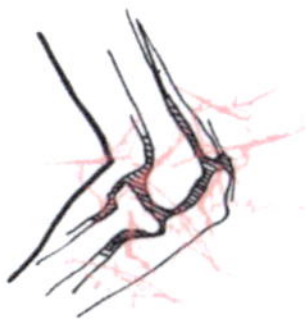

pour en finir avec la douleur chronique
des maladies neuromusculaires et dégénératives

Raphaël GAVINO

Fasciathérapeute – Chercheur indépendant en neurosciences

N° Siret : 892 592 219 700 016

fascia.evo@gmx.fr

(+33) 6 44 07 57 59

6 rue Tourventouse 34 500 Béziers,
France

Reset Trauma - YouTube

Reset Trauma : pour en finir avec la douleur des maladies neuro | Facebook

ACADEMIA
https://independentresearcher.academia.edu/GavinoRapha%C3%ABl

Fin de rédaction : décembre 2021

Rédaction, correction & mise en page :
www.lecritlibre.fr

Illustration : Gérald GAVINO

« Le plus grand ennemi de la connaissance n'est pas l'ignorance,

mais plutôt l'illusion de la connaissance. »

Stephen HAWKING

SOMMAIRE

INTRODUCTION

Né en France en 1991, je souffre d'une maladie neuromusculaire et neurodégénérative soi-disant incurable. Je souffre tellement que je ne me suis pas assis depuis plusieurs années. Je ne peux plus dormir en position allongée. Je suis debout, au sens propre comme au sens figuré. C'est épuisant, sur tous les plans.

Durant ces trois dernières années, j'ai consulté plus de trente-six professionnels de santé, qui m'ont coûté au total plus de 11 000 euros. Pourtant, nous ne sommes parvenus à aucun résultat probant. D'insupportables douleurs m'empêchent encore de dormir, bouger, marcher, travailler, je ne peux plus vivre normalement. Ne pouvant pas rester dans cet état, j'ai urgemment besoin d'une solution radicale. Je veux poursuivre ma vie, mais pas à ce prix-là. Spasticité et paralysie médullaire affectent mes deux psoas et déforment ma posture. Je surmonte quotidiennement la douleur, mais comme tout être humain j'atteins mes limites. À cause de ce handicap, j'ai perdu la mobilité, le sommeil et toute forme de vie sociale et professionnelle.

Pendant deux ans, j'ai suivi les protocoles médicaux (standardisés) en ne bénéficiant d'aucune écoute ni d'aucune amélioration physique. En parallèle, ma vie personnelle et ma santé ne cessaient de décliner. C'est pourquoi j'ai entrepris cette étude. J'ai voulu mettre mon temps et toute ma volonté de guérison au profit de tous ceux qui souffrent, comme moi, de maladies neuromusculaires et neurodégénératives ou invisibles. Les conclusions de mes recherches pourraient également être bénéfiques pour tous ceux qui souffrent de séquelles d'un AVC, commotions cérébrales, syndromes post-traumatiques, cancer, douleurs chroniques, schizophrénie, autisme, dépression, fatigue chronique, Parkinson, sclérose en plaques, fibromyalgie, spondylarthrite, épilepsie, Ehlers Danlos, dystonie, Alzheimer et tant d'autres maladies auto-immunes.

Pour engager cette étude, j'ai commencé par me documenter précisément et connaître tout ce qui était possible de savoir sur mon cas. J'ai effectué mes recherches à travers les connaissances internationales actuelles et réellement applicables. Les solutions que propose la médecine aujourd'hui sont largement en deçà de nos espérances et de ce qui pourrait être véritablement pratiqué. Si nous considérons l'état des recherches scientifiques dans tous les domaines, spécialités et champs de compétences médicales, l'errance thérapeutique ne devrait plus exister. Les échecs actuels peuvent s'expliquer par une approche inadaptée et segmentaire de nos pathologies, qui veut sans cesse traiter le symptôme sans remonter jusqu'à la source initiale de l'anomalie.

J'ai lu tous les livres de vulgarisation anatomique, puis j'ai mené des recherches harassantes en lisant sans relâche tout ce qui concernait mon sujet, en écoutant des interviews, en visionnant des reportages et en suivant les formations de la Physio-Académie (éligible DPC) ou l'Udemy. J'ai assimilé autant que possible les concepts essentiels et notions anatomiques en lisant des études médicales universitaires. J'ai étudié des milliers d'heures (5000 h environ), jusqu'à pouvoir comprendre les ouvrages médicaux dédiés aux doctorants.

Ces recherches m'ont amené à recontacter Dre Christine ROLLARD[1], chercheuse au CNRS, spécialiste des arachnides, chez qui j'avais déjà fait un stage au Muséum d'histoire naturelle de Paris en 2006. J'ai également

[1] https://fr.wikipedia.org/wiki/Christine_Rollard

pu échanger avec Dre Sylvie DIOCHOT[2], chercheuse au CNRS, qui travaille sur les venins thérapeutiques à l'université de Nice Sophia Antipolis. J'ai communiqué avec Véronique DEBELLE LAERE, physiothérapeute belge spécialisée en neuro-orthopédie, ayant suivi en Allemagne les formations du Dr Robert SCHLEIP[3], biologiste à la division de neurophysiologie de l'université de Heidelberg ; Evan OSAR[4], chiropraticien et directeur de l'*Institute for Integrative Health and Fitness Education* de Chicago ; Alain STERVELYNCK[5], physiothérapeute belge, formateur et directeur de l'institut de formations continues pour kinésithérapeutes ; Samantha MEIR[6] de l'institut Chiari et Siringomiella de Barcelone ; Xavier DUFOUR[7], directeur de l'institut de thérapie manuelle et physiothérapie, qui dispose de quatorze centres de formation de Paris à la Guyane et du premier laboratoire de recherche collaboratif autour de la kinésithérapie ; Alain MARZOLF[8], kinésithérapeute, chargé d'enseignement à l'École de kinésithérapie de Montpellier, intervenant au CHU de Nîmes-Montpellier ; et beaucoup d'autres comme Christophe CARRIO, Dr Philippe MALAFOSSE ou encore Clair DAVIES.

Je n'ai pas eu la chance de suivre un cursus d'études supérieures, mais je sais être autodidacte. J'ai beaucoup de curiosité, j'aime comprendre et apprendre. Je raconte ici mon histoire, avec pragmatisme et objectivité. J'espère apporter et transcrire ma solution avant tout pour offrir une approche inédite du traitement des maladies neuromusculaires et dégénératives. Il est techniquement et scientifiquement possible de guérir définitivement. Grâce au réflexe de flexion nociceptive, appelé réflexe de retrait des fléchisseurs ou encore réflexe ipsilatéral de flexion, nous pouvons espérer en finir avec ces douleurs insupportables.
Si ce réflexe est déclenché localement, de manière ciblée et artificielle, par compression mécanique, températures extrêmes ou substances toxiques sur le tendon du fléchisseur-agoniste du membre concerné par la dysfonction neuromusculaire et proprioceptive (spasticité ou contracture localisée permanente), celle-ci disparaît. Je suis convaincu qu'on peut guérir puisque j'en ai déjà fait l'expérience. En 2009, j'ai guéri la même spasticité. J'avais la même paralysie médullaire, qui touchait les mêmes muscles pour la même raison (un même traumatisme physique initial). Un kinésithérapeute nommé Gilbert Vincent à Houilles (78) m'avait soigné en déclenchant artificiellement ce réflexe de retrait sur mon tendon par compression mécanique. Je détaille cette étape par la suite. J'ai pu reprendre une vie normale pendant 10 ans, avant de rechuter en 2019. Depuis, je suis à nouveau dans une impasse.

D'une part, mon vécu motive mes convictions. D'autre part, la théorie les approuve de manière logique. D'ailleurs, j'ai soumis cette étude autonome et indépendante au Général Frédéric CANINI, neurobiologiste et directeur scientifique de l'Institut de Recherche biomédicale des Armées *(IRBA*, Brétigny-sur-Orge, France). Une fois qu'il en a terminé la lecture, nous avons échangé trente minutes au téléphone. Il était « globalement d'accord » avec moi, même s'il y avait « de petites choses sur lesquelles nous aurions pu discuter ». Il a conclu cet entretien en disant que mon étude était « techniquement cohérente ».
J'ai eu une conversation similaire avec une journaliste scientifique, qui est également docteur en neurosciences cognitives, Dre Alexa FASOLA. Elle trouve mes connaissances impressionnantes et me conseille de contacter Médiapart. Le même conseil m'a été donné par Léa FOURNASSON, journaliste scientifique pour *Sciences et Avenir*. Le Président, la ministre de la Recherche et de l'innovation, le ministre de la Santé, ainsi

---

[2] https://www.lejdd.fr/Societe/Des-venins-pour-se-soigner-693662
[3] http://www.tmno.ch/https://www.researchgate.net/profile/Robert-Schleip
[4] https://iihfe.com/
[5] https://imft.org/fr/users/alain-steverlynck
[6] https://institutchiaribcn.com/fr/
[7] https://www.itmp.fr
[8] http://www.alain-marzolf.fr/parcours/

que le Premier ministre sont au courant de ma démarche. Ils m'ont répondu pour accuser la réception de mes sollicitations, mais n'agissent aucunement.

À présent, je vous invite à prendre connaissance de mes conclusions et mon raisonnement. Ils pourraient avoir un intérêt pour de nombreuses personnes souffrant de pathologies similaires. Je fais appel à votre humanité. Pardonnez mes erreurs littéraires, j'ai tâché de m'exprimer le mieux possible. Je vous remercie d'avance de me lire jusqu'au bout. J'espère que vous saurez entendre l'urgence de la situation et percevoir le potentiel thérapeutique de mes recherches.
L'attente d'une solution concrète n'est plus possible, d'autant plus qu'elle est à portée de main et si simple à mettre en œuvre. Je rêve encore de dignité, d'une vie « normale » et d'une santé acceptable.

Je vous souhaite une bonne lecture.

Raphaël GAVINO

I.CAS CLINIQUE : MON PARCOURS DU COMBATTANT

« La douleur est un épiphénomène. »

Dr Philippe Malafosse

1) Ma descente aux enfers : entre symptômes multiples et diagnostic impossible

Mon calvaire a commencé il y a 3 ans, à la suite d'un déménagement. Après quelques difficultés financières, j'ai dormi sur un matelas de mauvaise qualité pendant 6 mois. Ne dormant que sur le dos, sans changer de position, mon bassin s'est enfoncé de manière insidieuse. Comme mes jambes étaient obligatoirement tendues la nuit (à l'instar des expériences de Sherrington sur les chats et leurs réflexes myotatiques)[9], je ne bénéficiais d'aucun repos musculaire. Mes psoas (fléchisseurs/agonistes) se sont raccourcis et mes ischios (extenseurs/antagonistes) étaient en surtension, c'est-à-dire qu'ils étaient tout le temps étirés et créaient donc une résistance à la flexion à cause de la gravité. Cette raideur s'est installée petit à petit, cela a pris des mois puisque je ne me rendais pas compte que mon matelas s'affaissait avec le temps.

Chaque matin, j'éprouvais des douleurs éparses dans la sacro-iliaque, les ischios, les aines, les crêtes iliaques, les lombaires, le ventre, etc. Je ressentais des schémas irradiants allant de bas en haut. Je ne comprenais pas ces douleurs plus fortes de jour en jour. Je m'en suis rendu compte qu'après coup, une fois qu'il était trop tard. Mes fessiers ont fini par toucher le sol à travers ce matelas-mousse. Je n'avais pas les moyens d'acheter un matelas correct à ce moment-là, mais surtout je n'avais pas fait le rapprochement entre la qualité du matelas sur lequel je dormais et ces douleurs intenses matinales.
Un matin de trop, j'ai senti mes tendons ilio-psoas s'agripper comme une araignée sur l'insertion du petit trochanter et sans jamais remonter dans les fosses. Mes ischios se sont contractés lors d'un spasme. J'ai senti une torsion pelvienne très violente. Mon bassin, mon épaule gauche et ma tête se sont déportés vers l'avant, mon pied gauche s'est décollé du sol et ma colonne a tourné sur elle-même, comme un claquage dans le dos. Mes hanches se sont mises à faire des ressauts de hanches anormaux et même audibles. Avant cet épisode, depuis le premier spasme, je n'avais plus jamais ressenti ces ressauts (à force, le tendon se tend tellement qu'il finit par claquer). J'ai alors immédiatement compris que c'était extrêmement sévère. J'étais littéralement plié en deux. À ce moment-là, j'ai senti qu'une de mes vertèbres était beaucoup plus saillante que d'habitude. Instantanément, un déséquilibre musculaire et postural s'est installé.

Depuis, mes douleurs sont quotidiennes, permanentes et fortement invalidantes. Que ce soit la position assise ou allongée, je ne peux plus les tenir longtemps et me pencher en arrière reste impossible. La position debout est la moins douloureuse, mais elle est épuisante. Ces douleurs multiples impactent évidemment mon sommeil et ma vie quotidienne.
Mes aines et mes piliers sont raides chaque matin. À la palpation, mes tendons-psoas sont tellement sensibles que je ressens une chaleur aussi forte que le feu. Cette sensation de brûlure très vive est caractéristique de ce type de dysfonctionnement neuropathique. Une compression axiale profonde, sourde

---

[9] *« Expériences de **Sir SHERRINGTON** : comprendre ce qu'est un réflexe myotatique »,* 2021 : https://www.qcm-svt.fr/QCM/public-affichage.php?niveau=Tale-Spe-SVT&id=69 » id=69

et constante se fait aussi ressentir. À l'insertion des piliers, mes psoas ressemblent à des cordes de guitares. Sous cette ultra-tension, la palpation est extrêmement douloureuse.
Avec le temps, une scoliose s'est installée, mes épaules se sont enroulées vers l'avant et mes hanches se sont verrouillées. J'ai senti ce verrouillage s'établir petit à petit et les frottements fémoraux sont encore atrocement douloureux. Par conséquent, ma lordose cervicale physiologique s'est effacée, mon dos s'est aplati, puis il a fini par être hyperlordosé au niveau des lombaires (ce qui crée un faux dos plat).
Au fil du temps, j'ai adopté une morphologie qui n'est initialement pas la mienne. D'anciennes photos de moi montrent bien que ma posture était très différente avant. Ma silhouette est complètement modifiée à présent. Avant ce spasme, je pesais vingt kilos en plus, j'avais un corps sculpté, qui ne dysfonctionnait pas. Comme je pratiquais la musculation quotidiennement, j'avais un corps beaucoup plus symétrique. Il était affuté et résistant. Ma souplesse me permettait de supporter la lordose. J'avais le bassin aligné et je n'éprouvais aucune douleur dans le dos, jamais, et nulle part ailleurs. Ma santé, comme ma vie, était parfaite. Maintenant, après trente minutes de marche sans pause, mes tendons se coincent littéralement et je ne peux plus bouger. Je dois effectuer une rotation externe (un claquement du tendon) pour pouvoir remarcher avec de grandes difficultés. Ma vie quotidienne est devenue un enfer. Par exemple, je ne peux plus passer l'aspirateur ni monter des escaliers, faire la vaisselle, enfiler un jean ou sortir les poubelles sans déclencher des douleurs. La flexion de ma hanche active immédiatement la douleur. Si je prends ce risque, mes hanches bien trop faibles et le bas de mon dos deviennent si douloureux que ces douleurs deviennent un supplice. La tension sature mes hanches. Dorénavant, j'ai besoin de béquilles pour faire tous les trajets hors de chez moi.

Du fait que j'avais déjà vécu exactement le même spasme, je savais parfaitement que mes psoas étaient en cause et je connaissais la marche à suivre. Malgré tous ces constats relatés à mon médecin généraliste et le récit de mes douleurs, j'ai d'emblée eu droit au diagnostic de la lombalgie commune. Alors que je me plaignais de ressentir mes jambes de moins en moins, il est resté sur son premier diagnostic, qui était effectivement erroné. Je lui disais pourtant que je sentais comme un courant continu dans ma tête, que mon cœur battait trop vite et que ma respiration devenait difficile. Savoir qu'il existe un point réflexe céphalique du psoas, atteste qu'une atteinte nerveuse myofasciale vient perturber le cortex[10].
La rétraction du muscle déforme ma posture et empêche l'extension de mes membres. Je suis gravement affaibli, mais pas encore atrophié : c'est le principe même de la spasticité. Or, le ressaut du psoas, contrairement aux autres tendinopathies, n'est pas étymologiquement lié à un affaiblissement du muscle dans mon cas, mais davantage à une rétraction associée à un flexum de hanche. La compression des psoas sur les insertions nerveuses lombaires est extrêmement éprouvante, cette tension remonte jusque dans mes omoplates et mon cou.

2) Mes tentatives de soins

À la suite de ce spasme ô combien anormal, je n'ai pas pu dormi pendant quinze jours d'affilée ! Les myorelaxants et autres antalgiques n'y faisaient rien. Le pire était de connaître la cause sans pouvoir intervenir sur l'opinion de mes médecins. À l'exception des chirurgies invasives, j'avais tout essayé. J'ai consulté huit cabinets de kinésithérapie, quatorze ostéopathes dont Jean-Yves VANDEWALLE[11] – ostéopathe de l'équipe de France de football, qui est passé à côté de ma pubalgie (forme psoas, hanche et adducteur), et deux chiropraticiens, dont Audrey YARGUI – vice-présidente de l'association française de chiropraxie. Je suis allé chercher de l'aide du côté de la médecine physique et de réadaptation, la chirurgie (avec des

---

[10] **Dr Philippe MALAFOSSE**, *Grand Manuel de réflexothérapie*, Dunod France, 2020, p.682
[11] https://www.fff.fr/staff/67-jean-yves-vandewalle.html

infiltrations guidées par échographie pour traiter la tendinite des psoas). Je me suis également essayé à la sophrologie, au CBD et à tout ce qui prétendait pouvoir me faire du bien.
Je me suis plaint un nombre incalculable de fois de mes psoas, qui n'ont jamais été palpés – à l'exception d'un seul praticien sur les trente-six que j'ai consultés. Je n'arrivais plus à me pencher en arrière, mais surtout je n'arrivais plus à m'allonger. Ma kiné m'a alors conseillé de dormir assis, ce que j'ai fait pendant six mois en utilisant un oreiller triangulaire. À partir de là, mon cou a commencé à devenir extrêmement douloureux, donc je me suis forcé à me pencher en arrière, malgré cette douleur affreuse due à un trop grand étirement. Ces sensations étaient insoutenables, voire inhumaines.
De mois en mois, je gaspillais mes forces. Je ne voyais pas le bénéfice des rééducations successives. J'ai commencé à boiter sur de longs trajets. Je n'arrivais plus à passer de la station debout à la position assise. Par conséquent, me déplacer en voiture par exemple est devenu impossible. J'avais immédiatement des douleurs aussi aigües qu'insupportables en bas du dos et aux hanches. En réalité, je souffrais d'une pubalgie, qui était seulement la conséquence d'un déconditionnement de la vie de tous les jours. Mon corps n'était plus adapté aux changements de postures et incapable de se mouvoir sans compensation délétère, c'est-à-dire en recrutant des chaînes musculaires inappropriées. Dans ces cas-là, il s'agit de dominance des synergistes (muscles remplaçants).

En 2020, j'ai consulté Patrick BASSET pendant huit mois. Ostéopathe de Tony PARKER[12], il me suivait une fois par mois (il me prescrivait essentiellement des exercices quotidiens en autonomie, à faire en parallèle des soins). Il avait diagnostiqué un flexum de hanche bilatérale (psoïtis) et une hypo-extensibilité des ischios-jambiers, puisque je levais ma jambe à seulement 30° en avant au test de Busquet (un test de souplesse des ischios). Au fil des séances, j'ai assoupli mes psoas et mes ischios. À force de faire des contractés-relâchés psoas-iliaques et des étirements, j'ai pu les renforcer. Néanmoins, étant engrammée (hyperexcitation motoneuronique) dans le système nerveux central, la pathologie a subsisté. Mes tendons ne se relâchent toujours pas et les gains de force et d'amplitude difficilement acquis ne sont qu'éphémères. La douleur reste inchangée. Avec la gravité et la tension musculaire, ma posture se dégrade encore.
Pourtant, aucune tendinopathie n'est apparente et aucun conflit de hanche n'est visible. Par contre, de l'arthrose débute sur le côté gauche (et sûrement le droit aussi), là où le ressaut est prédominant. Dr Olivier BRINGER, chirurgien orthopédique, qualifiait ma situation ainsi : « abrasion à la hanche gauche sur le cartilage acétabulaire, avec net amincissement de la partie postéro-supérieure et de sa paroi postérieure ». Sur les radios frontales et sagittales de mon dos, on voit nettement un décalage au niveau des branches pubiennes sachant que l'élasticité est limitée à 2 mm pour être précis[13]. On constate aussi que mon bassin est antéversé, en plus de l'absence de lordose cervicale, une hyperlordose lombaire et une cyphose majorée.

Entre 2020 et 2021, j'ai consulté deux chirurgiens orthopédiques : Gilles REBOUL – chirurgien du PSG[14], qui est également passé à côté de ma forme psoas –, puis Olivier BRINGER. Tous les deux m'ont dit qu'ils ne pouvaient rien faire pour moi. Visiblement, il faut croire que personne ne m'opérera en France. Dr BRINGER présente 53 679 € de liens d'intérêts avec l'industrie de la santé, dont 35 679 € sont des avantages. Dans le cadre de ressaut, aucune opération des ténotomies tendons ilio-psoas n'est pratiquée sans imagerie affirmant une inflammation ou une lésion tendineuse. Or, dans mon cas, la douleur qui provoque une tendinopathie n'est pas une lésion ni une inflammation. Mon cas est atypique puisque je ne rentre pas dans l'étiologie commune du conflit du tendon-psoas. Dans la topographie et les mouvements associés, j'en ai

[12] https://www.ecoleoscar.com/actualites/interview-exclusif-de-patrick-basset-president-du-syndicat-national-des-osteopathes-du-sport-et-osteopathe-de-tony-parker/
[13] **Marc JULIA, Dominique BONNEAU, Jean-Christophe DAVIET, Arnaud DUPEYRON, Christian HÉRISSON,** *La Pubalgie ; actualités diagnostiques et thérapeutiques*, Sauramps médical, Sciences et Techniques, Paris, 2018, p. 134
[14] http://www.pubalgie.com/dr-reboul/

tous les symptômes, mais je ne peux pas suivre ce protocole de guérison. Je présente des douleurs contre la résistance et une diminution de force lors des tests qui sont actuellement définis en orthopédie. En 2020, cette forme de psoas a été attestée par Jean-Michel Grand – ancien kinésithérapeute du XV de France, notamment présent à la 11e Journée nationale d'Expertises sportives sur la pubalgie au côté de Gilles REBOUL[15].

Toutes les compensations posturales induites par mon bassin antéversé vont dans ce sens et confirment le schéma de douleur que je décris auparavant : l'hyperlordose lombaire est bloquée par les piliers, ce qui empêche l'extension vers le secteur pelvien. Mes hanches sont alors déconditionnées, ce qui provoque la perte de lordose cervicale physiologique et une scoliose fonctionnelle. Debout, la douleur est moindre, car la lordose lombaire prend l'excès d'antéversion du bassin et donc part en hyperlordose lombaire. En position assise et allongée, la douleur est intense, car la compensation n'est plus possible sectoriellement.
En France, j'ai subi les conséquences d'une totale errance thérapeutique pendant deux ans. Mon cas a été aggravé par les kinésithérapeutes, avec la majoration d'un déséquilibre, puisque je tenais debout déjà grâce aux compensations (les muscles superficiels sont des stabilisateurs globaux adaptés pour des mouvements grossiers. Les muscles profonds sont des stabilisateurs locaux, qui font une précontraction. Le transverse par exemple fait une précontraction avant tout mouvement des membres inférieurs. Les spinaux profonds sont également très déficitaires dans les lombalgies et présentent un retard de contraction. Ils assurent la stabilité du corps et sont d'une extrême importance pour l'aspect proprioceptif. Notamment dans l'endurance et le bon ratio de fibres lentes de type 1).

3) Des solutions existantes

Les imageries n'ont jamais rien fourni de concluant. Cependant, depuis toujours, l'examen de mon système nerveux a été occulté. À cause de ce matelas trop mou et affaissé, mes ischios jambiers (antagonistes) ont été maintenus en position d'étirement permanent (hyperexcitabilité du réflexe d'étirement). Cette posture pérenne explique ce spasme protecteur tendineux co-contractif. Les douleurs musculaires ont été de plus en plus douloureuses, jusqu'à la phase de choc spinal.
Ensuite, cela a produit une lésion du système nerveux central, responsable d'une rétraction tendino-musculaire et de déformations orthopédiques statiques. Les blessés médullaires souffrent de spasticité. Nerveusement, mes psoas ont été touchés. Ils tournent en circuit désynchronisé avec les fessiers/ischios, je souffre d'une parésie spastique déformante. Consciemment, j'arrive à reproduire les mini-spasmes de mes psoas.

Sur le tendon, l'organe neurotendineux de Golgi est un véritable tensiomètre. Il inhibe le muscle en cas de résistance trop importante, l'empêchant même de s'activer. Si l'antagoniste s'emballe, il ne peut plus se freiner seul et rentre en boucle réflexe altérée (*bug*).
Le muscle n'a pas de marche arrière. Plus on l'étire, plus le fuseau neuromusculaire (FNM) fuse et dans ce cas, seule la position raccourcie du muscle baisse le signal du FNM. La ténotomie n'est rien d'autre que l'acte chirurgical de la mise en position de détente du tendon, qui normalement incombe à une commande nerveuse. Dans mon cas, cette commande est défectueuse. Il faut alors forcer le tendon à se détendre pour qu'il rentre dans sa gaine et permettre à la tension du muscle et du fascia de se relâcher. Ainsi, le réflexe myotatique se normalise en réduisant la neurotransmission.

---

[15] 11ème JES Bordeaux - La pubalgie en 2018 : pubalgie à forme unique ou pubalgie à formes multiples : https://www.youtube.com/watch?v=l-47JirrKx0

Un jour, un chirurgien m'a fait une infiltration de cortisone dans le tendon-psoas. Évidemment, cela n'a pas été suffisant pour relancer une néo-vascularisation et normaliser le tissu conjonctif sur le plan feedback neurologique.
Mes ressauts sont parfaitement perceptibles. Ils correspondent à la rétraction des psoas, qui viennent appuyer sur l'ensemble du plan axial et déforment alors ma posture en mettant en premier lieu mes hanches en contrainte. Pour la plupart, le ressaut de hanche est asymptomatique. Or, ce n'est pas mon cas. On peut se demander quel rôle préventif doivent jouer l'imagerie médicale et les indications cliniques. Si un jeune patient présentant de l'arthrose, sans conflit de hanche ni tendinite visible, ne reçoit aucune aide et expertise d'investigation, alors son cas ne pourra qu'empirer au fil du temps...

La souplesse permet une certaine résistance du corps, à la différence de la rigidité bien sûr, qui tue les systèmes. L'immobilité empêche la circulation des informations dans le corps et la lubrification des articulations par le liquide synovial, qui est responsable des raideurs, ankyloses articulaires, inhibitions neuromusculaires articulaires, hypo-extensibilités, schémas-moteurs altérés et adhérences myofasciales, ainsi que des ressauts et crépitations. Plusieurs désignations existent pour définir une seule chose. D'ailleurs, tous les grands félins et canidés (lions, chats, chiens, loups) étirent leurs muscles pour acquérir davantage de souplesse. Il n'existe aucune preuve scientifique qui affirme que les étirements aident à prévenir les blessures. Pourtant, des exercices d'étirement spécifiques sont recommandés avant les entraînements sportifs afin de diminuer les risques de blessures[16].
Le syndrome du chat parachutiste est une étude en biomécanique et cinétique réalisée sur la chute des chats. Elle a été faite sur une population de 132 chats à New York en 1987[17]. Un chat américain a survécu à une chute d'environ 137 mètres sur le béton. Il est tombé de 32 étages et s'en est tiré avec seulement une dent cassée[18]. Pour les chutes plus hautes que 7 étages, le chat a suffisamment de temps pour se détendre et positionner ses membres à l'horizontale, ce qui augmente sa surface, réduisant ainsi sa vitesse et donc la violence du choc. En fléchissant les pattes, ils absorbent l'impact, comme un ressort. Le guépard est considéré comme l'animal terrestre le plus rapide au monde, sa course peut atteindre 112 km/h[19]. Cette vitesse dépend donc d'une excellente coordination et proprioception, que seule la souplesse permet sans compensation délétère. Nous sommes aussi des mammifères. La souplesse offre une résistance au corps grâce à l'absorption de chocs vibratoires, plus diffus et moins localisés dans l'ossature.
Il ne faut pas confondre force, tonus et souplesse. Le tonus se traduit par la tension, il est le fil conducteur. Il réveille des influx nerveux. Seul le contact peut identifier la source. Je ne comprends pas pourquoi personne n'écoute mes plaintes et refuse de constater cela à la palpation. Certaines douleurs neuropathiques et certains points sensibles ne sont identifiables et reproductibles qu'à la palpation. Or, personne ne palpe comme il faudrait. À partir de la palpation, le diagnostic serait bien plus fiable. La cartographie actuelle des trigger points myofasciaux et même neuraux est d'une précision très poussée. La peau est le filtre de notre cerveau. Peu importe l'étage anatomique, la répercussion de nos maux se fait aussi sur la peau. La peau et le système nerveux partagent le même feuillet embryologique. L'état de sensibilité à la palpation indique si les neurones sensoriels ont un seuil trop bas. La sensation n'est pas encore mesurable par les technologies actuelles. La palpation reste donc obligatoire et primordiale.
Depuis des millénaires, nous sommes coupés du monde naturel et animal, qui est pourtant le reflet de ce que nous sommes. Le yoga et les arts martiaux ancestraux ont de multiples références posturales liées aux

---

[16] https://www.adidas.fr/blog/533438-toute-la-verite-sur-les-etirements-et-leurs-bienfaits, 08/2020
[17] **Cecil Adams,** « *Do cats always land unharmed on their feet, no matter how far they fall ?* », archives The Straight Dope, 10/01/1996
[18] **ATILA**, « *The Miracle of the falling cat* », archives d'ABC News au sujet du chat de Keri Hostetier, 24/06/2009
Joël DEHASSE, *Pourquoi les chats retombent toujours sur leurs pattes ?*, Émission Les P'tits Bateaux sur France Inter, 21/04/2013
[19] Photo | Vitesse : le guépard champion du sprint (futura-sciences.com)

éléments du monde animal, végétal ou élémentaire (terre, air, eau, feu). La souplesse permet aussi le flux ou le *flow* du mouvement. Sa dynamique permet la transmission de la force et l'influx entre les chaînes myofasciales et neurophysiologiques. La souplesse fait donc partie intégrante de la coordination fonctionnelle optimale pour effectuer un mouvement.

Une ténotomie bilatérale des tendons ilio-psoas me soulagerait probablement de manière immédiate. La position de détente du tendon normaliserait le réflexe myotatique, détruirait les organes neurotendineux de Golgi et désengagerait en même temps les ischios jambiers par l'inhibition réciproque. Dans toute la littérature scientifique et médicale, c'est actuellement l'unique option proposée pour améliorer le type de douleurs que j'ai et restaurer peut-être ma fonctionnalité, au vu de l'altération de celle-ci et la faiblesse qu'elle entraîne. Cette option thérapeutique l'emporte sur les risques potentiels d'une chirurgie. De plus, il s'agirait de pratiquer une chirurgie mini-invasive, comportant peu de complications et menant d'excellents résultats, puisque la douleur serait éradiquée de manière quasi immédiate probablement. Vu mon état actuel, je n'ai strictement rien à perdre. L'allongement myotendineux ne me ferait pas perdre la fonction du muscle quoiqu'il arrive. Si rien n'est fait pour restaurer ma mobilité articulaire et supprimer ces rétractions musculo-tendineuses, je vais finir par avoir des prothèses de hanches[20], puis des hernies discales apparaîtront ou pire encore...

Par la mise en position de détente du tendon, la ténotomie est perçue comme une induction spinale immédiate. Le tendon fait alors une ascension de 1 à 2 cm. Cette compression de 1 à 2 cm sur une racine nerveuse lombaire ou crurale expliquerait alors facilement la création d'une douleur. Le rétrolisthésis provoque la mise en tension du ligament longitudinal antérieur (LLA). En revanche, ce n'est pas une compression discale, comme l'hyperlordose, qui produira la dysfonction d'une jonction costo-vertébrale, à cause de la scoliose due à l'instabilité du bassin. Le rétrolisthésis est un trop grand étirement du rachis, trop souvent mis de côté lors des diagnostics, comme si seuls les tassements lombaires étaient possibles.

Lorsque les tendons se contractent, ils décentrent et compriment les têtes fémorales et le rachis lombaire (contrainte). Le but recherché n'est certainement pas d'attendre que les hanches continuent ce frottement anormal contre les têtes fémorales jusqu'à l'os sous-chondral. Une PTH sera alors proposée. Comme l'étiologie sera « un peu plus normale » sur une PTH dans le cadre d'une tendinite du psoas, la ténotomie sera envisageable (bien que ce soit tout aussi possible sur une hanche native).

Si je pouvais bénéficier d'une ténotomie des tendons de l'ilio-psoas bilatéral, je suis certain que je pourrais à nouveau dormir, voire le soir même de cette opération. Je dormirais alors pendant une semaine entière. Une année plus tard, je serais certainement debout et reconditionné, comme lorsque je faisais mon poids initial. Je n'ai pas l'impression que les patients qui subissent une ténotomie bénéficient de facilitation neuromusculaire, comme le préconiserait Dr KABAT pour relancer la boucle gamma normale. Cela expliquerait-il l'échec de reprise proprioceptif après ténotomie ?

Nerveusement, je ne suis atteint qu'au niveau des tendons des psoas ; tout le reste n'est que compensation mécanique de déconditionnement. Après ce spasme, j'ai senti les compensations se faire progressivement. Elles sont passées de la ceinture pelvienne à scapulaire. En un an, j'ai senti une inversion cervicale avec paresthésies méliques, qui m'ont emmené deux fois aux urgences, puis dans les services de traumatologie de la polyclinique Grande-Synthe (59). Il m'est aussi arrivé d'être pris de malaises vagaux très violents, entraînant des troubles de la vision, des tremblements et impulsions incontrôlables, qui perdurent par la suite. J'ai tellement souffert qu'une fois je n'ai pas pu dormir pendant deux semaines entières. J'ai aussi passé 72 heures sans pouvoir m'asseoir ni même m'allonger, tant la douleur était incontrôlable. À chaque pas, je sentais mes hanches frotter très fort et me pincer affreusement. Après une flexion de hanche active, comme dans une montée d'escalier ou une pente raide, c'est la déambulation impossible. Dans mon état, la marche

[20] Sachant que ces prothèses de hanche ne résolvent pas le problème sous-jacent de toute façon...

n'est pas fluide et extrêmement contraignante. Lorsque mes tendons se coincent, c'est hypersensible à la palpation du point d'innervation et la terminaison.

Je n'ai pas de kinésiophobie. J'ai réellement mal et je connais mon corps. J'ai déjà guéri en quelques minutes de cette spasticité et en quelques mois exactement de mêmes compensations. Je connais le protocole rééducatif. Les solutions proposées actuellement restent sans résultats complets, alors qu'il existe une alternative : la neuro-réflexothérapie.

J'aurais aimé voir les imageries des ténotomies sur des tendons longs/adducteurs des footballeurs professionnels. Je serais curieux de savoir si l'on décèle toujours une tendinite par imagerie en 3 mois. Une zone désactivée synaptiquement (au niveau des motoneurones) n'est pas nécessairement enflammée, mais cela ne l'empêche pas d'être fort douloureuse pour autant. Il va de soi que le système neurovégétatif est capital dans la compréhension de ma pathologie, ce qui va de pair avec le neurone WDR et tous les systèmes interdépendants du corps humain propageant l'information de la douleur. Tout dépend de l'atteinte du tissu conjonctif nociceptivement, du seuil de charge des neurones sensitifs et des crispations fasciales. Si seulement une échographie avait été immédiatement réalisée après ce spasme, on aurait certainement constaté l'inflammation du psoas et j'aurais donc eu droit à une ténotomie. À la place, j'ai fait des années de kinésithérapie pour assouplir mes psoas. Néanmoins, ce n'est pas parce qu'ils sont plus souples désormais qu'ils sont plus forts ou moins hyperactifs.

En moyenne, il faut compter entre 6 semaines et 5 ans[21] pour diagnostiquer une pathologie évidente comme la pubalgie et entre 6 mois et 40 ans pour diagnostiquer la dystonie avec une moyenne de 9 ans[22].

Parmi les conséquences de la dystonie spastique, la déformation de posture et les douleurs chroniques sont les plus fréquentes. Alors que 12 millions de personnes dans le monde sont concernées par cette maladie neurodégénérative, la dystonie est une maladie rare. J'ai contacté *Amadys*, association des malades atteints de dystonie. J'ai pu lire plusieurs témoignages qui relatent l'expérience du même spasme initial, extrêmement violent, provoquant des douleurs aussi invalidantes et incomprises que les miennes. Malgré le pôle scientifique dont *Amadys* dispose, la situation n'avance pas et la guérison des patients est inatteignable. Il en va de même pour toutes les associations visibles sur France Asso, je les ai toutes contactées (leurs réponses n'étaient pas systématiques).

Le comité scientifique d'Amadys a été en possession de ce document et n'a tout simplement pas répondu. Cette association des malades atteints de dystonie présente 61 539 € de liens d'intérêt avec l'industrie de la santé. Les plus grands montants proviennent de Merz pour 36 539 €, puis Medtronic pour 20 000 €. Dr Christophe VIAL, neurologue du comité scientifique d'Amadys, présente 54 917 € de liens d'intérêts avec l'industrie, dont 21 763 € provenant d'Ipsen. Parmi les membres du comité scientifique de l'association, il y a Pr Marie VIDAILHET, qui dirige l'équipe « MOV'IT » de l'institut de la recherche du cerveau (dont le rapport annuel cite Medtronic et Ipsen dans les remerciements). Pr VIDAILHET présente 10 091 € de liens d'intérêts avec l'industrie de la santé (Merz, Abbvie et Medtronic en assurent les trois plus grands montants).

L'information sur les déséquilibres du SNC/SNA[23] et leurs conséquences sont insuffisamment exposées, elles ne sont ni diffusées ni correctement traitées, alors que la gravité de ces maladies inflige une torture inimaginable. La spasticité concerne les personnes atteintes de certaines lésions médullaires ou céphaliques (Parkinson, Alzheimer, sclérose en plaques, dystonie, Chiari et un nombre incalculable de maladies de types aussi différents qu'une liste de pathologies sans fin). Dans un pays aussi développé que le nôtre, il est profondément injuste et cruel de laisser autant de patients (moi y compris) dans cette abstention

---

[21] **Alice BERTHAUDIN, Maximilian SCHINDLER, Jean-Luc ZILTENER, Jacques MENETREY**, « *Pubalgie et conflit fémoro-acétabulaire* », n°437 de la revue médicale suisse Médecine du sport, 16 juillet 2014 : https://www.revmed.ch/revue-medicale-suisse/2014/revue-medicale-suisse-437/pubalgie-et-conflit-femoro-acetabulaire

[22] **Dr Michel GONCE** : https://fr.medipedia.be/dystonie/diagnostic/comment-diagnostiquer-la-dystonie

[23] SNC : système nerveux central ; SNA : système nerveux autonome

thérapeutique. Où sont les traitements réellement à la hauteur de nos maux ? Malgré un budget annuel évalué à presque un milliard d'euros, l'INSERM consacre seulement 17 % aux recherches en neurosciences, sciences cognitives, neurologie et psychiatrie. L'Institut du cerveau m'a répondu, comme tous les CHU de France[24] et les institutions gouvernementales françaises, qu'ils n'ont jamais mis en lumière l'intérêt du réflexe thérapeutique et l'étiologie du point trigger. Ils se disent même être « hors champ de compétences » et leurs arguments se limitent à des silences. Or, nous savons que la base de l'influx nerveux est le potentiel d'action. Le système nerveux neurovégétatif obéit la plupart du temps à la loi « du tout ou rien ». La réponse du potentiel d'action est capable d'obtenir un réflexe capable d'agir par voie de résonnance sur tous les systèmes. La preuve étant que la spasticité se déclare elle-même à la suite d'un réflexe d'inhibition autogénique. Après une résistance neurophysiologique dépassant le seuil de résistance de l'individu, un traumatisme inconscient désynchronise le flux alpha/gamma et adrénaline/opioïdes. Passer par un autre réflexe de libération semble la voie la plus logique pour réinitialiser le cerveau. Nous pouvons sans doute aller au-delà du réflexe rotulien. Ces réflexes sont des réactions innées, qui ne nécessitent aucun apprentissage puisqu'elles sont involontaires[25]. Cela correspond parfaitement à la problématique qui est la nôtre : une altération de la mémoire perceptive, puis procédurale.
Dans le langage commun, un réflexe désigne une réponse motrice volontaire et réalisée le plus souvent de façon inconsciente et automatique. Au sens physiologique du terme, un réflexe est une réponse motrice involontaire déclenchée par l'apparition d'un stimulus[26]. Le neurone WDR répond à tous les stimuli somatosensoriels. Il présente une forte intensité et un potentiel d'action plus accru contrairement aux autres neurones.

[24] https://presse.inserm.fr/service-presse/inserm-en-chiffres/
[25] https://www.kartable.fr/ressources/svt/cours/le-reflexe-myotatique/19361
[26] https://www.neurophysiologie.be/notionc.php

II-THÉORIES : TOUT CE QUE L'ON SAIT

ÉLÉMENTS NEURO-PHYSIO-RÉFLEXO-POSTURO-MUSCULO-ANATOMIQUE

« Comment définir le réel ? Ce que tu ressens, vois, goûtes ou respires,
ne sont rien que des impulsions électriques interprétées par ton cerveau. »

Les frères WACHOWSKI, Matrix, 1999

1) Le mouvement

a. *Fuseau neuromusculaire et organe neurotendineux de Golgi*

Le réflexe d'inhibition autogénique ou myotatique inversé trouve son origine dans l'organe neurotendineux de Golgi. Ce phénomène a été décrit expérimentalement sur le chat mésencéphalique. Il se traduit par l'inhibition des motoneurones alpha lorsqu'on cherche à vaincre l'hypertonie des extenseurs du genou en le fléchissant de force (ce qui crée une résistance à la flexion en réponse à l'hyperexcitation motoneuronique du réflexe d'étirement de l'extenseur). Le réflexe myotatique inversé coupe l'alimentation du couple de force en cas de danger, le laissant dans un état de défense physique de protection. On observe un gain de tonus dans un premier temps, puis une chute brutale lors de la disparition soudaine du tonus des extenseurs. Le genou du chat se plie brutalement comme une lame de canif. Ce phénomène engendre l'inhibition des motoneurones alpha, innervant un muscle en réponse à la contraction de ce même muscle par l'organe neurotendineux de Golgi.

L'organe neurotendineux de Golgi est un mécanorécepteur, un capteur de force, qui inhibe le muscle en cas de résistance trop importante. C'est donc un protecteur des muscles et tendons. Il régule la force de la contraction musculaire. Il dispose aussi d'une sensibilité dynamique et corrige les informations transmises par les tensiomètres que sont les fuseaux neuromusculaires (FNM). Ces fuseaux neuromusculaires sont le récepteur hautement spécialisé à l'origine de la réponse réflexe myotatique. Grâce à la co-activation des motoneurones alpha et gamma, le fuseau neuromusculaire conserve une sensibilité de mesure, quel que soit l'état du muscle, et contrôle la longueur du muscle. Une augmentation du niveau de contraction du muscle se fait en réponse à son propre étirement. Le fuseau neuromusculaire est alors stimulé par l'allongement et inhibé par le raccourcissement[27].

Lorsqu'un tendon subit une tension, les organes tendineux de Golgi produisent des influx nerveux, qui se propagent jusque dans le système nerveux central pour l'informer des variations de tension musculaire. En déclenchant les réflexes tendineux, les organes tendineux de Golgi protègent les tendons et les muscles d'une tension excessive, pouvant causer des lésions. Les réflexes tendineux de Golgi entraînent alors un relâchement des muscles et une diminution de la tension musculaire[28].

L'organe neurotendineux de Golgi (ONT) est comme les FNM : un tensiomètre.

Le fuseau neuromusculaire est parallèle aux fibres musculaires. Le FNM est constitué en son centre de fibres nerveuses sensitives primaires (rapides : I) et secondaires (à conduction lente : II). Aux extrémités, il est composé de fibres musculaires courtes (intrafusales), innervées par le motoneurone gamma (fusimoteur) de petit calibre. Le FNM informe les centres nerveux sur la tonicité et la longueur du muscle. Les fibres I informent sur la vitesse de variation de longueur du muscle, tandis que les fibres II informent sur la longueur

---

[27] **Dr Dominique BONNEAU**, *Thérapeutiques manuelles*, Dunod France, 2017, p. 265-270

[28] **Louise TREMBLAY,** *Le Petit Livre Bowen*, Québec, 2007, p. 40-41 : http://www.ibowen.ca/pdfs/petitbowen_fr.pdf

instantanée. Le FNM possède un mécanisme de rétroaction, qui permet en permanence un contrôle du système nerveux central sur le muscle. La fréquence de décharge du FNM augmente proportionnellement avec le degré d'étirement du muscle. Cette fréquence de décharge peut diminuer, voire cesser en raccourcissant le muscle activement ou passivement. La contraction des fibres intrafusales entraîne une augmentation de la fréquence de décharge du fuseau. Plus la fréquence de décharge est élevée, plus la contraction-réflexe du muscle est forte et plus le muscle agoniste résiste à son antagoniste.

Au repos, le FNM continue d'émettre une décharge, ce qui permet au muscle d'être en état de facilitation modérée (gain de base)[29].

Pour permettre au FNM d'informer en permanence et correctement le système nerveux central sur l'état de tension et la longueur du muscle, l'activité gamma se synchronise avec l'activité alpha (motoneurone extrafusal). Afin d'éviter la perte d'information vers le SNC dans une phase de contraction musculaire, c'est-à-dire en raccourcissement, l'activité gamma s'aligne sur les variations de l'influx alpha. Ainsi, les fibres intrafusales se contractent et permettent au FNM la continuité informationnelle avec le SNC.

Lors d'un mouvement volontaire produisant un étirement musculaire, l'activité du FNM ne doit pas s'opposer au mouvement en augmentant sa décharge d'information vers le SNC. Pour éviter une telle réaction, l'ajustement de l'activité gamma par le SNC précède le mouvement. Ces préréglages du tonus musculaire sont rendus possibles par la comparaison et l'exploitation de deux types d'information : l'un provient de l'analyse inconsciente du mouvement envisagé et l'autre des données déjà enregistrées lors de la réalisation de mouvements similaires[30].

Comme toute machine complexe, le corps a besoin pour bien fonctionner d'être bien réglé. Les réglages du FNM (la synchronisation des fibres gamma et fibres alpha), ainsi que le rôle de feedback du FNM permettant au SNC d'assurer son rôle de « régulateur de gain » dans la gestion de la proprioception consciente et inconsciente, sont essentiels. À l'instar de tout mécanisme, ce fonctionnement peut se dérégler. Dans le cas de tout traumatisme physique et/ou psychoémotionnel, le professeur Irvin M. KORR, éminent physiologiste américain, écrit :

> « Si l'on admet l'importance des propriocepteurs dans le mécanisme de la lésion ostéopathique, il ne faut pas négliger pour autant le fait que toute structure en rapport métamérique avec le segment médullaire affecté peut, au même titre, créer ou maintenir un état lésionnel. En fait, toute source d'afférence, qu'elle soit en rapport métamérique ou non, peut exercer une influence à travers le réseau des neurones d'association. À toutes ces sources d'influx, il faut ajouter les sources supra-segmentaires, tous les centres supérieurs, depuis le bulbe rachidien jusqu'au cortex cérébral, qui agissent par l'intermédiaire des voies médullaires descendantes. Parmi ces sources, beaucoup sont des sources d'influx continus et de volume très variable. Elles exercent leur influence (excitatrice ou inhibitrice) sur les neurones efférents à tous les niveaux de la moelle épinière. »[31]

D'après Irvin M. KORR, le système neuro-musculo-squelettique est "*the primary machinery of life*", soit « la machinerie primaire de la vie ». Suivant son hypothèse, tous les autres systèmes sont à son service. Il s'agirait d'une désynchronisation du couple gamma/alpha, traduite par une hyperactivité gamma, entraînant une contraction des fibres intrafusales et un état de raccourcissement chronique. Par conséquent, cette désynchronisation provoque une augmentation de la contraction du muscle considéré et un déséquilibre articulaire dans cette même région. D'ailleurs, cette contraction musculaire est proportionnelle à l'activité des fibres gamma[32].

---

[29] **Antoine DIXNEUF**, *Guide pratique des techniques de Jones*, Sully, 2013, p. 16-17

[30] *Ibid*, p. 16-17

[31] **Irvin M. KORR**, *Bases physiologiques de l'ostéopathie*, Frison-Roche, 2009

[32] **Antoine DIXNEUF**, op.cit., p. 16-17

L'organe tendineux de Golgi présente une sensibilité dynamique très développée. Il renseigne le système nerveux central des variations de la force contractile du muscle. Les corpuscules encapsulés contiennent des fibres de collagène en série avec 15 à 20 fibres musculaires (Houk HENNEMAN 1967 ; SHUMWAY-COOK et WOOLACOTT 1995), ce sont des récepteurs sensitifs proprioceptifs. Quand les fibres musculaires se contractent, il y a allongement de la jonction musculo-tendineuse avec rapprochement des fibres de collagène dans l'organe tendineux de Golgi, ce qui comprime les terminaisons nerveuses et provoque la stimulation des fibres afférentes (type 1 b). De plus, ils interviennent dans le réflexe myotatique inversé[33].

Si un tendon s'allonge, il est normal qu'il rentre en conflit (audible) et en contrainte puisqu'il est surtendu à la suite d'une rétraction musculo-tendineuse. Le tendon a une position soit de détente, soit de contraction – comme un levier squelettique. Cela peut créer un ressaut du psoas, mais c'est valable pour tous les autres ressauts du corps humain (tenseur du fascia lata, fléchisseur du carpe, biceps). Les fléchisseurs sont des tampons énergétiques.

Tout muscle squelettique possède des mécano-récepteurs et métabo-récepteurs, qui informent les centres supra-segmentaires de l'état mécanique et métabolique du muscle. Le muscle est un activateur unidirectionnel, qui n'a pas de marche arrière. L'antagoniste ne réalise pas que la rétroaction, il contrôle également la bonne marche du mouvement programmé, en se réservant la possibilité de le freiner à tout moment.

Le muscle est un corps viscoélastique, qui se caractérise par deux états fondamentaux. Sous la dépendance et la direction du système nerveux, il peut être contracté ou relâché. Néanmoins, il peut aussi, sous l'action d'une force extérieure comme la gravité, connaître l'état étiré ou raccourci. La régulation dépend de la boucle gamma et son fonctionnement est fondamental. Le muscle possède quatre états : deux états physiologiques intrinsèques (contracté/relâché) et deux états extrinsèques (étiré/raccourci). Ces derniers permettent la réinitialisation des capteurs musculaires. L'innervation réciproque permet de comprendre que le raccourcissement d'un muscle a un effet potentialisé par la mise en étirement maximal de l'antagoniste. D'après la loi d'innervation réciproque de Sherrington, nous pouvons tirer parti de ces états pour provoquer des réactions neurophysiologiques. Par conséquent, le facteur temps devient alors primordial[34].

L'activation musculaire est dépendante du motoneurone alpha, qui est lui-même dépendant de plusieurs fibres musculaires, constituant ainsi l'unité motrice (NB. Être « dépendant de » ou « sous la direction de »

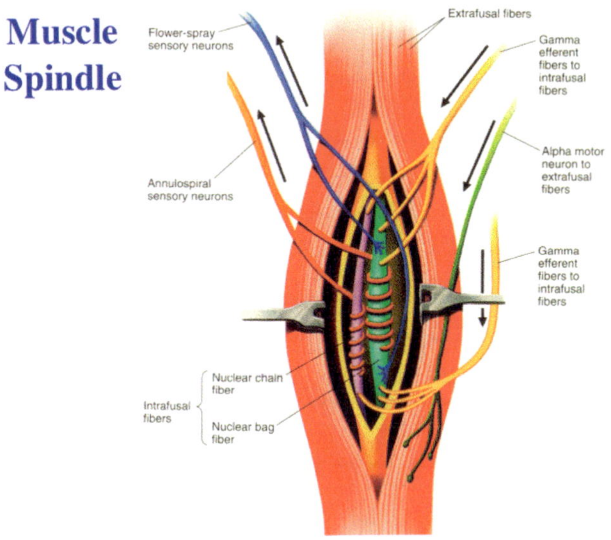

Le fuseau neuromusculaire

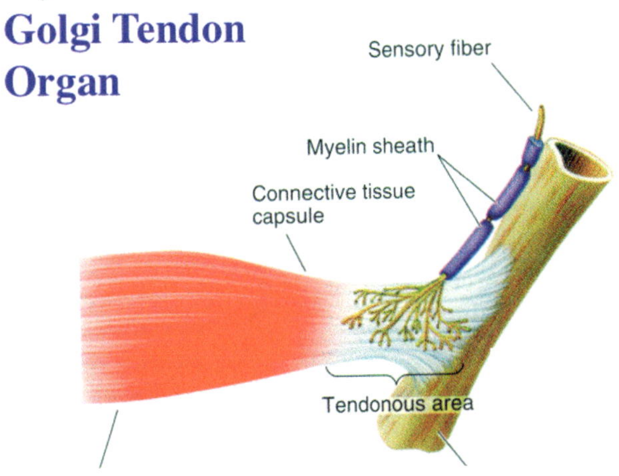

L'organe neurotendineux de Golgi

[33] **François CLARAC, Jean-Pierre TERNAUX**, *Encyclopédie historique des neurosciences*, De Boeck, 2008, p. 729

[34] **Marc JULIA, Dominique BONNEAU, Jean-Christophe DAVIET, Arnaud DUPEYRON, Christian HÉRISSON**, *op. cit*, 99

n'est pas tout à fait pareil. Dans la dépendance, il faut considérer l'idée de soumission et la relation systémique). Lorsque ce neurone est activé, il envoie un influx nerveux moteur aux myofibrilles qu'il contrôle dans le muscle agoniste. Simultanément, ce neurone stimule un interneurone inhibiteur destiné au motoneurone du muscle antagoniste. Ce n'est pas seulement une pure inhibition, mais un moyen de contrôle, notamment par le rôle freinateur éventuel (réflexe myotatique inversé). L'action résultante de cette activation est contrôlée par deux types de capteurs (le fuseau neuromusculaire et l'organe neurotendineux de Golgi), qui évaluent l'allongement du muscle et la force développée. Ainsi est réalisé un système asservi, où le signal de sortie est comparé au signal d'entrée et permet l'ajustement et la régulation du couple de force[35].

b. La peau

La peau est un organe comportant de nombreux récepteurs de formes, tailles et localisations différentes. Chaque récepteur est sensible à certains stimuli et induit un signal, transmis au cerveau grâce aux fibres nerveuses. Notre cerveau intègre ces signaux et établit une réponse adéquate. Par exemple, lorsqu'on met la main sur un objet brûlant, le cerveau ordonne immédiatement le retrait de cette main.
La peau étant le capteur goniométrique des articulations[36], le principe du *K-Taping* s'appuie sur ce concept[37]. Le *kinésio-taping* permet de soulever légèrement la peau et générer des circonvolutions, grâce à une certaine colle et la tension exercée sur une bande. En apposant ces bandes sur la peau, on crée une stimulation des zones ciblées. Plus précisément, la proprioception augmente et favorise l'échange d'informations entre ces zones et le cerveau (facilitation neuromusculaire). Concrètement, si on pose une bande sur une cuisse par exemple, le cerveau sent qu'il se passe quelque chose et augmente la perception de cet endroit précis.
Les experts (médecins du sport/STAPS et chiropraticiens principalement) ont longtemps pensé que ces bandes avaient le pouvoir d'augmenter ou diminuer la force d'un athlète en fonction du sens dans lequel elles étaient appliquées. Cependant, des études ont réfuté cette croyance, même s'il a été observé que la force maximale développée par un muscle était atteinte plus rapidement avec le *kinesio-taping*. Coller ces

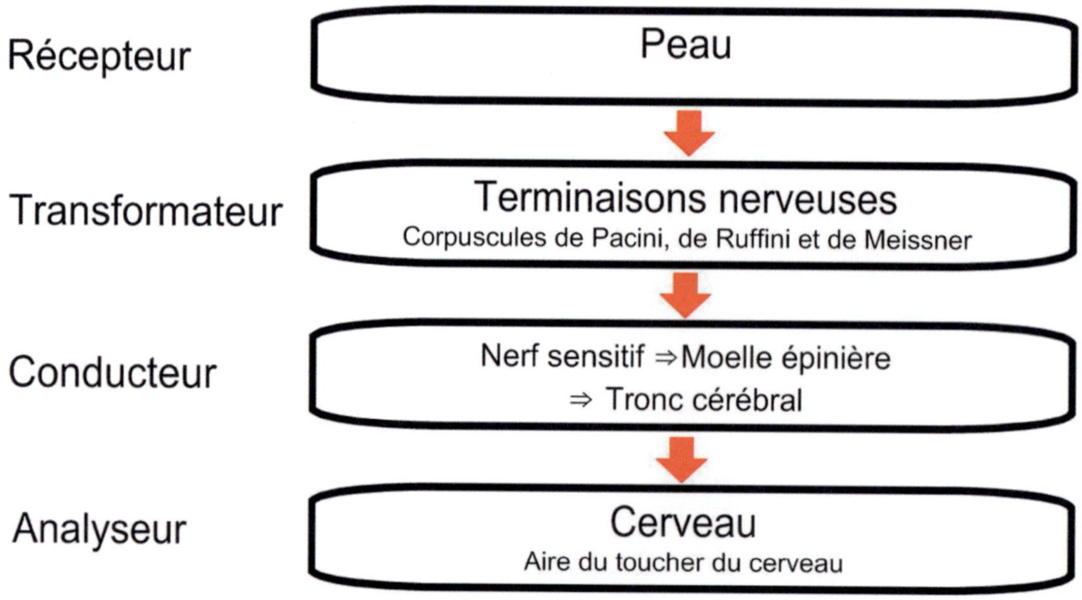

Circuit de l'information

---

[35] **Dr Dominique BONNEAU**, *op. cit.*, 266-268
[36] **Pr Pierre RABISCHONG**, *Le Programme homme*, Éditions Puf, 2003, *in* **Dominique BONNEAU**, *op. cit.*, p. 35
[37] https://arthrose.fr/les-therapies-non-medicamenteuses/therapies-non-medicamenteuses/

bandes augmente le feedback au niveau cérébral, ce qui préactive la zone du cerveau commandant tel ou tel muscle. Celui-ci se contracte alors plus facilement pour développer sa force[38].

Le concept du *K-tape* du Dr Kenzo KASE repose sur le réflexe de retrait via l'organe neurotendineux de Golgi (tensiomètre) et la position raccourcie des fibres, mettant en jeu le flux FNM et la proprioception. Le tape préactive de 4 millièmes de seconde la zone concernée. On parle alors d'excitation synaptique (à ne pas confondre avec le tonus, il s'agit bien de la contraction du muscle, c'est-à-dire du recrutement motoneuronique et l'effet rebond qui ne sont rien d'autre qu'une inversion de polarité[39]).

La peau et le système nerveux partagent le même feuillet embryologique. La peau n'a pas l'exclusivité dans la régulation du système tonique postural, des capteurs musculaires et tendineux entrent en jeu. Aussi divers soient-ils, dans leur finalité anatomique et fonctionnelle, neurotomes, myotomes, dermatomes, viscérotomes, angiotomes et sclérotomes appartiennent au même métamère. Une plage de notre peau, un segment de muscle ou une partie ou l'entièreté d'un viscère sont compris dans un même circuit neurologique[40].

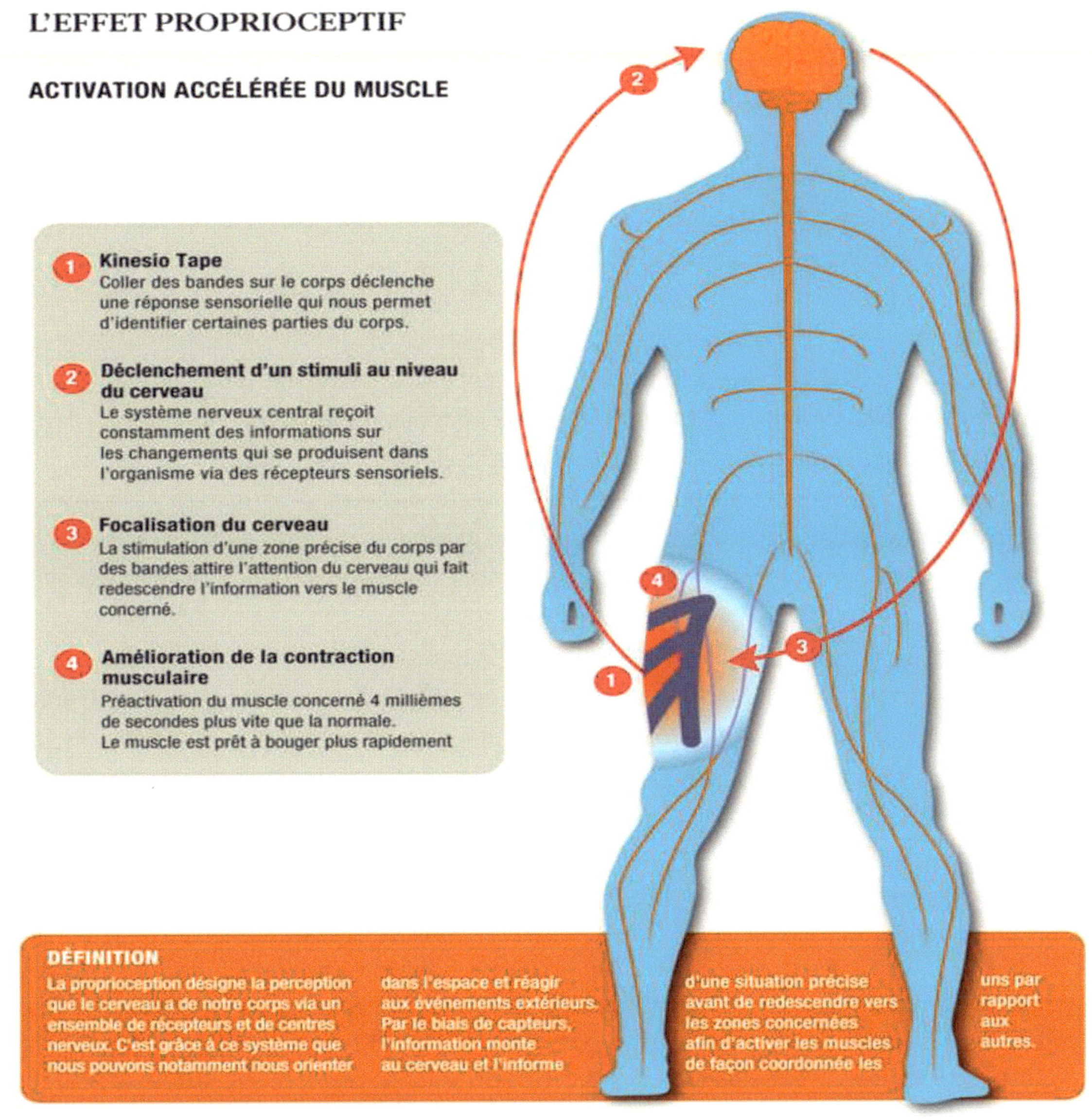
L'EFFET PROPRIOCEPTIF
ACTIVATION ACCÉLÉRÉE DU MUSCLE
1 Kinesio Tape
Coller des bandes sur le corps déclenche une réponse sensorielle qui nous permet d'identifier certaines parties du corps.
2 Déclenchement d'un stimuli au niveau du cerveau
Le système nerveux central reçoit constamment des informations sur les changements qui se produisent dans l'organisme via des récepteurs sensoriels.
3 Focalisation du cerveau
La stimulation d'une zone précise du corps par des bandes attire l'attention du cerveau qui fait redescendre l'information vers le muscle concerné.
4 Amélioration de la contraction musculaire
Préactivation du muscle concerné 4 millièmes de secondes plus vite que la normale.
Le muscle est prêt à bouger plus rapidement
DÉFINITION
La proprioception désigne la perception que le cerveau a de notre corps via un ensemble de récepteurs et de centres nerveux. C'est grâce à ce système que nous pouvons notamment nous orienter dans l'espace et réagir aux événements extérieurs. Par le biais de capteurs, l'information monte au cerveau et l'informe d'une situation précise avant de redescendre vers les zones concernées afin d'activer les muscles de façon coordonnée les uns par rapport aux autres.

[38] **Dr Stéphane BORLOZ :** https://www.planetesante.ch/Magazine/Sante-au-quotidien/Douleurs-musculaires/L-efficacite-du-Kinesio-Tape-est-encore-a-demontrer 26/09/12

[39] **Dr Jean POLAK,** https://www.brachy-myotherapie.com/ *in* **Dr Dominique BONNEAU**, *op. cit.*, p. 35

[40] **Dr Philippe MALAFOSSE**, *op. cit*, 29, 35, 54

La peau est la grande oubliée des ouvrages médicaux et scientifiques, alors qu'elle dispose de tous les capteurs nécessaires pour analyser les sollicitations à l'intérieur et l'extérieur de l'organisme. Commune avec le système nerveux, son origine embryologique est à la base des connexions neurovégétatives (non seulement conscientes, mais également inconscientes, somatiques et autonomes) responsables du réflexe cuta-néo-viscéral. Haut lieu de convergence et focalisation informatives, les structures (peloton nerveux, réseau nerveux périvasculaire, corpuscules de Meissner, Ruffini, Pacini, Dogiel et Golgi, terminaisons vasomotrices et excito-sécrétoires, arborisations libres, plexus... etc.) modulent le message nociceptif et contrôlent le niveau de contraction musculaire. Au niveau des centres corticaux et sous-corticaux, le message est analysé et intégré pour conduire une réponse adaptée. Cette réponse dépend de la stimulation initialement perçue (proprioception).

La peau est capable de focaliser en superficie des informations profondes provenant des différents organes. Les études histologiques ont montré l'extrême spécialisation des capteurs incorporés dans le revêtement cutané, dont le rôle est d'identifier les stimuli (qu'ils soient mécaniques, thermiques ou nociceptifs). Le capteur transforme le signal perçu en un signal électrique pour le SNC (transduction).
Force est de constater que la peau exerce une fonction d'analyse et transfert des informations mécaniques, thermiques, immunologiques et électromagnétiques dans l'intérêt de préservation de l'organisme. Toutes ces sollicitations interfèrent sur le mode de fonctionnement de l'organisme humain. Désormais, le rôle de la peau ne peut être ignoré dans les études consacrées aux modes d'action des thérapies manuelles, qui sont des disciplines de réflexothérapies uniques. Elles seules peuvent stimuler par voie sensitive les neurones sensoriels (massage, réflexologie, acupuncture, etc.) [41]

La peau est une interface neuronale certifiée dont la richesse est bien trop sous-estimée. Entre le fascia superficiel et l'hypoderme notamment, elle est extrêmement riche en complexes artérioveineux sous le contrôle du système nerveux autonome, qui appartient au système nerveux périphérique. Ce dernier est divisé en deux systèmes complémentaires : le système nerveux orthosympathique et le système parasympathique. Ces deux systèmes maintiennent l'homéostasie du corps et permettent la mise au service de la volonté. Le système orthosympathique détient un rôle prépondérant dans les situations de « combat ou fuite » que doit livrer notre corps, tandis que le système parasympathique agit dans les situations d'assimilation, régénération et repos.
Le concept ostéopathique de Irvin KORR met l'accent sur l'importance des apports vasculaires de chaque structure du corps. Sous le contrôle du système nerveux végétatif, ils apportent un effet d'équilibration du système nerveux autonome. Pour effectuer cette action, nous utilisons des réflexes végétatifs. Chaque réflexe est construit sur la base d'un système récepteur, de voies afférentes, d'un centre d'intégration, de voies efférentes et d'un système effecteur. *L'Atlas de Physiologie* de SILBERNAGL et DESPOPOULOS explique que :

> « L'arc réflexe, avec ses voies afférentes (viscérales et/ou somatiques) et ses voies efférentes (végétatives et/ou somatiques), est la base fonctionnelle du système nerveux végétatif. Les fibres afférentes véhiculent les sensations cutanées (par ex. les sensations nociceptives) de même que les informations en provenance des mécanorécepteurs et chémorécepteurs des poumons, du tractus gastro-intestinal, de la vessie, du système vasculaire, des organes génitaux, etc. Les fibres efférentes commandent les réponses réflexes des muscles lisses des différents organes (yeux, poumons, appareil digestif, vessie, etc.) et le fonctionnement du cœur et des glandes. Les afférences de la peau ou des organes des sens (par ex.

[41] **Dr Dominique BONNEAU**, *op. cit.*, 250-253

stimulation lumineuse) et les efférences responsables de la toux ou du vomissement sont des exemples des nombreux rapports qui existent au niveau du système nerveux végétatif. »[42]

La peau est un organe hautement vascularisé et innervé. De ce fait, les stimulations cutanées ont un effet majeur sur la vasomotricité de la peau et les efférences viscéro-motrices du système nerveux autonome. L'indication des techniques réflexes s'avère bénéfique pour les pathologies à composante circulatoires importantes (dermalgie réflexe, contracture, trigger point, trouble hormonal, cardiovasculaire, etc.) D'ailleurs, l'un des premiers effets visibles de cette technique de stimulation par pression cutanée est l'apparition d'une rougeur et une modification de la texture cutanée (cette modification est principalement réalisée sous le contrôle du SNA). Par vasodilatation, ces deux modifications sont liées aux plexus artérioveineux sous-cutanés. Ces réflexes du SNA peuvent se dérouler à l'intérieur même d'un organe (par exemple, au niveau intestinal, entre les mécano-récepteurs et le péristaltisme). Par contre, les mécanismes plus complexes sont contrôlés par les centres végétatifs supérieurs (SNC/moelle épinière) et l'hypothalamus. Celui-ci est le centre intégrateur le plus élevé dans la hiérarchie du système : il supervise le SNA dans l'élaboration de ses programmes et coordonne tous les processus végétatifs, ainsi que la plupart des processus endocriniens. L'hypothalamus est aussi le principal organe d'intégration pour la régulation des milieux intérieurs, de différents rythmes, de la croissance et de la reproduction de l'espèce. Pour le professeur Jean-Didier VINCENT de l'Académie des Sciences, le cerveau est une glande endocrine. Enfin, le cortex cérébral est aussi un centre d'intégration du SNA[43].

c. *La proprioception*

Proprius, en latin, signifie « propre » et la sensibilité profonde désigne la perception, consciente ou non, de la position des différentes parties/membres du corps. La proprioception fonctionne grâce à de nombreux récepteurs musculaires et ligamentaires, mais aussi grâce aux voies et centres nerveux impliqués.

La proprioception fait partie de la somesthésie. Le propriocepteur est le récepteur sensoriel qui assure la proprioception. Elle a d'abord été caractérisée chez les humains. Charles Scott SHERRINGTON propose ce terme en 1900 et 1906, mais la proprioception s'observe également chez de nombreux animaux. Plus récemment, la proprioception a été découverte chez les plantes[44].

Muscles, tendons, os, articulations (organes réactionnels de la vie de relation) possèdent une innervation sensitive propre. Les récepteurs (notamment les fuseaux neuromusculaires et organes neuro-tendineux) sont appelés « éléments proprioceptifs », car ils réagissent non pas à une excitation venant de l'extérieur (comme les éléments extérocepteurs des cinq sens), mais à une excitation provenant de l'organe lui-même. C'est donc une sensibilité très profonde du corps à lui-même[45].

---

[42] **Stefan SILBERNAG** et **Agamemnon DESPOPOULOS**, *L'Atlas de poche de physiologie*, Médecine Sciences Publications, 5e édition, 2017 - Stefan Silbernag est Professeur émérite, ancien directeur de l'Institut de physiologie de l'université de Wurtzbourg en Allemagne. Agamemnon Despopoulos est Professeur de physiologie, ancien conseiller scientifique de la société Ciba-Geigy à Bâle en Suisse.

[43] **Klemen SEVER**, *Étude Clinique de l'Effet des Techniques Réflexes de Normalisation du Tissu Conjonctif à court et moyen Terme sur le système nerveux autonome chez des patients ayant des lombalgies chroniques*, CIDO, 2012 : https://klemen.sever.fr/files/Memoire-SNA-et-NTC-CIDO_v2.pdf , p. 1, 6-10

[44] **David LAROUSSERIE**, *Les plantes ont un penchant pour la droiture*, Le Monde.fr, 6/12/2012

Renaud BASTIEN, Tomas BOHR, Bruno MOULIA et Stéphane DOUADY, « *Unifying model of shoot gravitropism reveals proprioception as a central feature of posture control in plants* », Proceedings of the National Academy of Sciences, vol. 110, no 2, 8 janvier 2013, p. 755-760

Jean-Luc NOTHIAS, « *Comment les plantes restent-elles debout* ? », Le Figaro, 7/12/2012

C. S. Sherrington (1906) *The integrative action of the nervous system*. New Haven, Yale University Press

[45] **Georges BRESSE**, *Morphologie et Physiologie animales*, Larousse, 1968, p. 340

Les influx nerveux apportent aux centres du névraxe (présents dans le système nerveux central) des renseignements, perçus ou non par la conscience, sur le degré de tonus et de contraction des muscles ou sur les positions relatives aux différents segments du corps (sens des attitudes). Le problème de la conduction des influx sensitifs a été difficile à élucider pour plusieurs raisons. Si les influx d'origine profonde ou superficielle (proprioceptifs ou extéroceptifs) sont conduits en bloc à la moelle épinière par les nerfs rachidiens, il n'en est plus de même dans la moelle où selon la qualité de sensation de différents faisceaux véhiculent les influx. La transmission des influx proprioceptifs est à l'origine de sensations conscientes et d'une régulation motrice inconsciente. Les faisceaux cérébelleux directs et croisés transportent les influx issus des fuseaux neuromusculaires et organes neurotendineux de Golgi, qui eux ne donnent pas lieu à des sensations conscientes (zone cérébrale somatosensorielle). Les deux faisceaux se projettent au niveau du cervelet et permettent à cet organe d'exercer, dans les réactions motrices, un rôle de régulation du tonus musculaire, de coordination des mouvements automatiques et d'équilibration[46].

d. Le point trigger

David G. SIMONS (1922-2010) était un médecin Américain devenu lieutenant-colonel des US Air Forces. Il a poursuivi une carrière distinguée en médecine universitaire en tant qu'instructeur au VA Medical Center de Californie. Il est l'auteur de plus de 200 publications sur les points trigger et les traitements connexes de la douleur myofasciale chronique. Célèbre pour avoir coécrit *Trigger Point Manual* avec Janet TRAVELL, il publie pour la première fois cet ouvrage en 1983, qui depuis est considéré comme une véritable percée et un travail fondamental dans le domaine médical.

Malgré l'importance des muscles comme principale source de douleur et si fréquente de surcroît, il n'existe aucune spécialisation sur le diagnostic et le traitement des pathologies musculaires. La pratique de la médecine est focalisée sur les articulations, les os, les bourses (poches membraneuses des articulations), les vaisseaux sanguins et les nerfs. Ce manque d'attention entraîne obligatoirement de nombreuses erreurs de diagnostic et tout autant de traitements inappropriés. L'argent destiné à la Recherche est utilisé pour synthétiser des médicaments, créer de nouveaux appareils médicaux et produire d'autres procédures médicales, mais il n'est jamais dédié à des thérapies manuelles puisqu'elles sont efficaces et bien moins rentables. De la même manière, la kinésithérapie, qui semble être la voie de traitement la plus logique, manque cruellement de formation appropriée sur les mécanismes cliniques de la douleur et les stratégies pour la résoudre. Cet état de fait est justifié par un soi-disant manque d'études sur les points trigger. Pourtant, celles-ci ne manquent pas et l'existence des points trigger n'est plus à prouver. On peut analyser leur biochimie et les observer grâce à des méthodes scientifiques bien établies. En 2008 et 2009, SHAH, GILLIAMS, SIKDAR et AL ont particulièrement étudié les points trigger[47]. Étant donné l'importance capitale des points trigger, l'ignorance du corps médical est consternante. Beaucoup de médecins et praticiens méconnaissent cette zone de tension musculaire et certains n'ont même jamais entendu parler du point trigger. D'ailleurs, c'est un terme encore totalement inconnu du grand public.

Parmi les médecins spécialisés dans le traitement de la douleur (membres de l'*American Pain Society*, par exemple), une grande majorité soutient le concept de points trigger. D'après les travaux de TRAVELL et SIMONS, un point trigger myofascial est « une zone d'hypersensibilité, en général au sein d'une bande palpable, dans un muscle squelettique et/ou le fascia qui lui est associé, douloureuse à la pression, et qui

---

[46] *Idem*

A. Delmas (1981) *Voies et centres nerveux*. Masson, Paris (10e édition)

[47] **Clair et Amber DAVIES**, *Soulagez vos douleurs par les trigger points*, Thierry Souccar, 2014, p. 10-18

donne lieu à une douleur référée, une sensibilité référée, des phénomènes neurovégétatifs référés et des troubles proprioceptifs qui lui sont caractéristiques »[48]. En d'autres termes, un point trigger est une minuscule zone hypersensible issue d'une bande de tissu musculaire en tension, très douloureuse à la palpation. La compression permet de reproduire et confirmer les symptômes.
Un point trigger n'est pas un spasme musculaire, même s'il est parfois décrit ainsi dans la littérature médicale. Un spasme est une contraction dure et soudaine d'un muscle, tandis qu'un point trigger et sa bande de tension associée sont une contracture limitée à une petite zone au sein d'un muscle. Des points trigger peuvent entraîner un spasme de la totalité du muscle, sans que cela signifie pour autant qu'un point trigger et un spasme soient équivalents au niveau de la douleur. Les progrès technologiques permettent désormais de surveiller l'activité électrique et biochimique des points trigger et de les visualiser. Par exemple, une activité électrique à haute fréquence, spontanée et de faibles amplitudes, a été détectée au niveau des points trigger actifs et leurs bandes de tension grâce à une électromyographie (EMG), un appareil permettant l'enregistrement de l'activité musculaire. L'activité électrique spontanée serait associée à la plaque motrice d'un muscle (l'endroit où le nerf moteur communique avec le muscle). David SIMONS a surnommé ce phénomène « le bruit de plaque motrice ».
Auparavant, on considérait que les plaques motrices ne se situaient qu'au milieu des fibres musculaires, on sait désormais que les zones où elles sont présentes sont plus largement distribuées dans le muscle (DAVIES). En outre, l'étude de ces signaux électriques a révélé qu'il est possible de déterminer la localisation exacte d'un point trigger et que si l'on appuie dessus son activité électrique accroît. L'étirement trop rapide d'un muscle produit le même résultat. En augmentant la libération d'acétylcholine, le neuromédiateur, qui assure la transmission entre le nerf et le muscle, provoque sa contraction. En raison de l'activité métabolique accrue, il existe également une infime différence de température, mesurable au niveau de la plaque motrice.
Étant du tissu mou, non osseux, les points trigger sont invisibles aux rayons X. En revanche, l'élastographie par résonance magnétique (ERM) est une technique d'imagerie des tissus, qui permet de détecter leurs bandes de tension. D'après de récentes recherches, on peut voir des points trigger grâce à une échographie Doppler couleur, associée à une sonoélastographie. Cette technique couple les vibrations mécaniques à l'imagerie Doppler (SIKDAR et AL, 2009 ; DAVIES, 2014). Néanmoins, aucune de ces méthodes ne s'est révélée être très efficace comme outil de diagnostic encore aujourd'hui. Trouver les points trigger grâce à la palpation d'un praticien compétent demeure la méthode de référence et la meilleure manière de parfaire un diagnostic. On peut également observer les points trigger au microscope électronique ou à l'aide de la lumière polarisée dans le tissu musculaire lors de biopsies d'animaux vivants ou cadavres humains, juste après leur mort (mais dans ces deux cas, c'est une mauvaise option pour diagnostiquer un patient !)
Dans la seconde édition du tome 1 de *Douleurs et troubles fonctionnels myofasciaux*[49], TRAVELL et SIMONS ont analysé au microscope un trigger point cliché très explicite, issu du muscle de la cuisse d'un chien. La biopsie d'un point trigger est aussi réalisable pour en faire l'analyse chimique. Des chercheurs du National Institutes of Health[50] ont mis au point une nouvelle technique, qui permet de prélever un échantillon de l'environnement d'un point trigger chez un être humain vivant et de le comparer à du tissu musculaire sain. Certaines études sont en cours. Il y aurait dans un point trigger actif un mélange inhabituel de composés chimiques. Ce milieu acide implique une augmentation de substances pro-inflammatoires, contractiles, et sources de douleurs (SHAH et GILLIAMS, 2008 ; Jan DOMMERHOLT, BRON et FRANSSEN, 2011).

---

[48] **TRAVELL et SIMONS**, *Douleurs et troubles fonctionnels myofasciaux*, Satas, illustrated édition, 1998
Clair et Amber Davies, soulagez vos douleurs par les trigger points, Thierry Souccar, p. 8-12
[49] *Ibid,*. p. 13
[50] Le « National Institutes of Health » américain est l'équivalent de l'INSERM français : Institut National de la Santé Et de la Recherche Médicale.

Approfondir ses connaissances en science de la douleur myofasciale est un défi, car la physiologie d'un point trigger est fascinante, mais ô combien complexe. D'un point de vue microscopique, puis électrochimique, l'étude du point trigger révèle que la relaxation d'un sarcomère survient lorsque l'actine et la myosine se séparent l'une de l'autre, prêtes à se réunir à nouveau au moindre influx du système nerveux. Un point trigger apparaît dans un muscle quand celui-ci, à force de trop travailler, entraîne l'impossibilité pour l'actine et la myosine de se séparer l'une de l'autre. L'ensemble des réactions électrochimiques et biochimiques, qui surviennent dans tous les muscles du corps, relève le métabolisme musculaire, qui va bien au-delà des fonctions basiques de contraction et détente. La contraction d'un muscle et le mouvement qui en résulte ne sont possibles que grâce au métabolisme musculaire, lui-même tributaire d'une source d'énergie, apportée par l'alimentation. Le glucose ingéré est transformé en molécules de glycogène et graisses (majoritairement des triglycérides), qui servent au stockage de l'énergie. Lorsque des cellules ont besoin d'énergie, le glycogène et les graisses sont transformés en molécules d'adénosine triphosphate (ATP), qui participe à de nombreuses réactions cellulaires, notamment en servant de vecteur d'énergie.

Lorsque le docteur frappe le genou avec son marteau, l'action-réflexe d'un muscle n'a besoin que d'un influx nerveux de la moelle épinière. Néanmoins, une contraction musculaire débute généralement par l'envoi d'un signal électrique du cerveau. Dans les deux cas, le signal est acheminé au muscle par un nerf moteur, une sorte de câble complexe qui renferme des milliers de fibres nerveuses, appelées axones (lieu de

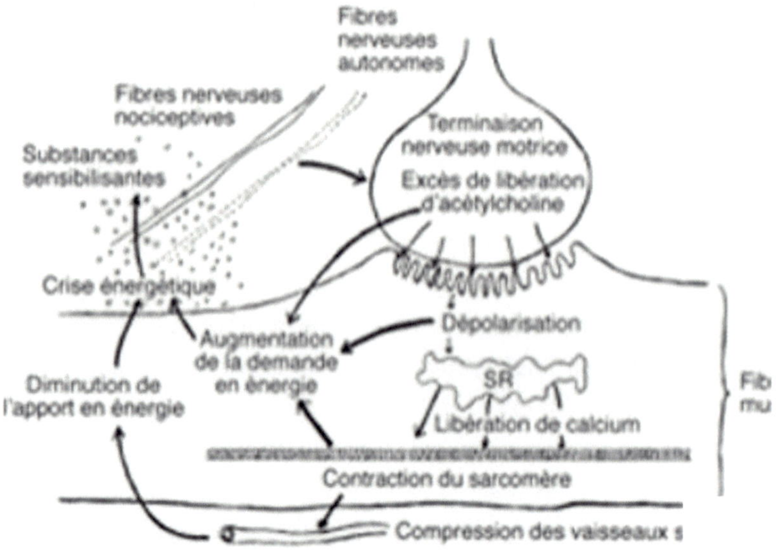

Dysfonctionnement de la plaque motrice

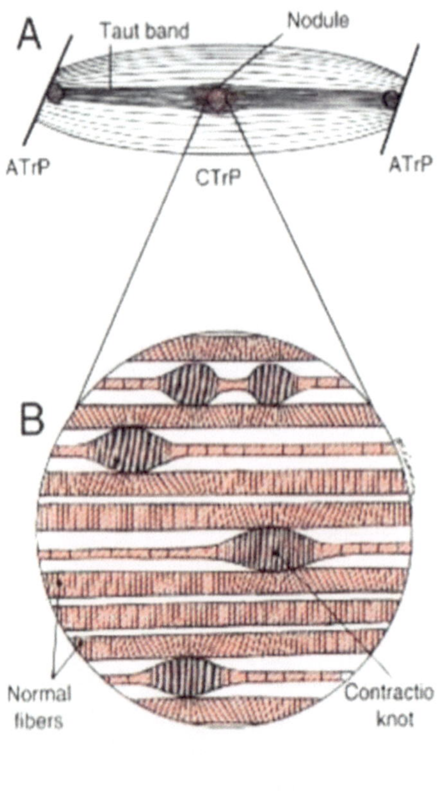

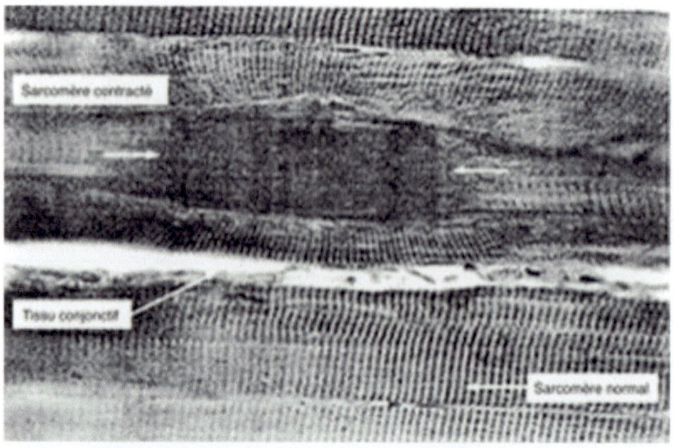

Nœud de sarcomères contractés dans une myofibrille d'un muscle de la cuisse d'un chien, grossi 250 fois

Coupe d'un point trigger

convergence). Un axone relie une cellule nerveuse ou un neurone aux différentes fibres musculaires. Il se divise en de multiples ramifications et se termine près d'une fibre musculaire. Les capillaires, qui amènent le sang à cette région, sont généralement parallèles au nerf. Le message du système nerveux central se propage le long de l'axone du nerf moteur et il déclenche l'ouverture de canaux permettant la libération d'ions calcium. L'afflux de calcium provoque à son tour la libération d'acétylcholine (ACh) dans le minuscule espace entre l'axone du nerf moteur et la plaque motrice du muscle, appelée fente synaptique. L'acétylcholine est le neuromédiateur de la jonction neuromusculaire. L'acétylcholine active les récepteurs nicotiniques de l'acétylcholine à l'extrémité du muscle ouvrant les canaux à ions sodium (Na+), ce qui aboutit à un potentiel d'action. Celui-ci se propage dans la fibre musculaire où il entraîne la libération des ions calcium stockés dans le réticulum sarcoplasmique. Ces ions calcium détectent les sites de liaison actine-myosine sur les filaments d'actine, ce qui permet aux têtes de myosine de se lier à l'actine. Cette liaison a pour effet le raccourcissement du sarcomère.[51]

En cas de sollicitation excessive ou soudaine d'un muscle, d'une contraction isométrique soutenue de faible intensité, d'une contraction excentrique (contraction et étirement simultanés d'un muscle), d'une tension musculaire chronique, d'un traumatisme sévère, d'un excès de travail du muscle ou d'un mouvement rapide prolongé, les points trigger peuvent devenir douloureux. Tous ces facteurs activent la libération d'acétylcholine (ACh), provoquant la contraction des sarcomères et la constriction des capillaires, qui apportent au muscle les nutriments dont il a besoin. Une mauvaise circulation sanguine (ischémie) nuit alors aux mitochondries, qui ne sont plus capables de produire et libérer de l'ATP (la forme d'énergie directement utilisable par la cellule).

Étant donné qu'il faut de l'énergie pour détacher les têtes de myosine des filaments d'actine, l'absence d'ATP laisse les sarcomères dans un état contracté et raccourci. À l'origine de la formation de points trigger myofasciaux, cette crise énergétique crée un cercle vicieux au niveau de la plaque motrice du muscle. La formation des points trigger suggère qu'un excès d'ACh est présent dans la plaque motrice parce que plusieurs facteurs additionnels qui inhiberaient l'ACh sont inopérants. Dans la crise énergétique, le processus clé survient lorsque l'ATP est réduite en ADP (perte d'un phosphate) et interrompt la recapture du calcium dans le réticulum sarcoplasmique au sein de la cellule musculaire.

Tant que le calcium est présent, les sarcomères ne peuvent pas se relâcher ni s'allonger. Une concentration excessive de calcium dans l'axone entraîne la libération d'ACh, qui traverse la synapse pour se retrouver dans la fibre musculaire. Ce processus active la libération d'autres ions calcium, stimulant eux-mêmes la liaison de l'actine à la myosine. Ce sont donc les médiateurs immédiats de la contraction. En plus de l'augmentation des potentiels d'action électriques dus à la stimulation du nerf moteur, plusieurs réactions chimiques provoquent une libération accrue d'acétylcholine.

De récentes recherches ont avancé une hypothèse plus complexe, qui ne figure pas dans le schéma ci-contre. D'après ces études, le pH de la cellule n'est plus que de 4 à 4,5, alors qu'un pH neutre est à 7. Cette acidification s'explique par l'augmentation de la charge de travail et le manque d'oxygène qui en résulte. La libération d'un neuromédiateur[52] appelé CGRP augmente la libération d'acétylcholine et inhibe également, de manière simultanément l'acétylcholinestérase (AChE), l'enzyme qui détruit l'acétylcholine.

Tout ceci créer un effet de rétrocontrôle négatif, qui perpétue la contraction des sarcomères au niveau de la jonction neuromusculaire, un peu comme un disque rayé. Comme ce cercle vicieux se poursuit, une quantité élevée de substances génératrices de douleur est libérée, provoquant une hypersensibilité qui stimule les nocicepteurs (récepteurs sensoriels à la douleur, qui réagissent à des stimuli potentiellement néfastes) dans les terminaisons nerveuses libres. Ces dernières signalent alors qu'il existe un problème, en produisant une

---

[51] L'adénosine triphosphate (ATP) est un nucléotide formé à partir d'un nucléoside à un triphosphate.

[52] Ce neuromédiateur s'appelle CGRP : *calcitonin-gene-related-peptide* ; c'est un peptide relié au gène calcitonine.

sensation douloureuse au niveau du point trigger et en envoyant un message de douleur au système nerveux central[53].

D'après la théorie de l'hyperexcitabilité centrale, les événements potentiellement dommageables ou ceux qui portent atteinte au tissu stimulent les champs récepteurs de neurones des cornes postérieures (dorsales) de la moelle. Associés à un muscle particulier, les axones des neurones sensitifs rejoignent la corne dorsale de la moelle épinière par la racine dorsale et réveillent également des champs récepteurs dans d'autres neurones passifs des cornes dorsales à distance. Cette sensibilisation des neurones de cornes dorsales – sur toute la longueur de la voie nerveuse est en lien avec un nerf spécifique de la moelle jusqu'aux neurones convergents et distants – qui induit une douleur référée[54].
Comme les signaux sont combinés et mélangés avant d'être interprétés par le cerveau, la douleur référée est projetée dans les zones du tissu, qui n'étaient pas sujet à la stimulation d'origine. Une douleur référée est généralement segmentaire. Elle survient dans les ensembles composés par un muscle et sa racine nerveuse, innervés par la même racine d'un nerf moteur de la moelle. Par conséquent, les groupes de muscles qui dépendent d'un même nerf moteur sont également liés par leurs schémas de douleur référée. La sensibilisation du SNC et l'hyperexcitabilité de ce système sont caractérisées par une hypersensibilité à la douleur ou une stimulation normalement non douloureuse. La recherche a démontré que les points trigger, aussi bien passifs qu'actifs, fournissent des afférences nociceptives aux neurones des cornes dorsales de la moelle[55].

La nociception est définie comme « des événements dans le système nerveux périphérique et central associés au traitement des signaux électriques provoqués par les stimuli qui menacent un tissu ».
Un nocicepteur est donc un récepteur nerveux, qui réagit à des stimuli nocifs. Par conséquent, les points trigger sont interprétés par le système nerveux comme une menace (permanente et inconsciente). Jan DOMMERHOLT explique que l'afférence nociceptive constante de points trigger passifs et actifs peut aboutir à une sollicitation excessive du muscle, voire à son incapacité à fonctionner et, à terme, au développement d'une sensibilisation périphérique et centrale.
Après une intervention chirurgicale, lorsqu'une douleur perdure, les points trigger des muscles qui ont été sectionnés, étirés, contusionnés ou traumatisés doivent être examinés. Étant donné que ces points trigger sont parfois responsables d'une douleur très éloignée du lieu opéré, les médecins risquent de s'obstiner à traiter la zone douloureuse, sans envisager qu'il puisse s'agir d'une douleur référée myofasciale.
Un point trigger créer une douleur référée d'origine viscérale ou tissulaire profonde, correspondant ou non à une diffusion métamérique. Cette zone devient hyperexcitable au sein d'un muscle ou son fascia. Cette douleur peut être constante, profonde et sourde et aller du simple inconfort au véritable supplice invalidant et/ou paroxystique. Ces phénomènes neurovégétatifs, paresthésies ou dysesthésies trompeuses provoquent troubles proprioceptifs, faiblesse de protection, raideurs, vasomotricité ou pilomotricité.
Le déclenchement de la douleur peut être provoqué par une contraction soutenue ou répétée, en position raccourcie prolongée. Cette cause majeure des douleurs et troubles fonctionnels reste pourtant trop souvent négligée. Une douleur chronique peut être consécutive à un surmenage chronique, si le diagnostic, le traitement et l'enseignement ne sont pas correctement réalisés (ce qui est toujours le cas)[56].

---

[53] **Clair et Amber DAVIES**, *Soulagez vos douleurs par les trigger points*, *op. cit.*, p. 25-28 ; 32-39
[54] *Ibid*, p. 40-49
[55] *Ibid*, p. 49-50
[56] **Drs Bruno BUREL, Guillaume LEVAVASSEUR, Didier POLIN**, *Les Syndromes myofasciaux*, Institut régional et société normande de médecine du sport, 2015, p. 12-14 ; 21-25 : https://fr.slideshare.net/IRMSHN276/les-syndromes-myofasciaux

Hélène ALTHERR-RISCHMANN a publié un livre de poche intitulé *Fascias libérés, santé retrouvée* aux éditions Jouvence en 2021, où elle me cite dans les remerciements. Elle a recueilli plusieurs interviews, notamment celle du Dr Carla STECCO, qui est incontournable dans le domaine des fascias et enseigne à l'Université de Padoue. Ce livre contient également l'interview du Dr Patrick SAUTREUIL de l'Hôpital de la Salpêtrière à Paris, qui pense que : « l'aiguille d'acupuncture a un rôle sur la contracture musculaire (qu'on voit disparaître à la palpation) et l'élasticité fasciale. Le trigger point est plutôt une contracture permanente très localisée ».

Lorsqu'une articulation ou un tissu est lésé ou victime d'un stress trop important, des processus inflammatoires sont mis en action afin de protéger la zone en question et lui permettre de se réparer. Cette inflammation augmente l'activité des capteurs de la douleur, les nocicepteurs.
En réponse, le cerveau augmente la tension neuromusculaire locale, ce qui accroît la rétention de déchets métaboliques et entraîne un apport d'oxygène insuffisant (hypoxie) des tissus à cet endroit-là. En conséquence, le seuil d'activation des nocicepteurs baisse, c'est-à-dire qu'ils se déclenchent plus rapidement et la douleur s'intensifie. Le cerveau réagit encore en créant un spasme musculaire protecteur, ce qui se traduit par une contracture musculaire involontaire. Les macrophages, des cellules du système immunitaire, arrivent sur le site de la lésion pour nettoyer les débris cellulaires. Parallèlement, les changements chimiques au niveau de cette zone favorisent l'activité des cellules chargées de reconstituer les tissus des fascias de soutien afin de colmater les brèches au niveau de la lésion. Les nouveaux tissus ainsi formés constituent une sorte de ciment grossier qu'on appelle adhésion. Ces adhésions ne sont pas aussi élastiques que les fibres musculaires. Ainsi, à l'endroit de la lésion, les nouveaux tissus sont plus rigides ce qui altère la relation longueur/tension des fibres musculaires de cette zone. Le contrôle neuromusculaire effectué par le cerveau est donc altéré et des phénomènes d'inhibitions réciproques se mettent en place (où les muscles antagonistes ne reçoivent plus suffisamment d'impulsions électriques) et entraînent l'utilisation substitutive de muscles synergistes. Ce cycle devient sans fin. Aujourd'hui, beaucoup de personnes encore (médecins, thérapeutes ou formateurs) n'acceptent toujours pas un fait aussi incontestable : la perception de la douleur est produite par l'activité cérébrale. Malheureusement, les croyances culturelles ont toujours tendance à se concentrer sur uniquement sur les ressentis de la douleur, alors qu'elle est une source fiable d'informations sur les lésions invisibles. Évidemment, cette conception est erronée, représentant la raison principale des douleurs permanentes chez la plupart des individus[57].

e. *La douleur*

Lorsque le cerveau comprend qu'il existe un véritable danger pour les tissus corporels et qu'il doit réagir, la douleur est produite comme un signal d'action. À l'heure actuelle, la *Pain Society* états-unienne et l'Association Internationale pour l'Étude de la Douleur française donnent la définition de la douleur comme « une expérience sensorielle et émotionnelle désagréable, associée à un dommage tissulaire présent ou potentiel ou décrite en termes d'un tel dommage ».
Bien que ce soit une expérience désagréable, le rôle principal de la douleur n'est pas seulement d'informer le corps d'une blessure. Il s'agit avant tout d'un signal de danger potentiel, qui doit entraîner une action adéquate. Initialement, la douleur n'est pas une ennemie, elle est présente pour signaler au corps un dysfonctionnement. C'est un moyen utilisé pour communiquer avec le cerveau et l'informer qu'ici ou là « ça ne va pas » ou que « ce qu'il fait ne convient pas ». La douleur demande au cerveau une réponse adaptée du corps. En ce sens, la douleur fait partie intégrante de notre système de survie. En revanche, toute menace peut être interprétée comme une douleur, ce qui peut causer un préjudice à la mémoire perceptive, puis procédurale et/ou sémantique en l'altérant par saturation nociceptive. Même si nous ressentons la douleur

---

[57] **Christophe CARRIO**, *Un Corps sans douleur,* Thierry Souccar, 2012, p. 43

dans notre corps, elle n'existe réellement qu'au niveau cérébral. La douleur est un processus qui englobe de multiples facteurs. Elle envoie au cerveau un nombre incalculable de signaux fournis par une multitude de systèmes inhérents à notre organisme. Notre cerveau filtre ces informations, afin d'apporter une réponse, la mieux adaptée possible en cas d'agression et stress de tous types.
Spécialiste de la douleur, le chercheur Ronald MELZACK a nommé « neuromatrix » cette collection d'entrées et sorties des différents systèmes de l'organisme et du cerveau. Puisqu'ils sont interconnectés, ils ont donc une influence sur la douleur, que ce soit dans sa création ou, au contraire, dans sa disparition. Le seuil de sensibilité à l'adrénaline ou certains neurotransmetteurs existants (noradrénaline, épinéphrine) est abaissé, ce qui facilite la transmission des signaux douloureux[58].

La douleur est invisible, pour s'en rendre compte, l'échographie du tendon en cas de ténalgie est l'examen de référence pour les patients. Si besoin est, elle peut être complétée par une IRM, qui restera souvent inutile (puisque 20 % des IRM présentent des lésions tendineuses relativement indolores). D'après le Professeur Francis BERENBAUM, c'est la douleur qui fait la tendinopathie et non la lésion[59]. En outre-Atlantique, le même constat a été fait concernant le rapport douleur/imagerie : la douleur ne se voit pas. Dre Hélène LANGEVIN souligne l'importante discordance de l'imagerie clinique. La présence des dos brisés sans douleur et d'autres qui « ont l'air » normaux présentant d'atroces douleurs[60]. En effet, la zone de stockage somatosensorielle du cerveau n'est pas une capsule articulaire. Un neurone sensoriel n'a pas de densité osseuse. Les cartilages des articulaires postérieurs et l'acétabulaire ne sont pas innervés, ils sont donc insensibles à la pression. De ce fait, ils ne peuvent pas être réellement douloureux[61].
La plupart du temps, la majorité des douleurs dites nerveuses sont dues à des compressions de nerfs par hypertonie musculaire (surtension). Étant tous sujets à la gravité, nos corps humains sont sensibles aux quatre plans de l'espace. Chaque muscle fait partie d'une unité fonctionnelle, ils interagissent de manière

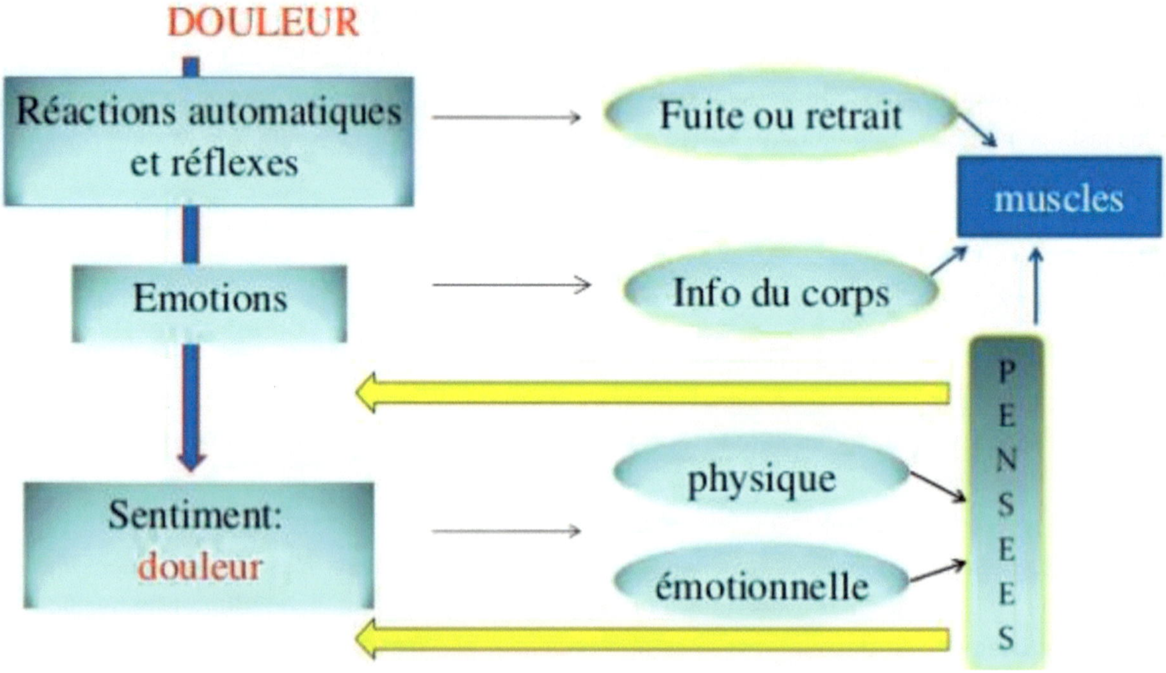

Traitement de l'information

---

[58] *Ibid*, p. 43-47
[59] https://sante.lefigaro.fr/actualite/2016/03/23/24767-tendinites-mieux-vaut-prevenir-quavoir-guerir
[60] **Kirsten ESCH**, *Les alliés cachés de notre organisme - Les fascias,* 2018 : https://boutique.arte.tv/detail/allies_caches_organisme_fascias
[61] **Xavier DUFOUR, Arnaud CERIOLI, Stéphane EVELINGER**, « *Lombalgie chronique* », Profession Kiné 59, 2017, p. 27 : https://www.itmp.fr/wp-content/uploads/2018/07/PK-sagittal.pdf

synergique. Leur fonction est la capacité à effectuer un mouvement de manière optimale, tandis que ce mouvement définit l'amplitude. Traiter la posture, les nerfs, les muscles et les articulations semble alors une meilleure option. La dysfonction posturale est sans aucun doute la pire des dysfonctions, car elle entraînera des schémas compensatoires en cascade : points trigger myofasciaux et neuraux (troubles neurodynamiques ou syndromes canalaires)[62]. Alors qu'elle n'a jamais été contredite, l'approche de MELZACK et WALL n'a pas encore été mise en évidence chez l'homme[63].

La douleur n'est ni négative ni positive, c'est une information capitale. Elle doit être prise en compte et écoutée, il ne faut pas la faire taire. Au contraire, la douleur permet de situer les problèmes et la justesse d'un diagnostic, sachant que son origine peut toucher n'importe quel système du tissu conjonctif lorsque nous parlons de douleur projetée myofasciale ou somato-viscérale. Les centres antidouleurs ne savent pas que la douleur n'est qu'une conséquence.
La douleur est un enjeu majeur de santé publique en France. D'après l'INSERM[64], la douleur serait à l'origine de près de deux tiers des consultations médicales. Lors de la journée mondiale contre la douleur, une enquête a révélé que presque 50 % des Français déclarent vivre au quotidien avec des douleurs sans prise en charge efficace. Le but étant de souligner l'importance de la demande au quotidien, 100 patients ont été choisis aléatoirement dans une pharmacie. Sur ces 100 demandes de médicaments – aussi bien en automédication que sur ordonnance –, 71 ont abouti sur un antalgique. En 2013, l'agence nationale de sécurité du médicament (ANSM) affirme que la catégorie de médicaments la plus vendue en France est celle des antalgiques. 740 millions de boîtes sont vendues par an, soit un marché de 1 112 millions d'euros.

Selon une étude menée en 2018 et parue dans le *Journal of General internal Medicine*, les patients disposent de 11 secondes en moyenne pour décrire leurs symptômes à leurs médecins ou expliquer les raisons pour lesquelles ils cherchent des soins médicaux. Ils sont ensuite immédiatement interrompus. Cette étude démontre également que seulement un médecin sur trois donne à ses patients l'occasion d'exprimer leurs préoccupations médicales au début d'une consultation. Naykky SINGH OSPINA, auteure principale de cette étude, endocrinologue à la Mayo Clinic et professeure à l'université de Floride, pense que « nos résultats suggèrent que nous sommes loin d'atteindre des soins centrés sur le patient »[65].
À l'échelle mondiale, 142 000 personnes seraient décédées en 2013 des effets indésirables d'un traitement médical. En 1990, ce nombre était de 94 000. Un rapport de l'Académie nationale de médecine des États-Unis a estimé en 2000 que les erreurs médicales entraînent chaque année entre 44 000 et 98 000 décès évitables et 1 000 000 blessures supplémentaires dans les hôpitaux américains. Une étude publiée en 2016 révèle que l'erreur médicale est la troisième cause de décès aux États-Unis, après les maladies cardiaques et le cancer. Des chercheurs ont examiné des études qui analysaient les données sur les taux de mortalité d'origine médicale entre 2000 et 2008, visiblement plus de 250 000 décès par an résultaient d'une erreur médicale, ce qui correspond à 9,5 % de la totalité des décès annuels aux États-Unis.

---

[62] **Gian Marco TROVARELLI**, *La Thérapie manuelle en périnéologie - Périnée, maternité et algies, quand les mains s'emmêlent*, Publibook, SOCIÉTÉ ÉCRIVAINS, 2015
[63] **Dr Philippe MALAFOSSE**, *op. cit.*, p. 122
[64] Institut National de la Santé et de la Recherche Médicale
[65] **Naykky Singh Ospina et al,** Eliciting the Patient's Agenda- Secondary Analysis of Recorded Clinical Encounters, *Journal of General Internal Medicine,* 2019 : Eliciting the Patient's Agenda- Secondary Analysis of Recorded Clinical Encounters | SpringerLink

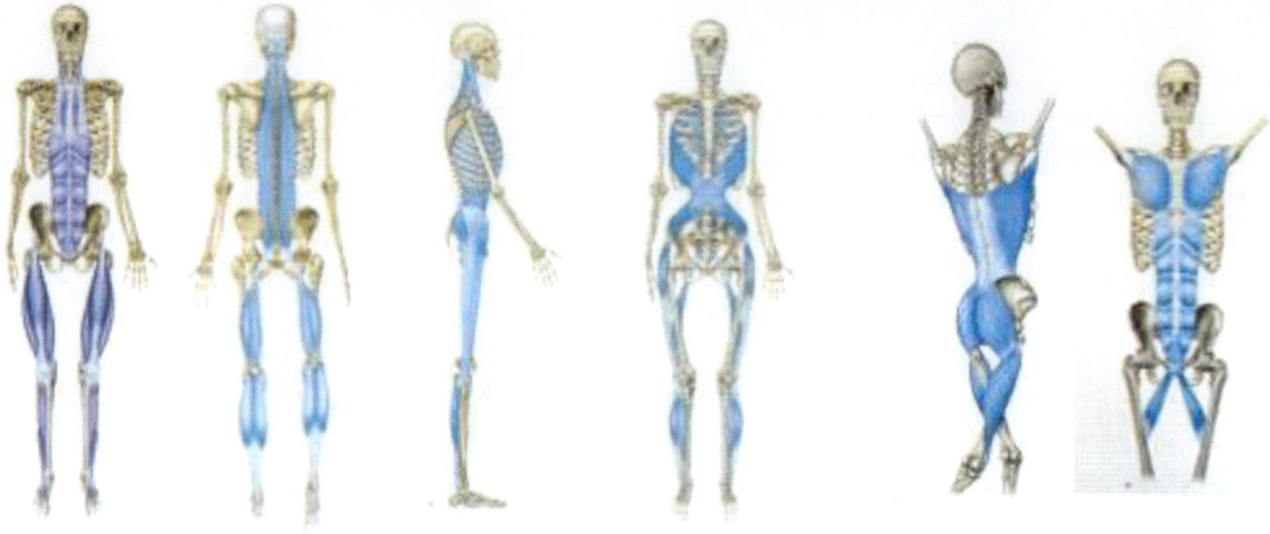

Chaînes myofasciales d'après W. MYERS : Poids de la gravité terrestre

f. La tenségrité biologique

La biologie utilise le concept de tenségrité pour mesurer la faculté d'une structure à se stabiliser par le jeu des forces de tension et compression. Cette modélisation explique la solidité des structures en biomécanique cellulaire. Donald INGBER notamment, Professeur de biologie à l'université de Harvard, emprunte ce principe à l'architecture. Les structures de tenségrité sont des systèmes réticulés, constitués dans l'espace d'éléments quasi rigides, isolés et comprimés par un réseau continu d'éléments élastiques en tension. Le système neurotendineux est donc autocontraint : l'ensemble des forces élastiques s'exerce sur le squelette des cellules, qui maintient solidement la forme de chaque cellule, puis de l'ensemble.

Le cytosquelette (squelette des cellules) comporte différents constituants : les microtubules (qui résistent mieux en compression), les microfilaments ou filaments d'actine (qui résistent mieux en tension) et les filaments intermédiaires (qui jouent un rôle dans la stabilité de la structure d'une cellule). Le cytosquelette peut être considéré comme une structure en tenségrité.

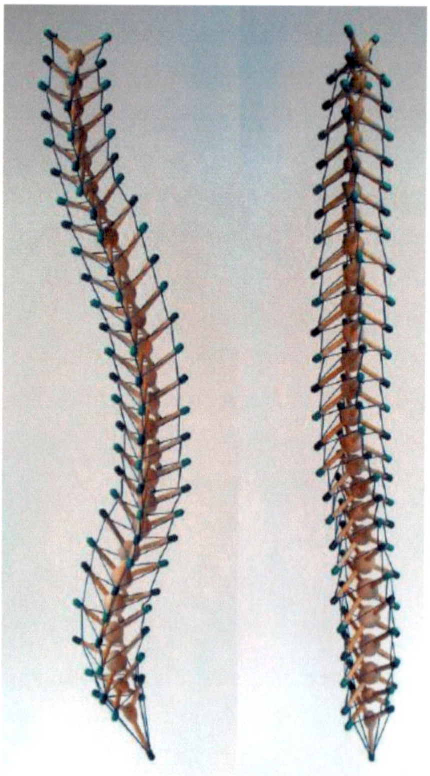

Même s'il existe d'autres hypothèses, les études actuelles prouvent que la tenségrité dans les cellules est une hypothèse crédible. De même, la matrice extracellulaire et les complexes d'adhésion focale pourraient également être des structures en tenségrité. Les os étant comprimés par la tension apportée par les muscles (via les tendons) et les ligaments eux-mêmes tendus, le système musculo-squelettique serait alors considéré comme un système de tenségrité[66].

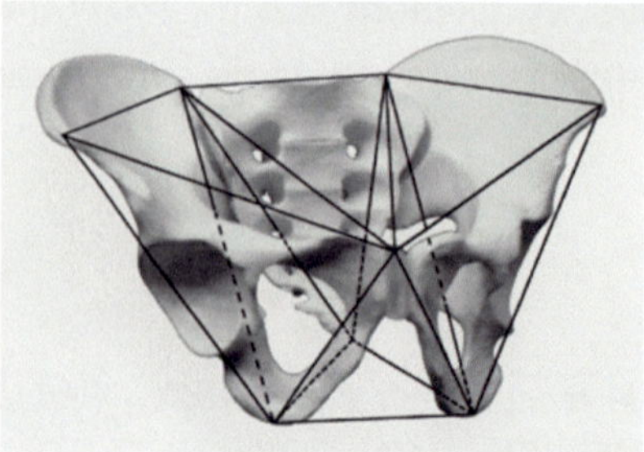

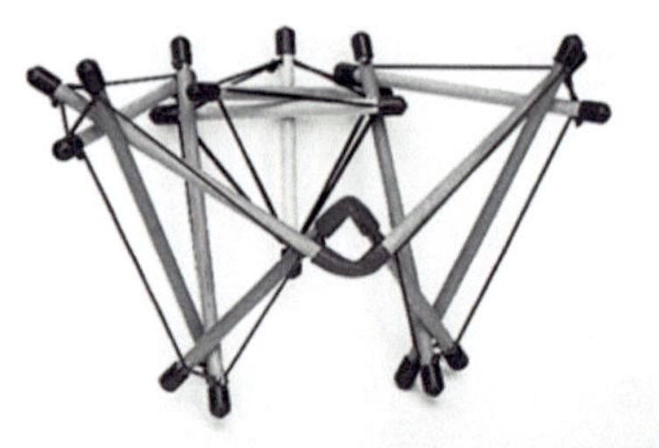

< Modèle tenségral de la colonne vertébrale et du bassin ^

[66] **S. Wendling, C. Oddou, D. Isabey** : *Approche structurale de la mécanique du cytosquelette : Solide alvéolaire vs modèle de tenségrité*. Compte-rendu de l'Académie des Sciences de Paris Biomécanique (Série IIb).
Patrick Cañadas, Bernard Maurin, René Motro : *Modélisation en mécanique cellulaire par systèmes de tenségrité*. Laboratoire de Mécanique et Génie Civil, unité mixte de recherche de l'Université de Montpellier et du CNRS cf. Laboratoire de Mécanique et Génie Civil (univ-montp2.fr)

Nier la tenségrité biologique revient à nier la loi de NEWTON et le fondement même de la Vie. Les chaînes musculaires sont des chaînes antigravitationnelles pour pouvoir supporter le poids de la gravité et ne pas nous écrouler. Les chaînes musculaires sont des chaînes dynamiques permettant de réaliser tous les types de mouvements, de la tête aux pieds. Le concept des chaînes musculaires est malheureusement souvent méconnu des médecins et éducateurs sportifs. Il est pourtant essentiel à la résolution de toutes les problématiques corporelles douloureuses[67]. W. Myers dit : « Nous ne sommes pas des grues de chantier. Les os flottent dans le tissu conjonctif ». Partisan de la tenségrité biologique, Léonard DE VINCI savait que tout est un, il le démontrait déjà à travers *L'Homme de Vitruve*.

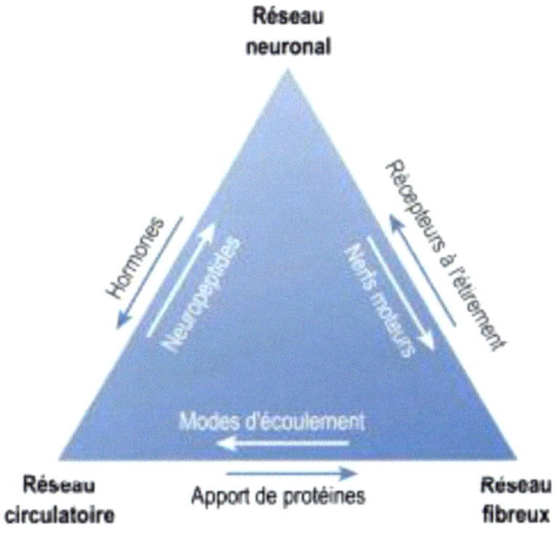

Fig. 1.28 Les relations entre ces réseaux holistiques sont complexes. Chacun des réseaux a des « ambassadeurs » auprès des autres réseaux afin de modifier leur état et de tenir les systèmes interinformés et régulés.

Les connexions holistiques d'après Thomas W. Myers

Dans la tradition musulmane aussi, tout est un : « Tawhid », l'unicité d'Allah, le monothéisme, etc. Dans *Le Coran* on peut lire : « Les cieux et la terre formaient une masse compacte. Ensuite, Nous les avons séparés et fait de l'eau toute chose vivante. Ne croiront-ils donc pas ? » (30/21), quant à l'expansion de l'univers « Le ciel, Nous l'avons édifié par Notre puissance, et c'est Nous qui l'étendons [constamment]. » (51/47)
La communauté scientifique a démontré que tout l'univers provient du même atome et que l'univers est en pleine expansion. La matière étant une illusion, ce qui existe n'est qu'interaction. Cette découverte date de 1924 selon Pr Marc HENRY, enseignant-chercheur et Professeur à l'université de Strasbourg, où il enseigne la chimie, la science des matériaux et la physique quantique. Dans son ouvrage, *L'Eau morphogénique*, on apprend que l'eau génère toutes les formes du vivant. Professeur et biologiste, Luc MONTAGNIER a tenu des propos et mené des études avant-gardistes sur la mémoire de l'eau. Pourtant, il constate une discréditation intrigante des médias, qui préfèrent la pensée unique. Il qualifie cette pensée unique de « terreur intellectuelle en France ». La matière n'existe pas : nous sommes tous faits de vide. Si l'armature osseuse n'est qu'une charpente du corps humain, le squelette Oscar des classes de Sciences et Vies de la Terre est obsolète. Le nouveau modèle ne peut ignorer la tenségrité[68].

g. Synergie entre jonction neuromusculaire, oxygène et systèmes

Le couple de force agoniste/antagoniste (métaphoriquement gros moteur/petit frein) est grossièrement expliqué aux cours de kinésithérapie. Quel rôle jouerait la batterie, qu'est le SNC, si un court-circuit du SNA se déclenchait ?
Un point trigger provoque ischémie et vasoconstriction (mini-hypoxie). Les réseaux nerveux et circulatoires fonctionnent en harmonie. La molécule d'oxygène détient aussi un rôle dans la captation d'informations nerveuses et le sang dans la redistribution de cette information. La toile neuro-myofasciale regroupe alors les trois systèmes : vasculaire, nerveux et myofascial. Ces trois systèmes véhiculent une information. À la

---

[67] **Christophe CARRIO**, *op. cit.*, p. 29-31
L. BUSQUET, D. BONNEAU, J.-C. DAVIET, A. DUPEYRON, C. HÉRISSON, M. JULIA, *op. cit*, p. 99, 111
[68] **Kirsten ESCH**, *Les Alliés cachés de notre organisme, op. cit.*
https://boutique.arte.tv/detail/allies_caches_organisme_fascias

jonction neuromusculaire, le message est décodé et les muscles concernés se contractent en fonction de la séquence codée. Si ce muscle a besoin de plus d'oxygène, il est impossible au cerveau d'encoder le signal. Les organes neurotendineux de Golgi permettent au système nerveux central de s'informer de ce qui se passe dans le réseau myofascial. Tous les systèmes sont enchevêtrés. Les neurotransmetteurs informent le réseau circulatoire de ce que le réseau neuronal « pense ». Les neuropeptides et autres substances neurochimiques hormonales tiennent au courant le système nerveux de ce que le système circulatoire « ressent »[69].

h. La spasticité

La spasticité est presque toujours causée par une lésion de la moelle épinière. Dans le cas d'une paralysie médullaire ou du cerveau, dans le cas d'une parésie cérébrale, elle est caractérisée par une résistance accrue à l'étirement, dépendante de la vitesse du FNM lors d'une mobilisation passive des muscles innervés à contraction volontaire. Des douleurs comme des infections, fractures, thromboses, escarres, des douleurs provoquées par une vessie pleine ou des intestins pleins, des douleurs situées au-dessous de la lésion médullaire ou une agitation émotionnelle peuvent renforcer la spasticité.

Lorsque la paralysie médullaire vient de se produire, aucune spasticité n'est encore observable. Le patient est en état de sidération médullaire. Comme la spasticité met plusieurs jours ou semaines à apparaître[70], nous passons d'une phase de sidération à une phase de choc ou d'alarme[71], ce qui provoque un épuisement des glandes médullosurrénales. Exactement comme dans la chronologie du syndrome d'adaptation. Le syndrome pyramidal qui associe le trouble de la commande motrice.

D'un point de vue neurologique, la spasticité est la conséquence de la lésion du motoneurone supérieur (voie pyramidale), ainsi que d'un dysfonctionnement du système de contrôle du tonus musculaire et des réflexes (système extrapyramidal). Trouble qui se traduit par une paralysie des muscles, un ralentissement de la motricité, l'accroissement de réflexes proprioceptifs (libérés) des muscles et une hypertonie (augmentation permanente) du tonus musculaire.

Du fait de l'interruption des voies ascendantes et descendantes de la moelle épinière, le cerveau perd son influence inhibitrice sur les réflexes et la modulation de développement de la force musculaire. Ainsi, les arcs réflexes au-dessous de la lésion médullaire ne sont plus « freinés » et leur réaction s'en trouve amplifiée, si on la provoque lors d'un test par exemple. L'effet atténuateur du système extrapyramidal sur la musculature, qui devrait normalement se détendre, fait défaut.

C'est pourquoi beaucoup de patients paralysés médullaires souffrent d'hypertonie ou de contractions musculaires fulgurantes, appelées spasmes. Les tressaillements répétitifs d'un spasme clonique (ex. tremblement des genoux et/ou des pieds, mains... etc.) s'expliquent par une excitation de l'arc réflexe (réflexe hyperexcitable des motoneurones). Une cause extérieure banale (ex. rouler sur un dos d'âne) provoque l'étirement de fuseaux musculaires. Un message est alors envoyé par un nerf afférent (= conduisant) à la moelle épinière. Cette dernière, qui fonctionne encore au-dessous de la lésion médullaire, tente d'empêcher le muscle de s'étirer par une excitation motrice réflexe. Cette excitation est transmise par le nerf moteur efférent (= partant de la moelle épinière) au muscle, qui par conséquent se contracte. Cette contraction provoque à son tour une élongation du fuseau musculaire, ce qui en raison du délai de propagation relance le cycle de cette excitation puisqu'il n'y a pas d'inhibition[72].

---

[69] **Thomas W. MYERS**, *Anatomy Trains,* Elsevier Masson, 2018, p.13, 33-37, 67

[70] **Dr Hans Georg KOCH**, *Spasticité et paralysie médullaire,* Association suisse des paraplégiques, Allemagne, 2014 : https://www.spv.ch/__/frontend/handler/document/42/2794/spastik_3_14_f.pdf

[71] **Dr Philippe MALAFOSSE**, *Grand Manuel de réflexothérapie*, Dunod France, 2020.

[72] **Hans Georg KOCH**, *Spasticité et paralysie médullaire, op. cit.*

En ce qui me concerne, je marche de moins en moins. L'hypertonie finit par affaiblir mes psoas et cette torsion me met en déséquilibre postural. Sur les imageries, il n'y a pas d'atrophie puisque : « la spasticité renforce involontairement la musculature et évite une atrophie musculaire »[73]. J'ai suffisamment de tonus pour ne pas être atrophié, mais cette hyperexcitation motoneuronique est suffisante dans la durée (voire permanente) pour m'affaiblir. Je ressens une certaine faiblesse de protection et une inhibition maintenue par des points sensibles neuro-tendino-myofasciaux.
Pour traiter les déformations sévères, les ressources thérapeutiques sont limitées. Actuellement, le traitement de référence demeure la chirurgie. La pratique des désinsertions musculaires ou allongements tendineux a déjà prouvé son efficacité, même si elle nécessite une anesthésie générale et des soins postopératoires relativement lourds. Souvent, les patients les plus fragiles sont aussi les plus sévèrement atteints. Récusés devant le risque chirurgical et anesthésique, ils restent laissés sans aucune alternative thérapeutique.

Lors de l'étirement d'un segment de membre, la résistance perçue est multifactorielle. Elle est la somme de l'hypertonie d'origine neurologique (spasticité et dystonie), de l'hypertonie intrinsèque (souvent qualifiée de « rétractions musculo-tendineuses » ou « contractures musculaires ») et des contractions musculaires volontaires. Une atteinte articulaire propre peut s'ajouter, ce qui est très rarement pris en compte dans la littérature scientifique/médicale.
Par considération éthique, les études humaines sont bien plus limitées que les études animales. Plusieurs auteurs développent pourtant l'hypothèse d'une augmentation des ponts actine-myosine (points triggers) après une contraction musculaire relative à une augmentation du temps de relâchement ou la diminution de

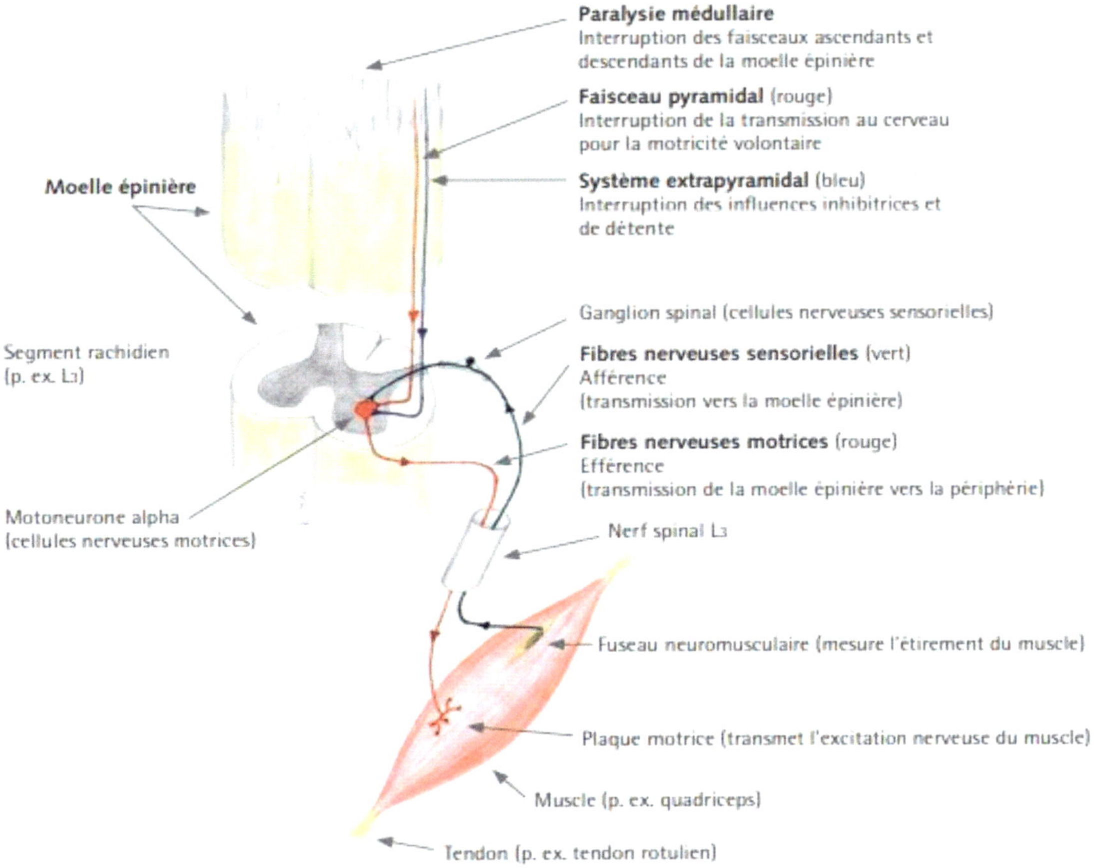

Syndrome pyramidal associant le trouble de la commande motrice

[73] *Idem.*

la latence entre deux liaisons. La physiopathologie des contractures musculaires est aussi multifactorielle et reste elle aussi encore mal comprise. Que ce soit parmi les études réalisées sur les animaux ou les hommes, les résultats sont parfois contradictoires. Aucun modèle simple n'a pu être identifié à ce jour.
Sur l'échelle spécifique de la maladie d'Alzheimer (échelle FAST), le degré de dépendance est fortement corrélé à la présence de contractures musculaires ($r = 0,7$; $p < 0,001$), ce qui se confirme en analyses multivariées. Extrêmement invalidantes, les contractures musculaires sont une complication fréquente des pathologies du système nerveux central. Leur physiopathologie est complexe et implique une modification architecturale des muscles et tissus mous périarticulaires. La recherche doit progresser dans le traitement des contractures musculaires. L'option thérapeutique que je vais développer dans le chapitre « solutions et axes de traitements » semble une alternative prometteuse pour ces patients (dont je fais partie), pour qui l'abstention thérapeutique est actuellement la réponse donnée[74].
Toute lésion neurologique centrale, qu'elle soit cérébrale ou médullaire, est potentiellement pourvoyeuse de spasticité. En 1980, le Dr LANCE la décrivait comme une augmentation de la vitesse-dépendante du réflexe tonique à l'étirement, accompagnée d'une exagération des réflexes tendineux. Ainsi, les troubles de la commande volontaire, les phénomènes de spasticité et les modifications musculo-tendineuses entraînent une perte de l'équilibre statique et dynamique entre les muscles agonistes et antagonistes (mauvais ratio). En résultent alors différentes formes de pieds (ex. varus équin spastique) neurologiques aux conséquences fonctionnelles et douloureuses multiples[75].

Lorsqu'un mouvement volontaire est effectué, les aires corticales interagissent avec les zones inférieures du cerveau et la moelle épinière par l'intermédiaire de la voie motrice cortico-spinale (la voie pyramidale). La voie cortico-spinale se compose de deux motoneurones : le *motoneurone supérieur*, dont le corps cellulaire siège dans l'aire motrice primaire, et le *motoneurone inférieur*, dont le corps cellulaire siège dans la corne ventrale de la moelle épinière. Les axones des motoneurones supérieurs constituent la voie cortico-spinale. La transmission de l'information entre le motoneurone supérieur et le motoneurone inférieur se fait par l'intermédiaire d'un influx nerveux, constitué d'ondes électriques (les potentiels d'actions) se déplaçant le long des voies supra-segmentaires, puis des nerfs lorsque le motoneurone inférieur a été stimulé.
Lors d'un mouvement volontaire, le cortex moteur primaire correspondant au muscle impliqué dans la réalisation de ce mouvement s'active. Cette activation entraîne la genèse de potentiels d'actions dans le motoneurone supérieur. Ces potentiels d'actions se propagent alors le long de la voie cortico-spinale et activent un second motoneurone au niveau spinal (le motoneurone alpha). Ce second motoneurone activé envoie des potentiels d'actions le long de son axone jusqu'à son extrémité, en passant par les nerfs périphériques. La jonction entre la terminaison axonale du motoneurone alpha et le muscle (plus précisément là où l'influx nerveux se transmet à la fibre musculaire) se fait au niveau d'une structure appelée « plaque motrice » (élément présynaptique, fente synaptique et élément post-synaptique). La terminaison axonale (élément présynaptique de la plaque motrice) contient des mitochondries et des vésicules synaptiques dans lesquelles se trouvent des substances chimiques appelées neurotransmetteurs. L'arrivée de l'influx nerveux au niveau de la plaque motrice provoque la libération du neurotransmetteur acétylcholine, qui franchit l'espace entre l'axone et le muscle cible (de la fente synaptique à l'élément post-synaptique) et déclenche une nouvelle impulsion électrique se propageant dans le muscle et permettant sa contraction.

---

[74] **Dr Aurélie DIEBOLD**, *Ténotomies percutanées à l'aiguille comme traitement des contractures musculaires sévères des membres inférieurs chez des patients atteints d'une pathologie du système nerveux central*, Thèse de doctorat, UNIVERSITÉ PARIS DESCARTES, HAL, 2014, p. 6, 7, 13, 14, 16, 18, 62 : https://dumas.ccsd.cnrs.fr/dumas-01123690/document

[75] **Kevin BUFFENOIR, Edouard SAMARUT**, *« Le pied varus équin spastique »*, Neurologies n°197 – vol. 20, avril 2017, p. 103 : https://neurologies.fr/wp-content/uploads/2019/09/NE197_P103A114_COR.pdf

i. La contraction musculaire

Après sa dépolarisation par la fixation des neurotransmetteurs sur les récepteurs post-synaptiques correspondants, le muscle effectue le transfert entre l'activité nerveuse électrique et chimique et l'activité mécanique. Ce procédé permet le déplacement des différents segments corporels. La contraction musculaire est permise par l'association de protéines contractiles à l'intérieur des sarcomères[76]. Les protéines contractiles glissent les une par rapport aux autres et provoquent une variation de longueurs des sarcomères, et par conséquent des fibres musculaires (c'est l'interaction actine-myosine).

La parésie spastique se caractérise par un déficit de la commande motrice, auquel s'associe une hyperexcitabilité réflexe à l'origine de contractions musculaires inappropriées, exagérées et involontaires. Après un accident vasculaire cérébral, la réduction de l'influx nerveux est responsable de la parésie. Par ailleurs, les réorganisations corticale et sous-corticale secondaires à la lésion entraînent une modification de l'ensemble des contrôles supra-segmentaires, qui rend compte de l'hyperactivité musculaire et de la perte de sélectivité de la commande neuromusculaire.
De plus, l'immobilisation du muscle en position courte conduit à des modifications structurelles du muscle (dégradation des protéines contractiles ; diminution du nombre de sarcomères et leur remplacement par du tissu non contractile ; modification du type de fibres musculaires). Ces altérations sont à l'origine du mécanisme de rétraction des tissus mous (WILLIAMS & GOLDSPINK, 1978 ; TRUDEL & UHTHOFF, 2000), secondairement aggravé par l'hyperactivité musculaire. La parésie reflète une perturbation de la commande motrice volontaire. Elle se traduit notamment par un déficit moteur lors d'une contraction musculaire volontaire. En effet, pendant la contraction volontaire d'un muscle agoniste, le nombre et la fréquence de décharge des unités motrices recrutées sont en quantité insuffisante. L'hyperactivité musculaire est la contraction excessive d'un muscle lorsque celui-ci devrait être au repos ou en relative relaxation. Plusieurs formes d'hyperactivité musculaire ont été identifiées : la spasticité, la co-contraction spastique et la dystonie. D'une part, l'organisation de l'exécution motrice est régulée par le système nerveux. D'autre part, cette organisation d'exécution dépend des propriétés biomécaniques du système musculo-squelettique, auquel s'adresse la commande du système nerveux central[77].

La spasticité est une hypertonie musculaire secondaire à une lésion du système nerveux central. Fréquemment, elle se complique de rétraction musculo-tendineuse et aggrave le déficit fonctionnel initial (concept de parésie spastique déformante). Toute lésion encéphalique ou médullaire de la voie cortico-spinale (AVC, paraplégie, sclérose en plaques, traumatisme crânien) est susceptible d'entraîner un syndrome pyramidal caractérisé par la présence de signes négatifs (parésie) et positifs (spasticité). La spasticité est habituellement définie comme une hypertonie musculaire vitesse dépendante (qui augmente avec la vitesse d'étirement passif du muscle) résultant d'une hyperexcitabilité du réflexe d'étirement.
Le terme spasticité inclut également les autres signes positifs du syndrome pyramidal que sont les spasmes, les co-contractions (contractions simultanées des muscles agonistes et antagonistes) et le clonus de sorte que l'on pourrait parler de « spasticités » au pluriel. En effet, l'expression clinique de la spasticité varie en fonction de l'affection neurologique : des spasmes en flexion chez le paraplégique, un pied équin avec clonus chez l'hémiplégique et un tonus basal constant chez le traumatisé crânien. D'un point de vue clinique et thérapeutique, le concept de « parésie spastique déformante » récemment développé est utile, car il

---

[76] Les sarcomères sont des unités fonctionnelles disposées en série dans les fibres musculaires squelettiques.
[77] **Émilie HUTIN**, « *Caractérisation de la coordination motrice des membres inférieurs lors de la marche des patients hémiparétiques* », Thèse de doctorat, Université Polytechnique Hauts-de-France, 2011 : http://www.theses.fr/2011VALE0001

souligne les trois causes principales d'incapacité des patients sur lesquels les traitements doivent porter : la parésie, la spasticité et la rétraction. Le patient spastique présente des déficits (parésie, spasticité, etc.) responsables d'une incapacité (difficulté à marcher, douleur, etc.), elle-même génératrice d'un handicap (isolement professionnel, social, familial, etc.).

Injectée au niveau du muscle, la toxine botulique se fixe sur les terminaisons présynaptiques de la jonction neuromusculaire, empêche la libération d'acétylcholine et bloque par conséquent la neurotransmission, entraînant une réduction de la spasticité.

La chirurgie orthopédique permet de rétablir les mobilités articulaires, corriger les déséquilibres musculaires et stabiliser les articulations. La spasticité se complique fréquemment de rétractions musculo-tendineuses et déformations articulaires statiques. Lorsque la kinésithérapie, les postures, l'éducation du patient aux étirements et les orthèses ne suffisent pas, la chirurgie orthopédique est seule capable de restaurer une mobilité articulaire complète. Les déformations statiques se corrigent par des procédures d'allongements tendineux (ex. : tendon d'Achille, fléchisseur de doigts) ou aponévrotiques (ex. : jumeaux). L'allongement tendineux permet également, en détruisant les organes tendineux de Golgi, de réduire la spasticité[78].

En Espagne, les Drs REPETUNOV et NAZAROV et le Dr DORDELEIN en Allemagne pratiquent la myoténofasciotomie, qui supprime la rétraction, mais pas la spasticité[79]. *Medtronic Canada* a mis au point une nouvelle génération de neurostimulateur médullaire en 2017 puisque « la dystonie provoque des spasmes et des postures douloureuses »[80]. Elle dispose d'un chiffre d'affaires de 23 milliards de dollars (2018). En 2006, Medtronic est menacé d'une amende de 40 millions de dollars, en raison de soupçons de pots-de-vin versés à des chirurgiens. La plainte est déposée au tribunal de Memphis (Tennessee). Medtronic récuse ces accusations, mais paiera le montant pour faire cesser les poursuites. En 2008, Medtronic paie la somme de 75 millions de dollars au gouvernement fédéral des USA pour clore une plainte concernant une fraude[81].

j. Les potentiels d'action

Selon toute vraisemblance, il semblerait que le point trigger présenterait trois stades évolutifs possibles :

- l'inscription primaire sous la forme d'un « tender point » (Jones)
- l'inscription secondaire sous la forme d'un « point gâchette myofascial » ou « point trigger »[82]
- la migration sous la forme d'une « lésion médullaire » ou « dermalgie réflexe »

Une migration cellulaire est possible à cause de la confusion corticale, qui peut provenir de n'importe quel métamère (neurotome, dermatose, viscérotome, myotome, sclérotome, fasciatome). Dans tous les cas, peu importe l'étage concerné, la répercussion de l'altération cellulaire s'exprimera sur la peau en un point hypersensible douloureux et reconnaissable uniquement à la palpation. Puisque la peau et le système nerveux partagent le même feuillet embryologique, le cerveau fera une analgésie (zone source silencieuse) de la zone initialement perturbée. Elle sera alors déconnectée à cause de son hyperactivité afférente et la crise énergétique de l'ATP qui rend cette hyperactivité perpétuelle. Le cerveau ne la situe plus, ne l'irriguant

---

[78] **Thierry DELTOMBE, Thierry GUSTIN, Philippe DE CLOEDT, Patricia LENFANT, Michèle FOSTIER, Michel OSSEMANN, Régine COLLARD, Mie LEEUWERCK, François PERET, Régine RAK**, *Traitement de la spasticité,* CHU UCL Namur, Belgique, 11 décembre 2012 : http://thierryperonmagnan.unblog.fr/2012/12/11/traitement-de-la-spasticite/comment-page-4/

[79] https://www.miotenofasciotomia.com/fr/

[80] https://www.medtronic.com/fr-fr/index.html

[81] Medtronic Spine, Formerly Kyphon Inc., to Pay U.S. $75 Million to Resolve Allegations of Defrauding Medicare sur *www.justice.gov* ; Medtronic unit will pay $75 million to settle whistleblower Medicare fraud case » sur *philipsandcohen.com*

[82] **Dominique Bonneau**, op. cit.

plus correctement par défaut proprioceptif. Un trouble proprioceptif est donc un défaut homéostatique entre le SNA et le SNC. Il est primordial de prendre en compte le neurone WDR et le FNM dans le dérèglement de cette synergie réflexe.
Une dermalgie réflexe est une boucle gamma enrayée, de même nature que le point trigger à cause du neurone WDR. Celle-ci est due à une migration cellulaire, elle-même due à une confusion corticale par saturation informative et nociceptive trop intense. Une lésion médullaire serait donc, un point trigger qui serait passé, par fausse appréciation corticale, dans la voie cortico-spinale pour prendre la forme d'une dermalgie réflexe, après une phase de choc spinal : un traumatisme.
Dès 1890, le neurologue anglais Dr Henry HEAD mettait l'accent sur le lien entre troubles fonctionnels ou organiques avec des zones d'hypersensibilité cutanée. Malgré cette découverte, déjà centenaire, pas plus de preuves formelles ont enrichi la littérature scientifique[83].
Conformément à la loi, la pratique de la réflexologie ne peut, en aucun cas, être assimilée à des soins médicaux ou kinésithérapeutiques. Elle est décrite dans cette la loi comme une technique de bien-être, de relaxation physique et de détente libératrice du stress[84]. Cette discipline soulève une grande interrogation de la perception de la vie humaine par les médecins et scientifiques, puisque nous savons que la mort cérébrale, l'équivalence de la définition de la mort elle-même, est une perte de tous les réflexes du tronc cérébral. Face à cette question, l'Organisation mondiale de la santé animale considère la mort comme « la disparition irréversible de l'activité cérébrale, mise en évidence par la perte des réflexes du tronc cérébral ». Elle définit ainsi la mort en tant que mort cérébrale par distinction avec un simple arrêt cardiorespiratoire (qualifié de « mort clinique »). Effectivement, restreindre la réflexologie à une pratique libératrice de stress, tout comme la mort, est un sombre euphémisme.
L'avenir repose plutôt sur une mutualisation des compétences que sur une « sectorisation partisane »[85].
Le potentiel d'action est l'élément de base de l'influx nerveux. En 1952, il est très précisément décrit sur l'axone de calmar par HODGKIN et HUXLEY. Il s'agit d'une modification brutale et rapide du potentiel de repos chez un neurone qui se propage. Le contrôle présynaptique est un filtre qui démontre que la conduction linéaire est rare dans le système nerveux.
À la suite d'une stimulation induite après un très court temps de latence, une activité musculaire ou glandulaire, le réflexe est une réponse automatique, qui implique la mise en jeu d'un récepteur sensoriel, la conduction d'un message dans les centres nerveux et une réponse qui sollicite des effecteurs. La moelle épinière est le lieu de toutes les activités segmentaires corporelles. Elle a d'ailleurs été le sujet d'étude des travaux fondamentaux de Sherrington[86].

---

[83] **Klemen SEVER**, *op. cit.*, p. 1
[84] Cf. Loi du 30/04/1996, décret 60669 de l'article L.489 et de l'arrêté du 8/10/1996.
[85] **Dr Philippe MALAFOSSE**, *op. cit.*, p. 21
[86] **François CLARAC, Jean-Pierre TERNAUX**, *op. cit.*, p.740

2) La sensation

k. Le neurone Wide Dynamic Range (WDR)

Le point trigger[87] est une crise énergétique de l'ATP[88], entraînant une altération des neurones convergents (neurone WDR ou corne postérieure)[89]. Les premières études de ce neurone ont donné naissance à la théorie « du contrôle de la porte de la douleur/*gate control* ». Ce concept considère que les stimuli non douloureux bloquent les voies des stimuli douloureux et par conséquent inhibent les réponses douloureuses possibles. Cette théorie a été soutenue par le fait que les neurones WDR à large plage dynamique produisent les réponses aux stimuli douloureux et non douloureux et qu'ils ne peuvent en produire plus d'une à la fois. Les neurones WDR répondent à tous les types de stimuli somatosensoriels, ils constituent la majorité des neurones présents dans la colonne grise postérieure et sont capables de produire des réponses à longue portée, y compris celles qui sont responsables de la douleur et des démangeaisons.
Les neurones WDR se trouvent dans la colonne grise postérieure de la moelle épinière. Cette zone abrite deux types de neurones différents et impliqués dans le processus de la douleur : les neurones à large plage dynamique et les neurones spécifiques nociceptifs (NS). Comme leur nom l'indique, les neurones NS donnent des réponses spécifiques de courte portée, tandis que les neurones WDR répondent à une grande variété de stimuli de longue portée ; ce qui leur permet d'aider à identifier l'emplacement et l'intensité de la stimulation douloureuse (discrimination sensorielle).
Les neurones WDR diffèrent de la plupart des autres neurones épistémologiquement pour expérimenter ce qu'on appelle un « enroulement ». En d'autres termes, l'intensité de leur réponse augmente avec une fréquence accrue de stimulus. Généralement, les neurones déclenchent des potentiels d'action répétés de la même ampleur qu'une réaction à une augmentation de l'intensité du stimulus. L'intensité du stimulus ne fera qu'augmenter la fréquence des potentiels d'action, non leur ampleur. Cependant, les neurones WDR présentent une intensité potentielle d'action accrue avec plus de présentations d'un stimulus, qui permet la plasticité des synapses et créer une flexibilité dans la réponse neuronale. Bien que cela puisse être un avantage certain pour l'organisme, cette surexcitation des neurones peut entraîner une douleur chronique (hyperexcitation). En effet, on pourrait dire que le neurone WDR démultiplie l'information initiale par exagération et sature la zone somatosensorielle du cerveau et les canaux de nociception conscient et inconscient. Lorsqu'il y a un stimulus douloureux, seules ces deux voies peuvent être considérées : les neurones nociceptifs (les plus postérieurs) sont compromis ou alors les neurones WDR sont altérés.

Les neurones WDR répondent à des stimulations électriques, mécaniques et thermiques. Le cordon dorsal possède une plasticité défectueuse, ce qui favorise le développement de la douleur neuropathique après la blessure d'un nerf et provoque une surexcitation et donc une douleur chronique. La voie de douleur unique des neurones WDR permet d'utiliser des informations sur le stimulus pour cartographier l'intensité de la douleur par discrimination sensorielle. Notre corps éprouve deux types de douleur principaux : la douleur causée par les dommages des tissus corporels et la douleur causée par les lésions nerveuses. La douleur nociceptive sert d'avertissement ou de signal pour les lésions tissulaires et contribue à préserver l'équilibre et la fonctionnalité du corps. Cette douleur est signalée par l'interfonctionnement des systèmes nerveux périphérique et central. Un autre type de douleur, identifié comme douleur neuropathique, est causé par un problème direct traumatique ou une maladie qui affecte les nerfs du système nerveux central. Les voies sensorielles dans lesquels les neurones WDR peuvent jouer un rôle dans la douleur neuropathique chronique,

---

[87] Point trigger : points réflexes, gélose, cellulose, méridiens, cristal, points tenders, dermalgie, tendinose.
[88] De 2/3mm, **AWAD** et **COLL** l'ont mis en évidence dès 1973 grâce au microscope.
[89] Découverts en 1966 par **MENDELL**, ces neurones ont été identifiés en 1968 par **POMERANTZ** et **AL**.
Klemen SEVER, *op. cit.*, p. 12
Drs BUREL, LEVAVASSEUR, POLIN, *op. cit.*, p. 12

autre sous-ensemble de douleurs, se caractérisent par sa longue durée et son intensité élevée de douleur. Même s'il reste encore beaucoup d'inconnues à résoudre sur la cause directe de cette douleur chronique. Elle a été liée aux neurones WDR (ROBERTS et FOGLESONG).
Les neurones WDR montrent une activation significative par stimulation sympathique, tandis que les neurones, tels que les neurones NS ou d'autres, ne montrent pas le même niveau d'activation. Le blocage des voies sympathiques semble diminuer la douleur, mais une fois ces voies débloquées, les symptômes de la douleur persistent. Cela indique que l'un des nombreux mécanismes complexes contribuant à cette douleur chronique neuropathique peut être la surstimulation des neurones WDR par stimulation sympathique.

Le canal récepteur transitoire, appelé TRPA1, joue aussi un rôle dans la douleur neuropathique. Ce canal est connu pour provoquer les blessures liées aux douleurs chroniques et les maladies telles que l'inflammation, le diabète, la fibromyalgie, la bronchite ou l'emphysème. Les neurones WDR forment une grande partie du système somatosensoriel, aidant à envoyer et recevoir des signaux basés sur les changements sensoriels du corps. Le canal TRPA1 a été étroitement associé à l'augmentation de la température et la sensation de douleur, dans les neurones sensoriels afférents primaires. Ce canal se trouve en grande partie dans les neurones sensoriels nociceptifs des ganglions de la racine dorsale.
En amplifiant la douleur et l'hypersensibilité, l'inhibition de TRPA1 contribue à différentes maladies inflammatoires et neuropathiques. Voici un domaine d'étude bénéfique pour apprendre davantage sur les neurones WDR. Il permet de cibler et contrôler les aspects des maladies inflammatoires et neuropathiques chroniques impliquées dans les réponses sensorielles où les neurones WDR jouent un rôle important[90].

La voie des démangeaisons a également été liée aux neurones WDR. En effet, ces voies de démangeaisons et celles de la douleur sont étroitement associées. À l'instar des canaux récepteurs transitoires présents dans

---

[90] **MENDELL**, « *Propriétés physiologiques de la projection de fibres non myélinées sur la moelle épinière*, Neurologie expérimentale », 1966, p. 316-332
MEYERSON, BJÖRN, LINDEROTH, BENGT, « *Mode d'action de la stimulation de la moelle épinière dans la douleur neuropathique* », Journal de la gestion de la douleur et des symptômes, 2006, pp. 6-12
ZHANG, TIANHE, « *Mécanismes et modèles de stimulation de la moelle épinière pour le traitement de la douleur neuropathique* », Recherche sur le cerveau, 2014, pp. 19-31
WEST, « *Circuits et plasticité de la corne dorsale - Vers une meilleure compréhension de la douleur neuropathique* », 2015, pp. 254-275
CRAIG, « *Mécanismes de la douleur : lignes étiquetées versus convergence dans le traitement central* », Revue annuelle des neurosciences, 2017, pp. 1-30
MELLO, DICKENSON, « *Mécanismes de la moelle épinière de la douleur*, British Journal of Anaesthesia », 2008, pp. 8-
INUI, KOJI, « *Voie de la douleur* », Cerveau et nerf : Shinkei Kenkyu No Shinpo, 2012, pp. 1215-1224
LYNN, « *Mécanismes de la douleur œsophagien* », L'American Journal of Medicine, 1992, pp. 11-19
WEST, BANNISTER, DICKENSON, BENNETT, « *Circuits et plasticité de la corne dorsale - vers une meilleure compréhension de la douleur neuropathique* », Neurosciences, 2015, pp. 254-275
NICKEL, FLORIAN, SEIFERT, FRANK, LANZ, STEFAN, MAIHÖFNER, CHRISTIAN, « *Mécanismes de la douleur neuropathique* », Neuro-psycho-pharmacologie européenne, 2012, pp. 81-91
ROBERTS, FOGLESONG, « *Les enregistrements de la colonne vertébrale suggèrent que les neurones à large plage dynamique médient la douleur maintenue avec sympathie* », Douleur, 1988, pp. 289-304
GARRISON, SHELDON, STUCKY, CHERYL, « *Le Canal dynamique TRPA1: une cible de douleur pharmacologique appropriée?* », Biotechnologie pharmaceutique actuelle, 2017, pp. 1689-1697
AKIYAMA, TASUKU, CARSTENS, « *Traitement neuronal des démangeaisons* », Neurosciences, 2013, pp. 697-714
PATAPOUTAIN, ARDEM, « *Transient Receptor Potential Channels : Targeting Pain at the Source* », Nat Rev Drogue Discov. 2009, pp. 55 à 68
LUCACIU, OCTAVIEN, CONNELL, GAELAN, *Sensation de démangeaison à travers les canaux potentiels des récepteurs transitoires: une revue systématique et une pertinence pour la thérapie manuelle*, Journal of Manipulative and Physiological Therapeutics, 2013, pp. 385 à 393

la voie de la douleur, les neurones WDR sont également présents dans la voie des démangeaisons. Lorsque les canaux récepteurs transitoires sont activés dans cette dernière, une réponse de démangeaison peut être déclenchée. Les réponses aux démangeaisons peuvent également être contrôlées par des changements de température (trop élevée ou trop basse) comme la modulation de la douleur. Ce mécanisme de contrôle se produit lorsqu'un stimulus atteint une température extrêmement basse ou extrêmement élevée. La sensibilité de l'organisme au stimulus augmente, ce qui signifie que la douleur ou la démangeaison provoquée sera plus forte à ces températures qu'elle ne le serait à température ambiante. Les voies de démangeaisons présentent de nombreuses similitudes avec la nociception, il existe d'autres mécanismes par lesquels les sensations de démangeaisons peuvent être contrôlées, avec le facteur de croissance nerveuse ou la substance P par exemple.

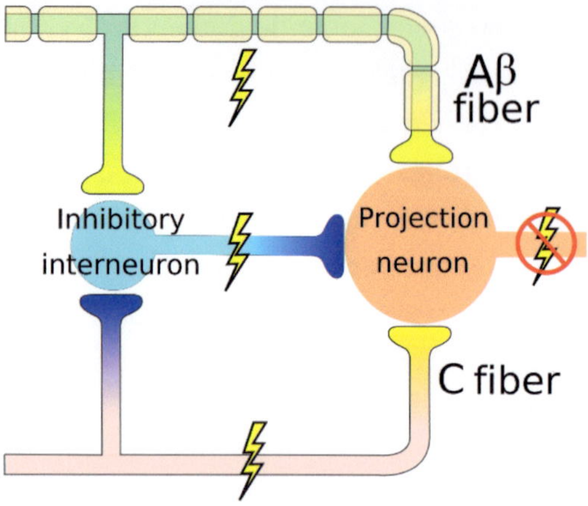

Gate control (1965)

Lorsque les démangeaisons et les régions douloureuses sont activées, l'imagerie cérébrale met en évidence une activité similaire dans de nombreuses zones du cerveau (zones préfrontales, zones motrices supplémentaires, cortex prémoteur, cortex insulaire antérieur et bien d'autres encore). Une meilleure compréhension de ces deux voies permettrait de mieux comprendre les neurones WDR[91]. Ces neurones semblent être la clé de la somesthésie.

La spasticité est une augmentation de la raideur musculaire. Elle peut s'accompagner de douleurs lorsque plusieurs muscles se contractent en même temps. Au cours de la sclérose en plaques (SEP), une perte de la force musculaire peut survenir, que ce soit au niveau des membres supérieurs ou inférieurs. Ces symptômes peuvent s'aggraver progressivement avec le temps. Ces troubles sensoriels résultent d'une lésion au niveau des voies sensitives de la moelle épinière. Ils surviennent typiquement au niveau d'un ou plusieurs membres et constituent souvent un des premiers symptômes de la SEP. Ils sont presque toujours présents à des stades avancés de la maladie (paresthésie, signe de Lhermitte, engourdissement, douleur, et/ou démangeaisons)[92].

Au niveau des neurones à convergence (neurones WDR), l'information reçue est modulée, puis envoyée au cerveau à travers le faisceau spinothalamique. Au niveau cérébral, la perception de la douleur engendre une réponse sous la forme d'une réaction neurovégétative, hormonale, cognitive et affective. Les cellules peuvent échanger des informations au niveau des contacts intercellulaires. Lorsque les fibres musculaires sont trop sollicitées, du fait d'une pratique intense d'un sport ou un travail corporel important par exemple, une carence énergétique se produit (déficit en ATP) dans la portion musculaire en question, suivi d'une hypoxie. Ce déficit en oxygène dans le muscle conduit à la formation locale d'un œdème (tuméfaction) et une défaillance de la fonction musculaire (défaillance des pompes ioniques membranaires). Pendant cette crise énergétique (locale), le muscle ne peut plus se détendre. La partie contractée du muscle reste en permanence dans un état de rigidité. Cette contracture provoque un resserrement des tissus conjonctifs et une adhérence des fibres musculaires voisines, aboutissant à une atrophie musculaire. Les points trigger activés engendrent alors une augmentation du tonus musculaire, qui entraîne à son tour la compression des facettes articulaires et des disques[93].

---

[91] *Idem*

[92] **BAYER HEALTH CARE**, « *Le traitement des symptômes de la SEP* » : http://www.sclerose-en-plaques.apf.asso.fr/IMG/pdf/brochure-viesep03-traitement-symptomes-sep.pdf

[93] **Rabin ILBEYGUI**, *Taping, techniques, effets, applications cliniques*, Elsevier, 2016, p. 35, 40

l. Les points sensibles

Selon la théorie proprioceptive, les points sensibles se développent lorsque les fibres musculaires locales sont maintenues en état hypertonique par un réflexe proprioceptif inapproprié (dysfonction somatique ou traumatisme installé). Le développement d'un point sensible se fait en deux phases :

- par l'allongement soudain d'un muscle raccourci, l'étirement excessif ou la surcharge d'un muscle
- par une contraction à objectif défensif de ce muscle, qui tente de prévenir une lésion

Quand un muscle A (ex. un biceps) est soudainement allongé, ses fibres intrafusales le sont également. Pour éviter toute lésion, le muscle A se contracte par voie réflexe/activation, un réflexe protecteur de défense (nocifensive) des motoneurones alpha. La contraction réflexe du muscle A (et ses synergiques), détermine un allongement brutal du muscle opposé, le muscle B (triceps). Cet allongement du muscle B peut à son tour induire sa contraction réflexe. Cette altération de l'activité des motoneurones entretient les deux contractions musculaires opposées et peut faire apparaître des points sensibles dans les muscles A et/ou B. Cette activité anormale peut persister après cicatrisation du traumatisme initial. Le traitement par contre-traction (counter-strain) utilise un positionnement corporel précis pour raccourcir le muscle étiré, réduire l'activité du fuseau et des contractions anormales des muscles A et B.

D'après la théorie du métabolisme anormal soutenu, la lésion tissulaire modifie la position corporelle locale, altérant la microcirculation et le métabolisme tissulaire locaux. L'apparition d'un certain degré d'ischémie locale provoque une baisse de l'apport en nutriments et l'élimination des déchets. On constate aussi une augmentation de la production de cytokines inflammatoires. Ces modifications abaissent le seuil de décharges neurones sensitifs et font apparaître une sensibilisation neuronale locale. À la palpation, ces modifications se manifestent par des douleurs localisées et la présence d'un œdème.
La théorie du réflexe, celle du ligamento-musculaire anormal, est similaire à la théorie proprioceptive. Cependant la sensibilité du point sensible à la contre-traction correspond ici à une modification de la fonction du tissu myofascial (reflétant de nombreux facteurs sous-jacents, tant locaux que distants). Après un traumatisme, la réponse nociceptive s'accompagne d'altérations circulatoires, de l'augmentation du tonus musculaire et/ou de lésions ligamentaires. Cela engendre un certain degré d'ischémie, avec une baisse de la capacité de travail musculaire, une augmentation de la sensibilité tissulaire et l'altération de l'activité des fuseaux musculaires et l'activité proprioceptive des tissus myofasciaux traumatisés par conséquent, donc des points sensibles apparaissent[94].

m. Le système neurovégétatif

Du fait de sa complexité, le système neurovégétatif est certainement le système le plus mal connu. Pourtant, il est omniprésent tout au long de notre vie. On doit l'aspect tonique et réactif de notre comportement face à une agression à la composante sympathique de notre système nerveux. Parfois, cette réaction se déclenche et n'est pas utilisée à bon escient. À terme, son activité prolongée peut provoquer un risque d'épuisement.
Lors d'une agression ou d'une situation, le système nerveux sympathique déclenche les réactions du corps, où éveil et vigilance sont nécessaires. Il trouve son origine au niveau de la moelle épinière. L'acétylcholine assure la neurotransmission effectrice du parasympathique[95]. L'innervation cutanée est riche et variée, sa vascularisation est aussi plurielle que subtile. Il n'est pas possible de laisser des capteurs aussi sophistiqués et autant de microvaisseaux élaborés et réactifs sans organisation de contrôle ni régulation. Un chef

---

[94] **A.S et E.A NICHOLAS**, *Atlas des Techniques ostéopathiques*, 2e édition, Maloine, 2019, p. 160
[95] **Dominique BONNEAU**, *op. cit.*, p. 236, 237, 240

d'orchestre doit maîtriser sa partition, c'est comme si l'on confiait la baguette au système nerveux végétatif. Pour libérer notre intelligence, les fonctions vitales de notre corps sont mises sous pilote automatique. Telle est la finalité du système neurovégétatif, où il faut bien comprendre que chaque action menée est involontaire, inconsciente et réflexe. Dans le cas contraire, nous entrons dans une pathologie, c'est-à-dire en maladie.
Notre système nerveux central est constitué d'éléments neurologiques concentrés dans le cerveau, lui-même protégé par la boîte crânienne. Deux entités dépendent de ce centre de commande et communication. La première est nommée système nerveux somatique, grâce auquel le cortex envoie les ordres moteurs aux muscles. En retour, le cortex reçoit les informations sensitives des muscles, la peau et les organes par les voies nerveuses dédiées à la sensibilité. Ces influx parviennent au cortex cérébral, qui en prend conscience, les analyse et les identifie. La seconde entité est le système nerveux végétatif. Il maintient en vie et en fonctionnement automatique un corps en état de mort cérébrale[96].
S'il est qualifié de chef d'orchestre du système endocrinien, c'est parce que l'hypothalamus a une telle influence sur le système nerveux végétatif qu'il pourrait même en être le metteur en scène. Il prend effectivement la main et dirige deux acteurs principaux : le système orthosympathique et le système parasympathique. Ils ne sont pas ennemis, mais se comportent comme les meilleurs adversaires. L'un a une action dominante à tendance freinatrice, alors que l'autre est plutôt un accélérateur. L'équilibre de l'un est le garant de l'autre. Par définition, ils sont binaires et donc instables. Ils ne sont pas vraiment vicariants, puisque dès qu'un de ces deux systèmes exprime des signes de faiblesse, l'autre tente de le remplacer. L'hypoactivité n'existe donc pas réellement. Le système neurovégétatif s'exprime toujours par excès de prérogatives de l'un ou de l'autre. Ni apaisement ni consensus. Ils ne peuvent s'exprimer que dans l'équilibre (homéostasie) ou dans l'exubérance (pathologie). Le système nerveux végétatif obéit la plupart du temps à la loi du tout ou rien[97]. La loi du « tout ou rien » désigne en biologie le fait qu'une réponse apparaisse ou pas à la suite d'une stimulation, si la réponse apparaît le phénomène enregistré a toujours les mêmes caractéristiques.

n. Le traumatisme

Le syndrome général d'adaptation se déroule en 3 phases :

- **une phase d'alarme**, souvent dominée par la surprise ou la stupeur, allant parfois jusqu'à l'inhibition complète. Le diencéphale reçoit des informations émotionnelles et l'axe hypothalamo-hypophysaire sollicité stimule la glande thyroïde. Les hormones thyroïdiennes galvanisent la réactivité cellulaire et celle des organes, puis accélèrent les réactions chimiques.
- **une phase de résistance**, qui prend la mesure de l'agression. L'organisme bat le rappel des forces pour la riposte. Tous les organes sont mobilisés. Certains sont sous tension (muscles, cerveau, cœur), d'autres passent en économie d'énergie pour privilégier l'approvisionnement des premiers. C'est le *figth or flight/*combat ou fuite. Le système immunitaire se met alors en éveil. Les rangs des leucocytes s'étoffent et se resserrent. Le système orthosympathique est à son apogée. Les neuromédiateurs du système orthosympathique n'ont pas une grande autonomie. Dans sa composante médullosurrénale, la glande sécrète de l'adrénaline, la glande surrénale renforce et pérennise les effets de la noradrénaline. Or, ce système de défense ne peut durer éternellement : victoire, défaite, repli ou parfois trêve est proposé par l'organisme. La surrénale est encore en action, mais cette fois dans son secteur cortical, qui sécrète du cortisol : dernier coup de fouet avant l'abdication.

---

[96] Il convient de préciser ici qu'il s'agit d'une « mort cérébrale corticale » équivalente à la mort par l'arrêt complet de l'activité cérébrale se traduisant par un coma.
[97] **Dr Philippe MALAFOSSE**, *op. cit.*, p. 57-63

- **une phase d'épuisement** survient inexorablement au prorata de la durée de l'agression. Le cerveau moins irrigué fait perdre à l'individu son discernement. C'est un véritable effondrement physiologique. La lassitude prend le pas sur la détermination. Faute de repos, c'est la capitulation. Le taux de cortisol baisse de plus en plus et, conséquemment, l'énergie qu'il n'entretient plus[98].

Pas assez de thérapeutes ou médecins sont formés pour répondre aux besoins particuliers du rétablissement post-traumatique. Le corps possède une faculté réparatrice organique pour guérir lui-même (capacité génétiquement programmée). Le traumatisme participe au processus naturel d'évolution de notre espèce. Chaque individu possède une méthode de guérison naturelle, qui fait partie de son patrimoine génétique. Un trauma est une expérience qui déborde de notre stratégie défensive habituelle. La réponse de l'organisme le fait passer en mode survie. La neurophysiologie permet de nouveaux niveaux de compréhension des effets du traumatisme sur l'organisme humain (processus neurologiques/réponses corporelles autonomes). Qu'il soit physique ou psychoémotionnel, le traumatisme s'exprime inévitablement sur le plan physique aussi. Il rend compte du lien indéniable entre corps et esprit[99]. Une personne soumise à des modifications neurologiques, biologiques et anatomiques sans l'avoir décidée consciemment aura automatiquement une réaction psychique.

Lors d'un événement traumatique, le psoas iliaque est l'un des principaux groupes de muscles, qui nous protège, où se trouve le plus grand nombre de nerfs sympathiques (impliqués dans les réactions de combat ou de fuite).

Par conséquent, la traction musculaire cause des douleurs aux épaules et au cou. Faute d'avoir été déchargée, cette énergie reste bloquée dans une boucle neuronale et physique, entraînant une compulsion de répétition. Le système nerveux ne s'active pas, l'alerte tourne en boucle. Se croyant en danger, le cerveau continue de commander au corps de rester prêt, la tension corporelle élevée suggère que le danger n'est pas passé. De nombreuses études ont montré qu'une personne exposée à un traumatisme prolongé ou répété présente des taux d'adrénaline, cortisol et sérotonine qui diffèrent de la normale. Pour la production de substances neurochimiques (adrénaline/opioïdes), le trauma génère un nouveau niveau de référence. Ses réponses biochimiques sont encore hautement activées alors qu'elles ne sont plus nécessaires. Ce phénomène empêche le corps de suivre son rythme naturel d'excitation et de repos. Les glandes surrénales s'épuisent et sont contraintes à se mettre en mode de récupération. Les stresseurs ordinaires commencent à déclencher des réactions disproportionnées. Une expérience éphémère (trauma/stress) se mue de manière durable. S'il lui semble avantageux de s'anesthésier ou se dissocier, le cerveau cesse de sécréter de l'adrénaline. La réponse surrénale est un continuum de l'hyperactivation neurovégétative. Comme le muscle est un activateur unidirectionnel, il n'a pas de marche arrière. Le cerveau non plus. Il s'agit d'un système binaire alpha/gamma et adrénaline/opioïdes, c'est-à-dire l'homéostasie relayée par des réseaux holistiques. Le cerveau abdomino-pelvien dirige notre vie organique, c'est le centre de réflexes autonomes de notre organisme. Pendant un traumatisme, le cerveau lui donne la priorité, par rapport au cerveau crânien. Le psoas protège le cerveau du système nerveux autonome.

Le cerveau abdomino-pelvien peut vivre indépendamment du cerveau crânien, mais l'inverse n'est pas possible. La mort cérébrale en est la preuve tangible par la perte spontanée de tous les réflexes du tronc cérébral. L'intuition est un mécanisme de protection. Le système limbique contrôle les comportements de combat/fuite et d'action/réaction. Lorsqu'une action rapide et instinctive est requise (réflexe), le cerveau active ses zones les plus primitives (tronc cérébral et système limbique) afin de générer une réaction immédiate, sans devoir passer par le processus long (potentiellement dangereux) de la réflexion nécessaire à la production d'une réponse logique. Les sensations liées au trauma sont ensuite stockées dans la zone

[98] *Ibid*, p. 100-101

[99] Réaction neurologique + réaction biologique + réaction anatomique = réaction psychique

somatosensorielle de notre cerveau. L'expérience traumatisante physique et/ou psychoémotionnelle n'est pas assimilée en expérience globale, mais sous forme fragmentaire.
L'être humain possède la capacité inconsciente d'émettre des informations en direction de son système physiologique interne, ainsi que d'en recevoir. Notre inconscient possède en fait un centre physiologique, qui est une extension de notre système nerveux. Un muscle qui ne bouge pas (figé, dissocié) est un muscle qui n'est pas perçu. Le fait de rester figé ou dissocié de son corps, après un événement traumatique par exemple, désorganise nos sensations et les réactions musculaires qui en découlent. Notre esprit a besoin de mouvement physique et de sensations concrètes, car ce sont pour lui des sources directes d'information. L'absence ou la suppression de stimuli sensoriels périphériques est génératrice d'anxiété. Il en résulte une confusion cognitive et une distorsion de la distinction entre pensée interne et réalité externe. Les produits de l'imagination de la personne lui paraissent être aussi concrets que ses expériences réelles[100]. Cette activité anormale peut très bien persister après cicatrisation du traumatisme initial[101]. Dans *Le trouble de stress post-traumatique*, étude placée sous la direction de deux neurobiologistes, le Général Frédéric CANINI et René GARCIA, et d'un psychiatre, le Professeur Wissam EL -HAGE, le traumatisme est défini d'une manière similaire aux propos de David BERCELI, qui a élaboré des programmes spéciaux d'aide post-traumatique pour l'armée américaine : « Les troubles post-traumatiques surviennent, à la suite d'une expérience qui déborde notre stratégie de défense habituelle ».[102]

o. La dermalgie réflexe

Un traitement ostéo/kinésithérapique bien conduit peut parfois échouer. La pathologie subsiste engrammée au sein d'un composant du métamère. En général, une contracture musculaire, une dermalgie réflexe ou une ténalgie (douleur au tendon) en est à l'origine. La dermalgie réflexe est un phénomène neurologique localisée, prenant naissance au niveau médullaire et perturbant les voies neurovégétatives. Le Dr BOURDIOL écrivait déjà en 1983 qu'« il s'agit d'un circuit parasite (auto-entretenu) agissant sur un arc réflexe spinal, et perturbant la circulation des influx au niveau de la substance gélatineuse de Rolando : ce filtre esthésique biologique, perturbé, crée une réelle "dissociation syringomyélique" lors du passage de l'influx nerveux dans la tête de la corne postérieure ». Dans la corne postérieure de la substance grise médullaire, cette substance gélatineuse de *Rolando* se situe sur le trajet des voies sensitives, qui sont véhiculées par la racine postérieure du nerf spinal. En reprenant les données de DELMAS et celles de LAZORTHES et BOURDIOL à propos de la vascularisation médullaire, on comprend que le nœud (trigger) du problème reste dans la *pars-intermedia-juxta-épendymaire* de la moelle spinale. Cette colonne juxta-épendymaire est en fait une succession de centres végétatifs médullaire. Elle parcourt le névraxe depuis le diencéphale jusqu'à l'extrémité de la moelle spinale.

DELMAS précise que la cellule végétative se distingue du neurone de type somatique par sa petite taille, sa forme allongée, fusiforme, opposito-polaire et l'émergence de l'axone[103].

---

[100] **PH.D David BERCELI**, *La Méthode T.R.E*, Thierry Souccar, 2020, p. 14-17, 32-33, 41-48, 53-63, 71-77, 101-102
[101] **A.S et E.A NICHOLAS**, *Atlas des Techniques ostéopathiques*, 2e édition, Maloine, 2019, p. 160
[102] **F. CANINI, R. GARCIA, W. EL-HAGE**, *Le trouble de stress post-traumatique*, Collectif des auteurs de l'Association ABC des psychotraumas, Coll. LaRéponseDuPsy, Mona éditions, DL 2017
[103] **Dr Philippe MALAFOSSE**, *op. cit.*, p. 120

p. *Le déséquilibre du système nerveux autonome*

L'apparition de zones réflexes semble être liée à la notion de trouble végétatif sur les structures étant innervées par un même métamère (d'un point de vue sensitif ou moteur). Comme le système nerveux autonome peut confondre l'origine du trouble à cause de la convergence des afférences sensitives, une convergence peut s'effectuer dans les colonnes sympathiques médullaires par des interneurones et entraîner une confusion entre l'innervation végétative des territoires somatiques (membres et parois) et l'innervation viscérale. Une autre convergence peut avoir lieu dans le ganglion spinal, entre les sensibilités végétatives et cérébro-spinales, d'où le phénomène de douleur projetée. Irvin KORR et John E. UPLEDGER décrivent la notion de segment facilité ainsi. En cas d'irritation d'une structure comprise dans un métamère, les influx sensitifs afférents facilitent la propagation du signal dans ce même métamère, ce qui provoque une altération du niveau d'activité des autres structures (peau, muscles, viscères...) possédant elles-mêmes une innervation dans le même métamère.
De même, les afférences convergent, alors que les efférences diffusent l'information du système orthosympathique. Cette diffusion permet de toucher rapidement un vaste territoire organique dans les situations de « combat ou de fuite ». Étant donné qu'il y a une perte de précision sur les afférences et une diffusion large des efférences, l'inclusion des structures est facilitée, alors qu'elles ne sont pas concernées au départ.

De nombreuses études relatent ces modifications au niveau de la peau, même si certains termes varient : dermalgie, cellulalgie, gélose, etc. Toutes ces descriptions se ressemblent. Une modification de la mobilité s'accompagne d'une diminution de la motilité[104] de la peau par rapport aux tissus sous-jacents. C'est comme si le derme et/ou l'hypoderme et le fascia superficialis qui permettent la déformation et le glissement étaient devenus infiltrés par une sorte d'œdème, de « gel », provoquant une infiltration ou plutôt un accolement du derme sur les tissus sous-jacents. Cette modification de la peau s'associe également à la sensibilité modifiée d'une zone, soit exacerbée (hyperalgie à la palpation ou mobilisation [mouvement] ; hypersensibilité aux variations de température, etc.), soit diminuée. Ces deux types de modifications s'expliquent par une cause identifiable ou une pathologie organique locale de la peau. Sans pathologie, cette modification de la motricité (motilité et mobilité) de la peau traduit une dystonie neurovégétative, c'est-à-dire un dérèglement du SNA du métamère correspondant à la zone concernée.
L'origine de cette dystonie neurovégétative peut se situer dans n'importe quelle structure du métamère concerné (peau, muscle, viscère, périoste, tendon, fascia, aponévrose, etc.), qui peut être le premier maillon entraînant une réaction en chaîne de dystonie neurovégétative. Ces stimuli disproportionnés augmentent les afférences en direction du métamère et convergeraient sur un neurone WDR isolé[105]. Ces neurones répondent aux afférences des viscères, des muscles et de la peau. L'hyperactivité d'une de ces structures entraîne une diminution du seuil d'excitation synaptique, « facilitant » ainsi le métamère, qui subit ensuite les modifications de la peau testées dans la technique de normalisation du tissu conjonctif[106]. Il s'agit donc d'une baisse du seuil de décharges des neurones sensoriels.
Dans ces ganglions, la diffusion de l'information efférente a un impact sur le système orthosympathique. Une fibre afférente au ganglion peut détenir jusqu'à trente fibres efférentes en direction des viscères. Pour le système nerveux parasympathique, c'est différent puisque la diffusion n'a pas lieu dans ces ganglions. Le rapport entre le nombre entrant et sortant de neurones est d'un. De même,-les fibres sensitives se rejoignent toutes au niveau du ganglion spinal, juste avant la racine postérieure de chaque métamère. C'est au niveau

---

[104] Aptitude à effectuer des mouvements spontanés ou réactionnels, constituant l'un des caractères du vivant à toutes les échelles d'observation.
[105] En 1968 par **POMERANTZ** et **AL** ont travaillé sur le neurone WDR : Wide Dynamic Range.
[106] **Klemen SEVER**, *op. cit.*, p. 11-13

de la corne postérieure médullaire que s'effectue une première « filtration » des informations sensitives, la filtration brouillée par le neurone WDR lui-même corrompu peut entraîner une confusion. Ne recevant que les informations filtrées, le cortex ne parvient plus à identifier précisément d'où vient le trouble. Il l'associe alors au métamère, où s'effectue cette filtration, ce qui se traduit par une distorsion cognitive entraînant une dissociation de la mémoire perceptive : un trouble proprioceptif. Le cortex semble donner davantage d'importance à la sensibilité cutanée qu'à la sensibilité viscérale, de nombreuses projections douloureuses viscérales le confirment. La répercussion de la douleur est visible sur le derme (dermatomes) et/ou les muscles (myotomes) et/ou les viscères (entérotome) de ce même métamère[107].
De plus, les zones cutanées testées avec la technique de normalisation du tissu conjonctif ont tendance à augmenter et se propager progressivement si le trouble et/ou la zone persistent. Cette mutation est également due à la systématisation du SNA (diffusion des informations efférentes). Tant qu'il n'y a pas de normalisation de ces zones réflexes et/ou des stimuli initiaux, celles-ci entretiennent les troubles dans le métamère concerné et se propagent progressivement aux métamères adjacents, ce qui maintient à terme la zone initiale.

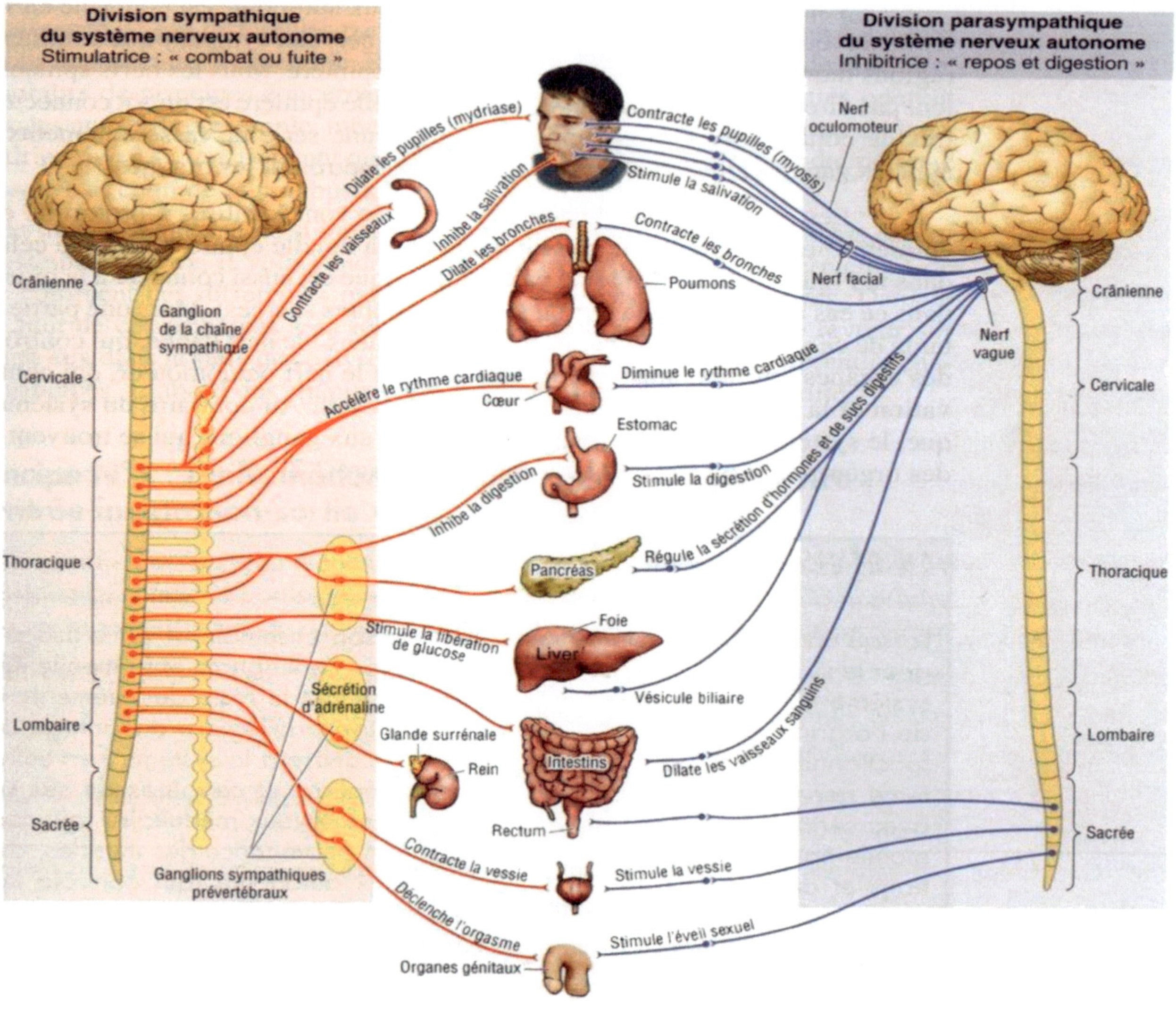

Le système neurovégétatif

En définitive, un stimulus initial répété provoque la surstimulation d'un métamère. Ensuite, une zone réflexe cutanée se forme au niveau de la peau et se manifeste par les troubles trophiques locaux, qui entretiennent une dystonie neurovégétative. Suivant l'importance de cette dystonie, cette zone réflexe

107 *Ibid.*, p. 11-13

cutanée peut se propager dans certaines structures du même métamère. Ces dysfonctions favorisent à leur tour la dystonie neurovégétative. Enfin, les métamères adjacents sont également affectés par cette dystonie soit par l'intermédiaire des zones réflexes cutanées, soit par les centres supérieurs, à cause des réflexes végétatifs physiologiques[108].
En neurosciences et plus particulièrement en électrophysiologie, le terme inhibition a un sens très précis. Il détermine une hyperpolarisation et une diminution, si ce n'est l'arrêt, de l'activité d'une cellule nerveuse. La spasticité est une pathologie due à une rigidité musculaire, fondée sur l'hyperactivité des fibres afférentes. Elle s'exprime comme une résistance à la flexion. C'est une hyperexcitabilité des motoneurones. À l'instar de la dystonie spastique ou les contractions spastiques, il existe d'autres types d'hyperexcitabilité motoneuronique, qui apparaissent en l'absence de mouvements volontaires ou d'étirements phasiques. Parfois, lors d'une contraction volontaire, les contractions spastiques se développent à la suite de la sollicitation inappropriée (recrutement motoneuronique) d'un muscle antagoniste. Comme par exemple les expériences de Sherrington sur les réflexes myotatiques (chats), avec le réflexe d'inhibition autogénique mettant en évidence le seuil limite de résistance neurophysiologique (faiblesse) de l'antagoniste alimenté par l'adrénaline jusqu'à sa phase d'épuisement dit de choc spinal. Dans tous les cas, la spasticité apparaît à la suite d'une lésion du système nerveux central[109].

q. Les signaux ascendants

Klemen SEVER et tous les cours de SVT démontrent que « chaque réflexe est construit sur la base d'un récepteur »[110]. D'après Hans Georg KOCH, « les arcs réflexes au-dessous de la lésion médullaire ne sont plus freinés, le cerveau perd son influence inhibitrice sur la modulation ».[111] Autrement dit, le trauma génère un nouveau niveau de référence pour la production de substances neurochimiques (adrénaline/opioïdes). Les glandes surrénales s'épuisent et sont contraintes à se mettre en mode « récupération ». S'il semble avantageux au cerveau de s'anesthésier, il cessera de sécréter de l'adrénaline[112].
En plus de la douleur, les armes à impulsion (par exemple, le pistolet à impulsion électrique [PIE] qui est une arme incapacitante associée à la marque « Taser » ; ce terme pourrait d'ailleurs être traduit en français par « foudroyeur ») influent sur le système nerveux périphérique de façon à entraîner dans les muscles squelettiques des contractions temporaires, involontaires et non coordonnées. La réponse du corps humain à ces impulsions d'armes dépend de la puissance, la durée, la forme d'ondes de la décharge électrique, du moment où le courant est appliqué en relation avec l'activité électrique naturelle observée dans le corps, ainsi que des facteurs propres de l'individu et du contexte. Ce sont ces caractéristiques qui font que les armes à impulsion peuvent stimuler certains tissus (comme les cellules nerveuses) et pas d'autres (comme les cellules du cœur). Les formes d'ondes associées aux cellules nerveuses sont beaucoup plus brèves que celles du muscle cardiaque. La durée de la stimulation électrique requise pour dépasser le seuil propre à une cellule du muscle cardiaque est d'environ 10 à 100 fois supérieures à celle requise pour une cellule nerveuse motrice ou sensorielle. D'après le principe de fonctionnement d'une arme à impulsion, les impulsions électriques de courte durée délivrées par le dispositif sont très efficaces pour stimuler les nerfs. Elles créent douleur et neutralisation, mais sont beaucoup moins efficaces pour stimuler le muscle cardiaque et causer des perturbations potentiellement fatales au rythme cardiaque et à la capacité de pompage du cœur.

---

108 *Ibid*, p. 11-13
109 **François CLARAC, Jean-Pierre TERNAUX**, *op. cit*, p. 703, 729, 740, 741, 751, 763
110 **Klemen SEVER**, *op. cit*, p. 1, 6-13
111 **Hans Georg KOCH**, « *Spasticité et paralysie médullaire* », association suisse des paraplégiques, Allemagne, 2014 : https://www.spv.ch/__/frontend/handler/document/42/2794/spastik_3_14_f.pdf
112 **David BERCELI**, *op. cit.*, p. 60

Si les courants électriques peuvent entraîner des préjudices, ils peuvent aussi être utilisés à des fins thérapeutiques. Le système nerveux est un réseau de cellules nerveuses (neurones), qui relaient de l'information à l'intérieur du cerveau, ainsi qu'entre le cerveau et les autres parties du corps. Deux types de neurones présentent de la pertinence dans l'examen des armes à impulsion, à savoir les neurones sensoriels et les neurones moteurs (SWEENEY, 2009). Les **neurones sensoriels** transmettent de l'information (dont les signaux de douleur), des organes sensoriels vers le cerveau. Les **neurones moteurs** transmettent des commandes du cerveau et la moelle épinière vers les fibres musculaires squelettiques situées partout dans le corps et contrôlent les mouvements du squelette en induisant la contraction et le relâchement des muscles.
Le système nerveux utilise donc l'électricité pour communiquer, en envoyant de petites impulsions électriques (environ 100 millivolts). Ces impulsions sont connues sous le nom de potentiels d'action, elles remontent le long des prolongements des cellules nerveuses. Les cellules des muscles squelettiques génèrent également des potentiels d'action quand elles sont stimulées par un neurone moteur, ce qui provoque la contraction des cellules musculaires (HALL, 2011).
Dans le cœur, les cellules du muscle cardiaque génèrent elles aussi des potentiels d'action, mais ces derniers ne proviennent pas de neurones moteurs. Ils sont plutôt le fait de cellules stimulatrices spéciales, situées dans le nœud sino-auriculaire, qui génèrent spontanément et de manière rythmée, des potentiels d'action. Tous les potentiels d'action sont générés grâce à l'ouverture et la fermeture de canaux dans la membrane des cellules nerveuses et musculaires, qui laissent passer des ions (sodium, potassium, calcium, chlorure) au travers de la membrane des cellules. La forme d'ondes précise le potentiel d'action d'un type particulier de cellule, en fonction des propriétés des canaux ioniques de sa membrane (KATZ, 2010). Selon les différentes régions du cœur, les potentiels d'action du muscle cardiaque ont différentes formes d'ondes. Leur durée varie entre 100 et 400 millisecondes (soit 0,10 à 0,40 seconde).

Dans le cas des cellules nerveuses et muscles squelettiques, la forme d'ondes des potentiels d'action a une durée beaucoup plus courte que celles observées dans le cœur. Elles peuvent durer qu'une seule milliseconde (0,001 seconde) d'après KATZ. Il est possible de stimuler des potentiels d'action artificiellement dans les cellules nerveuses et musculaires.
Selon le type de cellule stimulée, le stimulus électrique doit être appliqué pendant une certaine durée et atteindre une certaine puissance pour générer un potentiel d'action. Il doit atteindre le seuil d'excitabilité. Cette exigence est attribuable aux propriétés particulières des canaux ioniques de la membrane cellulaire, ainsi qu'à d'autres propriétés électriques. Cependant, une fois que la puissance du stimulus dépasse la valeur seuil, un effet se produit sur le système. Par leur puissance et leur durée, les impulsions délivrées par les armes à impulsion sont efficaces pour stimuler le système nerveux et provoquer douleur et neutralisation. Les armes à impulsion peuvent induire la sécrétion de catécholamines (comme l'adrénaline), un phénomène dont les effets sur la santé n'ont pas été déterminés.
Le cerveau réagit au stress en activant une structure appelée l'hypothalamus, qui active l'hypophyse, principale glande du système endocrinien située à la base du crâne. La sécrétion de l'hormone adréno-corticotrope (ACTH) par l'hypophyse stimule la sécrétion d'hormones du stress (catécholamines), comme l'adrénaline ou la noradrénaline. Ensemble, ces hormones régulent bon nombre de réactions physiologiques face au stress. En réponse à ces stimuli, le corps adopte une réaction de lutte ou de fuite, qui entraîne la sécrétion d'endorphines pour moduler la douleur et d'autres hormones qui peuvent accroître le rythme cardiaque, le métabolisme et d'autres fonctions pour aider à préparer le corps et faire face à la source du stress. Soumis au stress, les niveaux d'hormones augmentent dans le sang de l'individu. D'après DAWES et KROLL, il est possible d'utiliser ces mesures comme des biomarqueurs de l'activation de la réaction humaine au stress (DAWES et KROLL, 2009).

Face à un stress physique ou psychologique aigu, la réaction de lutte ou fuite est peu susceptible de présenter un risque pour un individu en bonne santé. D'ailleurs, cette réaction ne serait pas apparue au cours de l'évolution, si elle avait fréquemment été à l'origine de blessures. La sécrétion de ces hormones peut induire plusieurs réactions d'adaptation : renforcement des contractions du muscle cardiaque, hausse du rythme cardiaque, accroissement de la production de chaleur corporelle, élévation de la pression sanguine et du métabolisme. Même si les armes à impulsion peuvent induire une réaction au stress, les résultats de WERNER, DAWES ET AL indiquent que la hausse des niveaux d'hormones, observée à la suite de l'exposition à une arme à impulsion, est inférieure à celle causée par les autres formes de contrainte et les facteurs de stress et qu'elle s'affaiblit avec le temps[113].

Un stress mécanique ou chimique (potentiel d'action artificiel) induit sur le tendon (figé) par le réflexe de retrait permet une autosécrétion des glandes médullosurrénales anesthésiées en les réveillant. Un *reset* est alors effectué par une action/réponse requise sans concession. Une paralysie neuromusculaire transitoire permet une reprise de modulation inhibitrice par la sécrétion d'endorphine, en stoppant les arcs réflexes non freinés suffisamment longtemps pour que le niveau de référence neurochimique soit équilibré (stress = récupération adrénaline/noradrénaline) et que la circulation (vasculaire/synaptique) soit rétablie (synchronisation alpha/gamma) par l'intervention des motoneurones alpha, recrutés par les neurones spinaux, eux-mêmes appelés à grand renfort par les neurones sensoriels pour libérer le tendon inhibé par la dépolarisation de plateau d'une dendrite de neurone α— moteur (motoneurone alpha). Les cellules pyramidales sont un certain type de neurone. Elles possèdent en outre un arbre dendritique très développé qui reçoit un grand nombre de synapses. Leur axone peut projeter à grande distance. De par leurs propriétés morphologiques, on pense que les cellules pyramidales jouent un rôle central dans l'intégration de signaux convergents. Par ailleurs, elles s'adressent aux motoneurones et ont la possibilité de commander la force de contraction des muscles. Ainsi, la sensibilisation centrale du SNC peut se restabiliser par cette coupure de neurotransmission complète (SNC+SNA).

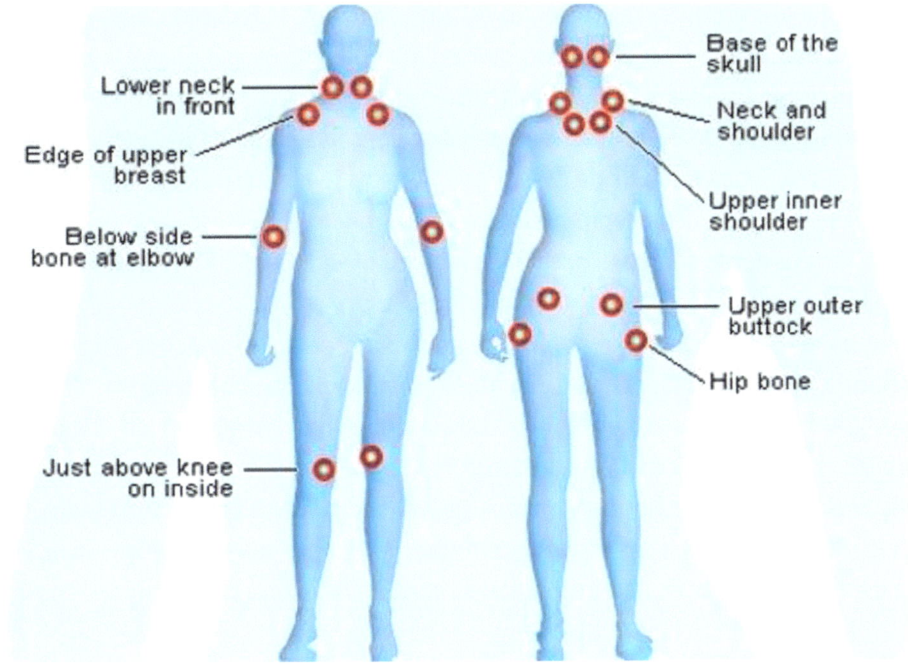

les 18 points de la fibromyalgie

---

[113] **Stephen T. GOUDGE, Mark BISBY, James BROPHY, George CARRUTHERS, Igor R. EFIMOV, Derek V. EXNER, Robert GORDON, Christine HALL, Stan KUTCHER, Bruce MCMANUS, Jason PAYNE-JAMES, Susan SHERWIN, Christian SLOANE, Mario TALAJIC** - Comité d'experts sur les incidences médicales et physiologiques de l'utilisation des armes à impulsions, « EFFETS SUR LA SANTÉ DE L'UTILISATION DES ARMES À IMPULSIONS», Ottawa, 2013, p. 10, 32, 33, 34, 35, 37, 48, 49 : https://www.rapports-cac.ca/wp-content/uploads/2018/10/cew_fullreportfr.pdf

3) La mémoire

Il existe différents types de « mémoire » :

- la **mémoire perceptive** est liée aux sens. Par exemple, se souvenir des visages fait appel à ce type de mémoire là. Elle permet de ressentir et interpréter les perceptions de notre environnement ou de nous-mêmes.
- la **mémoire procédurale** est implicite, elle est sollicitée pour des automatismes. Elle permet de répondre à l'interprétation perçue de notre environnement et de nous-mêmes.
- la **mémoire sémantique** concerne la connaissance de soi.
- la **mémoire perceptive** représente notre proprioception[114].

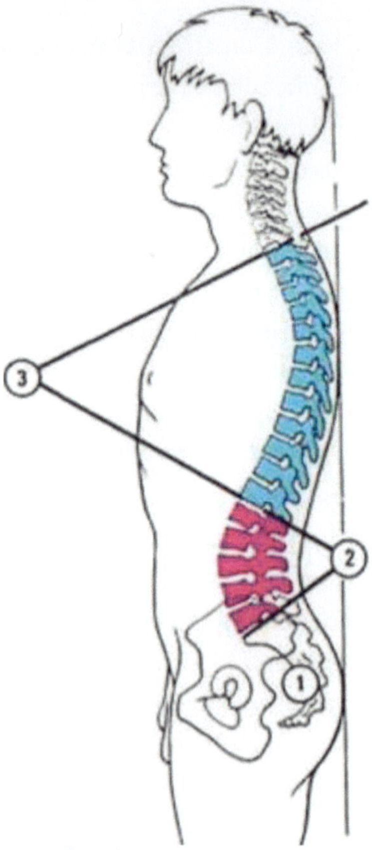

Courbes de corrélation

La **fibromyalgie** est une cascade de point trigger. L'emplacement de ces points[115] n'est pas difficile à évaluer, puisque chaque hypomobilité créer une hypermobilité (et vice-et-versa avec l'ascendance terrestre). La fibromyalgie est un syndrome myofascial douloureux du psoas. Le chevauchement des ceintures l'explique, la répartition des points trigger (primaires, secondaires et satellites) n'est que des compensations de défaut tenségral. La fibromyalgie est donc une altération neuro-sensitive (mémoire perceptive), qui devient globale par un verrouillage pubien défaillant et entraînant la dominance des synergistes et un mauvais ratio entre muscles superficiels et profonds.

Par verrouillage, le psoas produit des douleurs primaires aux hanches et aux genoux (syndrome de l'essuie-glace, amnésie des fessiers et pubalgie), puis secondairement les douleurs s'étendent dans les épaules et le cou par compression axiale (cervico-brachialgie). Les coudes deviennent douloureux à cause de l'interrelation hanche/épaule. L'épaule s'enroule, car le bassin est tiré en avant. L'occlusion devient raide, la mâchoire se serre par déportation en avant du cou, qui compense l'instabilité du socle qu'est le bassin (pendule inversé) et hyperlordose le rachis lombaire et cyphose la ceinture scapulaire. Autrement dit, un déséquilibre du complexe lombo-pelvi-fémorale et de l'interrelation épaule/cou s'installe.

Personnellement, je ressens la douleur de ces 18 points, mais je n'ai pas réellement de fibromyalgie. J'avais également ces 18 points lors de ma première paralysie médullaire. Tous ces points avaient totalement disparu après un réflexe de flexion nociceptive sur les deux tendons psoas et huit mois de réadaptation en trois phases (relâchement/renforcement/réadaptation).

Actuellement, le psoas n'est jamais palpé ni testé en flexion de hanche active par le corps médical. Cela explique certainement l'incompétence du diagnostic des douleurs. La tenségrité biologique explique la répartition topographique de tous ces points. Les courbes de corrélation de l'équilibre sagittale sont largement établies par les travaux de DUVAL-BEAUPÈRE, GRAND, DUFOUR, GUIGUI ou ROUSSOULY[116].

La plupart des maladies neurologiques sont des adaptations impossibles, autrement dit des formes de dystonie, c'est-à-dire des déséquilibres du système nerveux autonome (Fibromyalgie, Parkinson, Ehlers-Danlos, sclérose en plaques et bien d'autres maladies sont des dystonies). Chacune s'exprime différemment,

---

[114] https://www.futura-sciences.com/sante/questions-reponses/cerveau-sont-differents-types-memoires-4909/

[115] Fibromyalgie : quels sont les 18 points de la fibromyalgie ? (passeportsante.net)

[116] **Dr Philippe RAULT**, *Fibromyalgie douleur myofasciale*, 2016 : http://www.douleurchronique.fr/fmvstrp.html **Hong-You GE CUR**, *Prevalence of Myofascial Trigger Points in Fibromyalgia: The Overlap of Two Common Problems, Pain and Headache Reports*, 2010, p. 339-345

Cesar FERNANDEZ-DE-LAS-PEÑAS, Hong-You GE CUR, Cristina ALONSO-BLANCO, *Referred pain areas of active myofascial trigger points in head, neck, and shoulder muscles, in chronic tension type headache Journal of Bodywork & Movement Therapies*, 2010

suivant le programme erroné qu'elle suit. C'est le système nerveux autonome qui doit être rééduqué par la peau et/ou la sensation.

- **Parkinson** est une altération neuro-sensitive (mémoire perceptive) qui devient globale et s'exprime par des mouvements anormaux (mémoire procédurale).

Les boxeurs sont susceptibles de développer Parkinson en raison des chocs répétés. Ces coups sont vécus comme des traumas, engendrant un stress post-traumatique de la mémoire perceptive. D'ailleurs la multiplication des chocs altère en effet l'entourage des cellules nerveuses (ou « protéine tau ») et empêche ainsi la cellule de fonctionner normalement. Depuis la fin de la carrière de Mohamed Ali, les recherches ont démontré l'absolue nécessité de la mise au repos pendant au moins cinq jours d'un cerveau commotionné, et donc traumatisé, pour éviter le « syndrome du second impact »[117]. Quand il est physique, le stress post-traumatique est susceptible de générer une amnésie sensori-motrice. Par prévention, le second impact demande une mise au repos pour éviter de déborder de la stratégie de défense habituelle qu'est le trauma. J'ai échangé par mail le 29 août 2021 avec le Docteur Bonneau, cité en annexe et dans la bibliographie, au sujet de la toxine botulique. J'avais appris dans son ouvrage les réflexes myotatiques et le fait que seul l'état contracté du muscle coupe le signal du fuseau neuromusculaire. En abordant mon cas, il s'exprimait en ces termes : « La technique pour votre psoas semble avoir été efficace temporairement et la solution de la toxine botulique semblait logique » ; ce à quoi j'ai répondu : « Elle n'a pas été temporaire, mais a duré des années ! La toxine botulique semble inadaptée puisqu'elle ne coupe pas le signal du fuseau neuromusculaire, car c'est une paralysie flasque. Il faudrait une toxine qui provoquerait une paralysie de contraction. » À la suite de quoi, je n'ai plus eu de réponse, bien que ce raisonnement soit valide pour toute pathologie impliquant une spasticité. Il s'appliquerait aux paralysies, aux pertes de contrôle d'un membre, ainsi qu'à la maladie de Parkinson. Il pourrait théoriquement permettre une reprise de modulation inhibitrice sur tout canal sensoriel, car la dépolarisation est une inversion de polarité (effet rebond). Le fait d'utiliser de la toxine botulique pour la spasticité prouve que la médecine actuelle n'a pas saisi le mécanisme de la fonction musculaire et préfère traiter ses patients à travers une approche symptomatique plutôt qu'holistique et curative. Si une hanche est abrasée, on place une prothèse ; en cas de douleur, on prescrit un antalgique ; si une contracture est permanente, on fait des infiltrations de la toxine botulique ou de cortisone dans le muscle sans considérer la synchronisation de la boucle gamma et la polarité nerveuse végétative. La synchronisation du fuseau neuromusculaire et les quatre états du muscle dont il dépend n'existent tout simplement pas pour la régulation de l'unité motrice en termes d'application thérapeutique. Le résultat est nul par conséquent (NB. un résultat même temporaire reste un résultat nul).

L'intestin serait bien le point de départ de la maladie de Parkinson. Depuis 2003, plusieurs études ont démontré le rôle de l'intestin et du nerf vague dans le développement de la maladie de Parkinson. Une équipe américaine vient de valider cette hypothèse chez la souris, ce qui ouvre de nouvelles voies de recherche fondamentale et clinique et prouve encore que nous sommes beaucoup plus sensoriels que psychologiques. Ces études apportent aussi la preuve que les maladies neurologiques et neuromusculaires sont bien des déséquilibres du système nerveux autonome et que le cerveau abdomino-pelvien l'emporte encore une fois sur le cerveau crânien. C'est lui qui gouverne notre vie physique. Bloquer la voie de transmission pourrait être un moyen essentiel de prévenir les manifestations physiques et cognitives de la maladie de Parkinson. Les chercheurs envisagent d'explorer les parties du nerf vague permettant à la protéine mal repliée de « grimper » jusqu'au cerveau et d'étudier les

---

[117] Sciences et Avenir avec AFP, 2016 : https://www.sciencesetavenir.fr/sante/cerveau-et-psy/mohamed-ali-quel-lien-entre-la-boxe-et-la-maladie-de-parkinson_104422

mécanismes potentiels pour l'arrêter. Ils ne savent toujours pas comment. On n'explore pas un nerf, on analyse le flux sur tout le canal. Le réflexe de retrait pourrait certainement par la resynchronisation de la boucle gamma et la reprise de modulation inhibitrice endocrine vagale freiner ou limiter l'hyperactivité de la voie ascendante. Prendre en compte la polarité, ainsi que l'inhibition des motoneurones alpha par le tendon tendu qui fige la spasticité dans le mouvement anormal, est évident. L'unique méthode pour moduler un système nerveux définitivement reste l'interaction du système nerveux avec lui-même[118].

- **Alzheimer** est une altération de la mémoire sémantique. La corrélation avec des contractures permanentes (spasticité) est explicite sur le rôle de l'acétylcholine dans la neuro-médiation. Comme toujours, le neurone WDR est en cause et empêche cette neuro-médiation à cause de la distorsion qui entraîne ce déficit d'acétylcholine. L'ayahuasca semble adaptée pour décompresser cette mémoire sémantique, mais rien n'est équivalent à la sensation. L'expression « l'enfouissement d'un souvenir » est éloquente. Une sensation s'inscrit dans le temps, le corps et l'esprit d'un individu. La mémoire perceptive est certainement la plus profonde de toutes les mémoires (la conscience). La confusion dans les souvenirs (démence) est bien la preuve de cette distorsion cognitive entre la réalité et l'esprit. Il s'agit d'une confusion corticale de la mémoire perceptive, qui devient sémantique puis procédurale et donc globale.
- L'**épilepsie** provoque des crises convulsives, c'est une manière inconsciente d'évacuer le trauma inconscient. Ce sont les mêmes hormones qui jouent un rôle dans le sommeil, la vigilance, les émotions, les comportements de défense. Ils siègent dans la même zone somatosensorielle du cerveau. D'ailleurs, il existe des épileptiques uniquement nocturnes, ceci prouve la puissance de notre inconscient. Le niveau de référence neurochimique module toutes ces interconnexions hormonales ambassadrices. Si ce n'était pas le cas, les épileptiques auraient sans doute des lésions cérébrales irréversibles, ce qui est parfois le cas. L'épilepsie compte des cas très exceptionnels de morts subites inexpliquées.

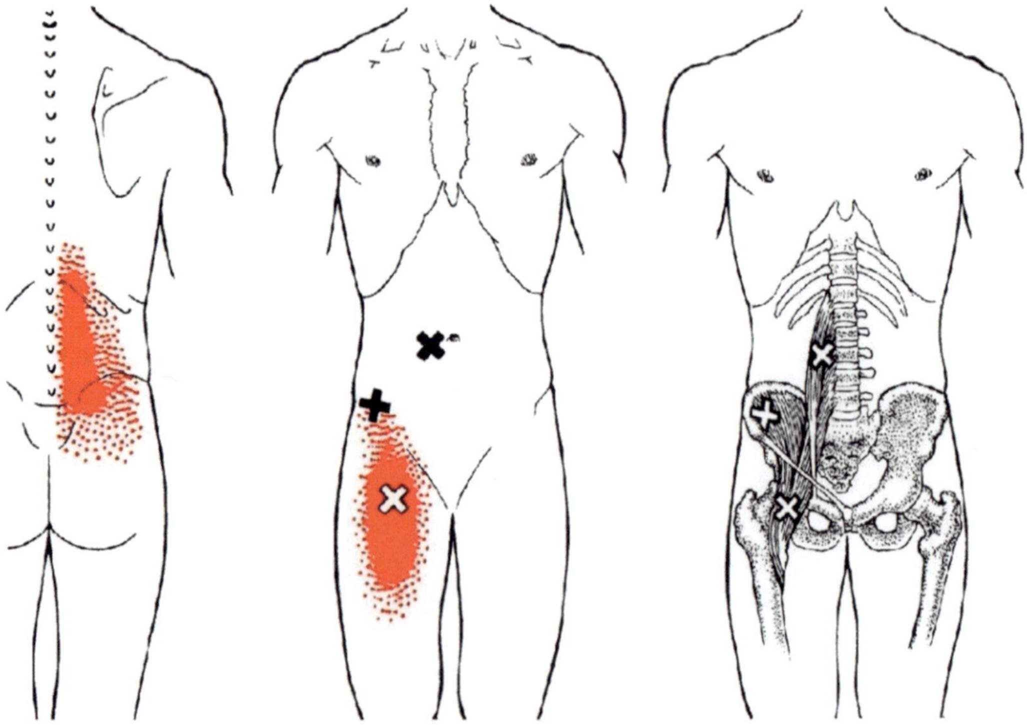

Le syndrome myofascial douloureux du psoas

---

[118] https://www.cell.com/neuron/fulltext/S0896-6273(19)30488-X

- Cependant, les schizophrènes n'ont pas d'hallucinations. Ils ont des visions, comme sous ayahuasca. On dit qu'ils ont percé le voile[119], le filtre de la conscience du rêve et notre monde. Ils sont bloqués entre deux mondes qui se mélangent. On peut supposer que c'est à cause de l'hyperactivité de l'hypothalamus et une trop grande ouverture de la glande pinéale. La **schizophrénie** est une altération perceptive qui provoque une confusion corticale. Elle puise ses sources de délire (démence) dans la mémoire sémantique et/ou des fréquences inconnues pour construire des récits paranoïaques et mystiques. Le sujet est clairement en distorsion, ses perceptions sont aussi réelles que la réalité.
- Comme **l'autisme**, il s'agirait d'une hyperactivité des aires corticales. Peut-être que cibler les canaux sensoriels concernés par ces hyperactivités, en induisant le réflexe de flexion nociceptif, permettrait de produire l'autosécrétion d'endorphine et donc la reprise de modulation inhibitrice pour normaliser le niveau de référence neurochimique. Cela permettrait une meilleure perception et un meilleur filtrage du cerveau. La schizophrénie est un état de perception/conscience altérée. La folie n'est que relative. Les informations sont simplement trop nombreuses pour pouvoir être interprétées correctement par un cerveau mis « en mode par défaut », à l'instar d'un téléchargement trop rapide fragmentant la conscience.

L'inaction curative de la toxine botulique pour soigner la spasticité et ce type de maladies s'explique par son incapacité à couper le FNM (SNA) en même temps que la neurotransmission (SNC), sans provoquer un réflexe neurophysiologique d'échappement par la nociception pour autant : pas de nociception => pas de paralysie contractive => pas de focalisation/re-situation métamérique => pas de baisse du signal FNM => pas de recrutement motoneuronique alpha => pas d'inversion de polarité, ni d'inhibition de l'antagoniste.

r. Homo sapiens : l'homme animal

L'homme possède les vestiges d'une queue, comme celle qu'aurait n'importe quel autre mammifère. Bo XIA, doctorant en médecine à l'université de New York, explique en 2021 qu'un gène appelé TBXT est connu pour affecter la longueur de la queue. Une petite insertion dans la séquence génétique était présente chez les singes sans queue, mais absente chez les autres. Cette séquence, qui a tendance à se déplacer au sein du gène, interrompt la séquence et affecte la configuration de la protéine correspondante. Lorsque deux de ces séquences sont associées, elles forment une sorte de boucle, qui va engendrer une protéine plus courte que la norme. Chez l'humain, on trouve deux versions du gène TBXT : l'une avec des protéines « longues » et l'autre avec de protéines « courtes ». Cette configuration empêcherait notre queue de pousser.
On constate chez les souris porteuses de la mutation de ce gène davantage de malformations (spina bifida) et l'absence de fermeture postérieure de la colonne vertébrale. Cette fissure, qui concerne environ un nouveau-né sur mille naissances, engendre la formation d'une sorte de poche sur le dos du fœtus et provoque des méningites à répétition et des troubles moteurs. Sa cause reste à ce jour non identifiée[120].
Le système nerveux autonome est soit défensif, soit offensif. Il repose sur deux principaux réflexes : l'un de protection et l'autre de libération (c'est-à-dire la fuite ou le combat). Le système nerveux fonctionne biologiquement à l'instinct et possède sa propre intelligence qui n'intègre pas la pensée logique comme un élément important. La preuve en est que le neurone sensoriel échange directement avec les neurones

---

[119] « Percer le voile » est une notion psychédélique. Cette expression signifie « passer le seuil des visions kaléidoscopiques pour pénétrer au-delà de notre réalité de perception ». En la vulgarisant, on appelerait cela « la 4ème dimension ».
[120] **Bo XIA et AL**, *The Genetic basis of tail-loss evolution in humans and apes*, Biorxiv, 2021 : https://www.biorxiv.org/content/10.1101/2021.09.14.460388v1

spinaux, qui se connectent aux motoneurones sans avoir besoin du cerveau crânien pour donner une réponse immédiate exigée par l'urgence d'un danger potentiel. Le mouvement supplante alors la pensée. Dans une autre étude, la première recherche à fournir une preuve solide du lien moléculaire entre les glandes à venin chez des serpents et les glandes salivaires des mammifères, Agneesh BARUA, étudiante en doctorat de génétique évolutionniste à l'Institut de science et de technologie d'Okinawa au Japon, écrit : « Essentiellement, nous avons tous les éléments de base en place »[121]. Autrement dit, l'homme serait génétiquement équipé pour transformer sa salive en venin. Nous pouvons donc conclure que tous les organes et systèmes défensifs ou offensifs, comme les glandes à venins sont des prolongements du système nerveux autonome. Nous sommes bel et bien des animaux et nous devons nous considérer comme tels. Rien n'est plus enraciné, réactif, automatique, efficace, adapté, inconscient, incontestable que notre instinct. L'intelligence repose sur la capacité d'adaptation d'un organisme, elle dépend de son héritage génétique, qui comprend l'instinct, mais aussi sa capacité de communication avec ses congénères grégaires. Les généticiens des CHU spécialisés dans les maladies rares ne prennent pas en compte le réflexe et la douleur, qui sont pourtant un seul et même système (voie spinothalamique) de survie préétabli par l'évolution.

s. *L'ayahuasca, entre conscience et 6e sens*

Pour diverses communautés indigènes amazoniennes, l'ayahuasca est traditionnellement utilisée pour entrer en transe dans un but divinatoire ou plus simplement comme un moyen thérapeutique et puissant outil de purification. Lors de rituels de guérison sacrés, cette boisson est consommée depuis plus de quatre mille ans[122]. Scientifiquement, l'ayahuasca permettrait de provoquer une décompression cérébrale de la zone paralimbique, qui est aussi la zone de stockage des traumatismes (néanmoins, peu d'études ont été menées sur ce sujet).

Les stupéfiants sont souvent associés au tabac adjuré chimiquement, à l'alcool industriel légalisé et autres drogues médicamenteuses ou antalgiques de synthèse assassins (comme le Tramadol, la codéine, etc.). Or, nous possédons tous un stupéfiant naturel, qui circule en nous. À l'origine, la diméthyltryptamine (DMT) [123] est produite naturellement par notre corps et nous ferait rêver. L'ayahuasca contient aussi de la DMT, qui stimule la glande pinéale (mélatonine : hormone du sommeil qui régule aussi la sécrétion hormonale). Placée au centre, c'est la seule partie du cerveau qui n'est pas dupliquée, qui n'a pas de double. La plupart des mammifères sont pourvus d'une glande pinéale, ils produisent donc de la DMT. Les plantes aussi produisent de la DMT, mais n'ont pas de glande pinéale.

L'ayahuasca provoque un effet de mort imminente puisque la DMT provoque un stress majeur. Dans une phase de prostration, le cerveau crée de la DMT à la place de la mélatonine pour faire face à ce stress qu'est la nouvelle perception. Mon expérience de l'ayahuasca fut exceptionnelle. À mes yeux, il s'agit de la meilleure biotechnologie qui existe. Prise dans un cadre respectueux et surtout en respectant les règles de décoction et pré-ingération, le danger est moindre, comparé à celui des antalgiques addictifs et meurtriers. La dose létale de l'Ayahuasca est 20 fois supérieure à la dose normale.

---

[121] **Agneesh BARUA et AL**, *An ancient, conserved gene regulatory network led to the rise of oral venom systems*, PNAS, 2021 : https://www.pnas.org/content/118/14/e2021311118

[122] **Denis RICHARD, Jean-Louis SENON et Marc VALLEUR**, *Dictionnaire des drogues et des dépendances*, Paris, Larousse, 2004, p. 626

[123] DMT : *Tout ce qu'il faut savoir avant de commencer* : https://www.youtube.com/watch?v=E-kWlKrRsaw, Very Good Trip, 2021

L'ayahuasca est employée notamment pour lutter contre l'addiction et la dépression. Tout humain prenant une seule fois de ce breuvage ne sera plus jamais le même. La version améliorée de la conscience et la lucidité qu'elle amène prouvent que cette plante participe à la neurogenèse et produit de nouveaux neurones[124].
Il est bon de rappeler qu'entre 200 et 800 décès sont estimés chaque année, le haut de la fourchette inclut une consommation illégale de médicaments opiacés. Les opioïdes constituent la première cause de décès par overdose en France. Les premiers responsables de cette mortalité sont le Tramadol, la morphine et la codéine. Par comparaison, l'héroïne a tué 90 personnes en 2016 et la méthadone 140. Or, cette mortalité n'est pas seulement liée aux consommateurs habituels de drogues. Dès la fin 2013, Jean-Pierre COUTERON, président de la Fédération addiction, et Pierre CHAPPARD, président de l'association PsychoActif, alertaient le public des effets nocifs de la codéine et du Tramadol, qu'ils dénommaient comme « l'héroïne de M. et Mme Tout-le-Monde » sur leur blog *psychoactif* où ils précisent aussi que ces pratiques « concernaient plutôt des personnes socialement insérées ». Selon l'ANSM, les consommateurs d'antalgiques sont majoritairement des femmes, que ce soit pour les opioïdes faibles ou forts (respectivement 57,7 % et 60,5 % en 2015), consultant pour une affection de longue durée impliquant une douleur aigüe. Les prescripteurs sont à 90 % des médecins généralistes[125].

Les demandes et l'usage de solutions alternatives à la médecine conventionnelle sont en constante augmentation. Les β— arbolines présentent une large gamme d'activités pharmacologiques et biologiques en raison de leurs nombreux sites d'action. En effet, on leur attribue des actions neuro-actives, antimicrobiennes, antivirales, antioxydantes, cytotoxiques, anticancéreuses, anti-VIH, antiparasitaires, analgésiques, cardiovasculaires et hallucinogènes.
En prenant de l'ayahuasca qui contient des β— carbolines, la β— carboline est une amine aromatique tricyclique. Elle est le noyau squelettique de base d'une classe de composés appelés β— carbolines. Une faiblesse est d'abord ressentie au niveau musculaire (rigidité, myoclonie, hyper-réflexie). Elle s'accompagne d'hypomanie, de confusions et d'une sorte d'agitation incontrôlable. Des tremblements de tous les membres ou de forts engourdissements apparaissent, suivis d'étourdissements, voire de convulsions. D'autres signes fonctionnels peuvent aussi se manifester (frissons, sudation, diarrhée, tachycardie). Des cas de paralysie des membres postérieurs, puis antérieurs, ont été décrits chez certains animaux. Après cette première phase symptomatique, le sujet est détendu et semble ne plus avoir d'intérêt pour ce qui l'entoure. Les effets cardiovasculaires apparaissent ensuite et se manifestent par la bradycardie, l'arythmie et l'hypotension. Sans conclure réellement sur l'implication de la DMT dans la schizophrénie, un grand nombre de chercheurs se sont tournés vers une potentielle responsabilité de cette molécule sur cette maladie chronique. Pour d'autres, les récepteurs (sigma 1) pourraient être engagés dans la dépendance, la dépression, l'amnésie, la douleur, les accidents vasculaires cérébraux et le cancer. D'ailleurs, un lien a été évoqué entre les TAAR[126] et plusieurs pathologies chez l'homme (dépression, trouble et déficit de l'attention avec ou sans hyperactivité [TDAH], troubles du comportement alimentaires, maladie de Parkinson). La DMT se lie au TAAR-1 avec une affinité élevée, ce qui participerait aux effets pharmacologiques et psychédéliques de la DMT. Cette molécule ne provoquerait pas de dépendance d'après les études scientifiques réalisées et le récit des chamans. L'effet antidépresseur et anxiolytique a également été confirmé. Des changements ont été observés au niveau de certaines zones cérébrales, nommées Default Mode Network (DMN). Ces dernières regroupent plusieurs régions cérébrales s'activant spontanément lorsque le sujet n'est pas sollicité dans une activité cognitive

---

[124] **Bénédicte SALTHUN-LASSALLE**, CERVEAU & PSYCHO N° 129, 2021 : https://www.cerveauetpsycho.fr/sd/neurosciences/un-principe-actif-de-l-ayahuasca-regenere-le-cerveau-20680.php
[125] **Mathilde DAMGÉ**, *Le Monde*, 2019 : https://www.lemonde.fr/les-decodeurs/article/2019/02/22/antalgiques-les-chiffres-inquietants-de-l-addiction-aux-opiaces-en-france_5427096_4355770.html
[126] TAAR : Les récepteurs associés aux traces d'amines (TAAR), parfois appelés récepteurs d'amines à l'état de traces (TAs ou TARs), sont une classe de récepteurs qui ont été découverts en 2001.

orientée vers un but précis. Ce réseau pourrait refléter diverses activités introspectives, dont les expériences autobiographiques passées, les projections personnelles dans le futur et l'estime de soi. Plusieurs études ont montré une relation entre ces régions et certaines pathologies, comme la maladie d'Alzheimer, la schizophrénie, l'autisme et la dépression. Dans la maladie d'Alzheimer, un déficit en acétylcholine, un neurotransmetteur impliqué dans le fonctionnement de la mémoire et une hyperactivité du système glutama-ergique sont aussi présents. L'acide glutamique est le neurotransmetteur excitateur principal des neurones pyramidaux, neurones de projection trouvés dans les connexions corticostriatales et corticothalamiques. Il serait le médiateur de près de 50 % des neurones centraux[127].
Parmi les pathologies dégénératives, une hypoperfusion sanguine de ces zones est observable, tandis que les pathologies psychiatriques provoquent une hyperactivité de ces aires. Après l'ingestion d'ayahuasca, le suivi de l'activité cérébrale a montré une diminution du fonctionnement de ce réseau par défaut, comme avec l'envenimation d'un venin et du stress nocicepteur provoquant une hypotension, une crise énergétique de l'ATP, un point trigger ou une dermalgie réflexe. Peu importe, où il se situe, un blocage de l'acétylcholine peut entraîner une maladie neurodégénérative. Libérer la mémoire, les émotions, le sang, l'oxygène, l'information permet une normalisation des circuits et une recapture d'information par tous les capteurs.
Ainsi, le potentiel antidépresseur de l'ayahuasca n'est plus à prouver. Rappelons-nous que l'homme a d'abord et toujours utilisé les plantes pour se soigner. Il a appris à reconnaître les végétaux de son environnement pour assurer son alimentation, sa défense et sa guérison. Ces connaissances ancestrales ont été transmises de génération en génération et permettent encore aujourd'hui de développer des thérapies efficaces. De ce fait, préserver les savoirs et les connaissances de ces populations indigènes est primordial. Il faut absolument conserver les médecines traditionnelles, les étudier et s'en inspirer pour créer les thérapies du futur. L'ayahuasca illustre parfaitement l'intérêt porté à l'ethnobotanique.[128]

Dans nos ventres, le système nerveux entérique contient 200 millions de neurones, soit autant que dans le cerveau d'un chat ou d'un chien. 95 % de la sérotonine est produite au niveau de l'intestin, qui est véritablement notre deuxième cerveau. Grâce à son rôle sur les transporteurs de la sérotonine, il y a bel et bien un intérêt à insérer de l'ayahuasca dans nos intestins. Les vomissements résultent de l'augmentation de la stimulation vagale par le système sérotoninergique central, alors que l'augmentation de la sérotonine périphérique peut stimuler la motilité de l'intestin. L'efficacité semble incomparable avec un antidépresseur classique, comme le Seroplex ou le Prozac[129]. Les sensations, bien qu'invisibles, sont ignorées au même titre que les réflexes, comme s'il s'agirait de sorcellerie. Il est peu probable qu'un esprit soit capable de concevoir toute la richesse d'une expérience sous DMT. Le côté réel de l'expérience peut nous interroger sur notre réalité, qui en fin de compte n'est qu'une représentation du réel. Au XVIIe siècle, René DESCARTES affirmait que l'âme humaine se situait dans la glande pinéale. Elle était considérée comme étant un organe possédant des fonctions transcendantales : « Il est nécessaire de mettre de côté ses certitudes et son égo pour accepter le fait que l'essentiel est invisible »[130].

Malheureusement, l'ayahuasca n'a qu'une action sur la mémoire sémantique. Le patient revit ses mauvais souvenirs, mais pas ses mauvaises perceptions sensori-motrices, comme lors d'une expérience de mort

---

[127] **Jean-Pierre GIES, Yves LANDRY**, *Des cibles vers l'indication thérapeutique*, Dunod, 2009, 2e éd.

[128] **Aude LE FLOCH**, « *L'Ayahuasca : usages traditionnels, pratiques modernes et perspectives thérapeutiques d'une boisson hallucinogène* », Thèse de doctorat, université de Rennes, HAL, 2018 : L'Ayahuasca: usages traditionnels, pratiques modernes et perspectives thérapeutiques d'une boisson hallucinogène (cnrs.fr)

[129] https://www.pileje.fr/revue-sante/intestin-second-cerveau

Jace CALLAWAY et AL., « *Pharmacokinetics of hoasca alkaloids in healthy humant* », Journal of Ethnopharmacology 65, 1999

[130] **Dr Rick STRASSMAN**, *DMT La Molécule de l'esprit*, Éditions Exergue, 2017

imminente, juste après la phase dite « mort de l'égo ». Cette mort de l'égo est possible par la perte des repères artificiels, mise en place par la mémoire sémantique pour interpréter les formes et les lois de la physique et du temps. Lors de la phase de « percée », la transcendance est due au fait que nos perceptions sont uniquement perçues par notre conscience et non à nos sens (toucher, odorat, ouïe, vue).
La conscience est donc notre 6e sens. La conscience possède sa vision propre, analyse et intègre toutes les informations externes ou internes. Le 6e sens est un filtre de toutes les mémoires. Il représente le terminal de l'unité centrale du SNC lui-même. L'aspect psychologique uniquement présente une cible pour l'action de la plante.
L'ayahuasca semble parfaitement adaptée pour les syndromes de dépression ou d'addiction. En prise microdosée ou encadrée par une équipe médicale ou de psychologues, elle serait très prometteuse. Au lieu de cela, l'ayahuasca est inscrite depuis 2005 au registre des stupéfiants. *Le Journal officiel* de la santé du 3 mai 2005, publication de l'arrêté du 20 avril modifiant l'arrêté du 22 février 1990, présente l'ayahuasca comme une liane originaire d'Amérique latine ou comme une décoction. Les laboratoires ne dépasseront certainement pas les 5000 ans d'expérience (EBM) des indigènes d'Amazonie ou des médecins traditionnels chinois, qui disposent d'une approche holistique de la médecine. Cette médecine naturelle est à l'image du corps humain, qui est bien un seul et même système fréquentiel et interférentiel. Nous savons que 95 % de la masse de l'univers est de l'antimatière exclusivement invisible (ou presque). La matière elle-même est une illusion. La conscience et la proprioception sont immatérielles. La conscience est vraisemblablement notre mémoire perceptive.
Si des sensations sont capables de rendre un individu pathologique pourvu d'une extrême gravité, comment est-il possible de n'avoir aucune considération pour la proprioception ? Aussi bien les plantes que les mammifères produisent de la DMT et disposent d'une proprioception. Albert EINSTEIN a créé la physique du XXe siècle à travers ses travaux sur la relativité et les quanta. La DMT aurait théoriquement un rôle majeur de compréhension de la théorie des cordes et des multivers. En 2019, Ph. D. Ethan SIEGEL SENIOR écrit *This Is Why The Multiverse Must Exist* : « Voici pourquoi le multivers doit exister ! »[131] Le chercheur en psychédélique, Dr Rick STRASSMAN, a expliqué comment la glande pinéale « est plutôt active pour synthétiser des composés relatifs à la sérotonine, un important neurotransmetteur dans le cerveau. Les neurotransmetteurs sont les messagers chimiques permettant la communication entre les cellules nerveuses individuelles »[132].

t. L'acétylcholine

L'acétylcholine s'écrit ACh en abrégé. Il s'agit d'un neurotransmetteur, qui joue un rôle important aussi bien dans le système nerveux central, où elle est impliquée dans la mémoire et l'apprentissage, que dans le système nerveux périphérique, notamment dans l'activité musculaire (consciente et inconsciente) et les fonctions végétatives (SNA).
Malgré un manque d'études, les meilleures preuves disponibles soutiennent que les trigger points (TRPS) se développent après une surutilisation musculaire. Plusieurs mécanismes potentiels peuvent jouer un rôle, tels que la surcharge excentrique, les contractions concentriques soutenues sous-maximales (contraction sans mouvement). Un facteur clé est l'ischémie locale, qui conduit à une baisse du pH et à la libération ultérieure de plusieurs médiateurs inflammatoires dans le tissu musculaire. Le flux sanguin capillaire est temporairement obstrué lors des contractions musculaires. Le flux sanguin récupère alors immédiatement avec la relaxation, ce qui est cohérent avec son mécanisme physiologique normal. Dans les contractions rythmiques dynamiques, le flux sanguin intramusculaire est amélioré par ce rythme de contraction-

---

[131] **Ph. D. Ethan SIEGEL SENIOR**, *This Is Why The Multiverse Must Exist*, www.forbes.com, 15/03/2019
[132] https://www.energietherapie.fr/la-glande-pineale.html

relaxation, également connu sous le nom de pompe musculaire. En revanche, pendant les contractions musculaires soutenues, le métabolisme musculaire dépend fortement de l'oxygène et du glucose, qui sont limités dans le sang et le temps. Étant donné que l'oxygène et le glucose sont nécessaires à la synthèse de l'adénosine triphosphate (ATP), qui fournit l'énergie nécessaire aux contractions musculaires, des contractions soutenues peuvent provoquer une crise énergétique locale due au manque d'oxygène. Pour garantir un apport adéquat en ATP, le muscle peut passer en quelques secondes à la glycolyse anaérobie. Au cours de la phase initiale de glycolyse (division du sucre), une molécule de glucose est décomposée en deux molécules pyruviques, libérant suffisamment d'énergie pour former deux molécules d'ATP. Dans des circonstances aérobies, l'oxygène réagit avec l'acide pyruvique produisant une grande quantité d'ATP (16 molécules par molécule d'acide pyruvique), de dioxyde de carbone et d'eau.

Dans des circonstances anaérobies, la majeure partie de l'acide pyruvique produit pendant la glycolyse est convertie en acide lactique, augmentant ainsi l'acidité intramusculaire (pH). La majeure partie de l'acide lactique est diffusée hors du muscle, dans la circulation sanguine. L'acide lactique post-exercice est lavé dans les trente minutes suivant l'exercice. Malheureusement, lorsque la circulation capillaire est restreinte, comme dans les contractions soutenues de bas niveau, ce processus s'arrête = trauma (effondrement physiologique).

Des chercheurs des *Nationals Institutes of Health* des États-Unis ont découvert que dans l'environnement direct des triggers actifs, le pH peut être bien inférieur à 5, ce qui est plus que suffisant pour exciter les nocicepteurs musculaires, y compris les canaux ioniques à détection acide (par exemple, ASIC 1 et 3) et le récepteur vanilloïde potentiel transitoire TRPV1. De petites augmentations de la concentration de H, comme on le voit avec l'inflammation, le travail musculaire lourd et l'ischémie, sont suffisantes pour exciter les terminaisons du groupe musculaire IV, contribuant à l'hyperalgésie mécanique et à la sensibilisation centrale. De plus, un pH bas régule à la baisse l'acétylcholinestérase (AChE), augmente l'efficacité de l'acétylcholine (ACh) et maintient la contraction du sarcomère (super —). Il déclenche également la libération de plusieurs substances nociceptives, telles que le peptide lié au gène de la calcitonine (CGRP), qui peut améliorer la libération d'ACh par la plaque d'extrémité motrice et simultanément diminuer l'efficacité de l'AChE dans la fente synaptique. Le CGRP régule également les récepteurs ACh (AChR) au niveau du muscle et créer ainsi plus de stations d'accueil pour l'ACh. L'activité de la plaque d'extrémité miniature dépend de l'état de l'AChR et de la concentration locale d'ACh, qui est le résultat de la libération, de la recapture et de la dégradation de l'AChE+.

La relaxation dans les cellules musculaires se produit lorsque les ponts croisés myosine-actine se détachent. Une fois que l'ATP est attachée à la molécule de myosine, le lien entre la myosine et l'actine s'affaiblit et la tête de myosine se détache de l'actine. En d'autres termes, le pont transversal entre la myosine et l'actine « se brise ». Simultanément, le Ca2+ l'ion se détache de la molécule de troponine, qui bloque la tropomyosine. En cas d'épuisement énergétique sévère, les sarcomères peuvent rester contractés, jusqu'à ce que suffisamment d'ATP soit disponible pour résoudre le Ca intracellulaire2+ accumulé. Des concentrations élevées de Ca intracellulaire2+ sont associés à une contraction soutenue du sarcomère et à des lésions musculaires. CA2+ accumulé due à une activité soutenue de l'unité motrice a été suggérée pour jouer un rôle causal dans le développement des troubles musculaires et des Triggers points.

Dans une étude préliminaire utilisant l'échographie Doppler, SIKDAR et AL ont montré que les formes d'onde du flux sanguin montrent des différences significatives entre les triggers points actifs, les triggers points latents et les sites normaux. Les formes d'ondes et d'écoulement près des sites actifs ont montré une augmentation des vitesses systoliques et une inversion de l'écoulement avec des vitesses diastoliques négatives. Ils ont identifié deux facteurs contributifs, à savoir une augmentation du volume du compartiment vasculaire et une résistance accrue à l'écoulement. L'augmentation de la résistance à l'écoulement pourrait être due à des contractures musculaires au niveau du trigger point, qui comprime le lit capillaire ou veineux.

Les contractions soutenues de bas niveau sont courantes sur les lieux de travail, puisque de nombreuses professions imposent certaines postures prolongées (musiciens, caissiers de supermarché, opérateurs informatiques, coiffeurs, dentistes, etc.) La « dystonie du musicien ou de l'écrivain » est connue. On peut émettre l'hypothèse suivante : au début de la période d'exercice, les fibres glycolytiques se fatiguent rapidement, car elles sont incapables de régénérer l'ATP, par conséquent elles entrent dans un état de rigueur ou rigidité élevée. L'étirement ultérieur des fibres rigides perturbe mécaniquement les fibres, entraînant des dommages cytosquelettiques et myofibrillaires. Il existe également des preuves que dans les muscles excentriques exercés, la concentration intracellulaire de calcium est augmentée, probablement en raison de la perturbation du réticulum sarcoplasmique. Ainsi, de fortes concentrations de Ca2+ gardent les molécules de myosine et d'actine ensemble. En outre, l'augmentation du Ca2+ a le potentiel d'activer plusieurs mécanismes, qui entraînent d'autres dommages sur la membrane cellulaire et une perturbation du cytosquelette. Il n'y a aucune preuve solide que la charge excentrique conduirait au développement de Triggers. Une contraction isométrique submaximale est une contraction sans mouvement, comme la spasticité. La posture prolongée sur mon matelas a provoqué un syndrome général d'adaptation pour résister au poids de la gravité. Il s'agissait d'une contraction isométrique submaximale. La douleur résulte donc bien d'un problème de tenségrité, c'est-à-dire du mouvement.
En revanche, HOCKING a constaté que la charge excentrique ne fournit pas un bon modèle pour la pathogenèse Trigger point. Il a suggéré qu'une dépolarisation partielle soutenue ou une dépolarisation de plateau d'une dendrite de neurone α— moteur entraîne des altérations durables de la fonction de l'ensemble du α— motoneurone en raison d'une régulation à la hausse des canaux calciques dépendants de la tension de type L ou N et des récepteurs α1 — adrénergiques et d'une régulation négative des canaux potassiques activés par le calcium, ce qui entraînerait une augmentation de la concentration d'ions calcium cytosoliques terminal moteur. Il soupçonne que l'augmentation de la concentration en calcium déclenche la libération spontanée d'ACh. En d'autres termes, selon HOCKING, l'augmentation de la libération d'ACh serait la cause et non le résultat de la crise énergétique. Les récepteurs alpha -1 — adrénergiques sont liés à des canaux calciques dépendants de la tension de type L, ce qui suggère que l'activité sympathique augmenterait la concentration d'ions calcium cytosolique et la libération excessive d'Ach. Plutôt que d'examiner les mécanismes de surutilisation, HOCKING soutient que l'apport nociceptif persistant provoque la formation de triggers points par la sensibilisation centrale du réflexe de retrait nociceptif de la fibre C, la dépolarisation du plateau des alpha-motoneurones agonistes du sevrage et la facilitation motrice réticulo-spinale compensatoire des muscles antigravité[133].

L'explication d'HOCKING reprise en 2012 s'intègre parfaitement à la réalité du traumatisme inconscient par l'altération du neurone WDR (SNA), qui produit un déficit en acétylcholine dans le SNC. Cela enraye le niveau de référence neurochimique du SNC par la perturbation du système glutama-ergique et par perturbation de la synthétisation ou neurotransmission de l'acide glutamique. Ce qui semble évident quand on sait qu'il est susceptible d'entraîner des effets pathologiques, comme ceux rencontrés avec la sclérose latérale amyotrophique ou Alzheimer. Cependant, le glutamate a aussi été impliqué dans les crises d'épilepsie, au vu de la dépolarisation foudroyante qu'il provoque in vitro par micro-injection intra neuronale, laquelle reproduit le phénomène de *shift* de dépolarisation paroxystique observé sur EEG lors d'une crise in vivo. Un mécanisme suggéré est la baisse du potentiel membranaire de repos au niveau du foyer épileptique. Il provoquerait l'ouverture de canaux voltage-dépendants, provoquant un influx de glutamate qui entretiendrait la dépolarisation[134].

---

[133] **Carel BRONAUTEUR , Jan D. DOMMERHOLT**, *Curr Pain Headache*, Rep. 2012 : https://www.ncbi.nlm.nih.gov/pmc/articles/PMC3440564/

[134] **B.S. MELDRUM, M. T. AKBAR, A. G. CHAPMAN**, « *Glutamate receptors and transporters in genetic and acquired models of epilepsy* », Epilepsy Research, vol. 36, 1999, p. 189-204

Ce déficit en acétylcholine entraîne par rétrocontrôle négatif et inhibition des motoneurones alpha la sensibilisation centrale du réflexe de retrait de la fibre C, ainsi que le déséquilibre agoniste/antagoniste visible dans la spasticité. Il est évident que la sensation nociceptive sature le récepteur TRPA1 et donc le réflexe mène à une amnésie sensori-mémori-motrice par hyperexcitation WDR qui cherche à combler la perte de feedback neurologique. La spasticité, comme les points triggers, constitue des troubles proprioceptifs. Ces explications démontrent une corrélation manifeste par la perturbation du cytosquelette, qui aboutit à une déformation articulaire statique (crampe du musicien, coiffeur, dentiste, etc.) et prouve que le système myofascial fait ce lien. Le concept de tenségrité biologique (macrocosme et microcosme) devient alors indéniable puisque la gravité provoque des contractions sans mouvement. La gravité est donc un stimulus.

4) La biomécanique

u. Le parallélisme des ceintures

En 1948, Pr KENDALL, membre de l'académie américaine de chirurgie orthopédique, définit la posture idéale comme « l'état d'équilibre musculaire et squelettique n'occasionnant aucun stress sur aucun sous-système du système du mouvement »[135]. Mettre en œuvre des techniques qui soulageraient réellement le patient serait plus raisonnable, même si elles peuvent parfois aller à l'encontre des valeurs communément admises. Le problème n'a jamais été la douleur, qui n'est qu'une manifestation, mais le mouvement dont elle dépend (tenségrité biologique = système autocontraint). Si chaque mouvement produit la mise en tension de la structure hypo-extensible ou rétractée, les algorécepteurs compris dans le tissu conjonctif sont étirés et envoient un influx nerveux douloureux. Quelle que soit l'étiologie rencontrée (cause), la perte de mobilité est l'une des causes de la douleur. Soit parce que l'étirement des hypo-extensibilités locales provoque la douleur, soit parce que l'hypermobilité la déclenche en réponse aux rétractions à distance[136].
L'asymétrie positionnelle est courante. Quand elle n'est pas trop importante, elle reste moins gênante que l'asymétrie de mobilité. Par effet domino, le non-traitement d'une asymétrie de mobilité pelvienne peut avoir plusieurs conséquences graves : dysfonctionnements, gênes et douleurs. Certains de ces troubles peuvent se loger dans la région du bassin avec, par exemple, des douleurs portant sur les lombaires, les sacro-iliaques ou le coccyx et former une pubalgie, une sciatique ou une cruralgie. Ces troubles peuvent aussi intervenir à distance de la région du bassin et provoquer la sensation d'une jambe plus courte ou plus longue que l'autre, une boiterie, des douleurs aux genoux ou aux chevilles, ainsi que dans le dos, le ventre ou le thorax. Ils peuvent aussi avoir des conséquences au-dessus du tronc, en induisant des douleurs aux épaules, à la nuque ou la tête. Avec le temps, ces dysfonctionnements peuvent finir par installer une hernie discale, de l'arthrose ou encore d'autres maux[137]. Les pieds ne sont qu'une projection du bassin sur terre. Le bassin est un carrefour postural. La partie centrale du corps dans laquelle passent toutes les chaînes ascendantes et descendantes myofasciales (ex. abdomino-pubo-fémorales croisés [APFC]) et neurophysiologiques. La compréhension de la biomécanique, des chaînes biodynamiques, de l'interdépendance des complexes articulaires (Lombo-Pelvi-Fémoral [LPF] = hanche, bassin et rachis lombaire ; cou/épaule-hanche/épaule), du centrage articulaire[138], des défauts de glissement de surface, du parallélisme des ceintures, des courbes de

---

[135] **Christophe CARRIO**, *op. cit.*, p. 63
[136] **Xavier DUFOUR, Gilles BARETTE, Patrick GHOSSOUB, Gilbert TRONTTE**, « *Rééducation des patients lombalgiques en fonction de l'étiologie* », KS N°513, 2010 : https://www.itmp.fr/wp-content/uploads/2013/08/KS513P25.pdf
[137] **Mathieu NIEGO-GUEDJ**, « *J'ai le bassin déplacé : explications et traitement* », 2020 https://www.reflexosteo.com/blog-sante-bien-etre/j-ai-le-bassin-deplace-explications-et-traitement-354
[138] http://chirurgie-epaule-fontvert.fr/reeduc_recentrage.html ;

corrélation sagittale, de la cinétique, de la posture, des conséquences conjonctives/arthrosiques et compensatoires mécaniques est sine qua non à la résolution de la douleur/fonction. Ce ne sont pas des concepts[139] : « Le muscle crie la douleur de l'articulation qui souffre »[140]. Les algies ne sont que des topographies et en aucun cas les causes de la manifestation.

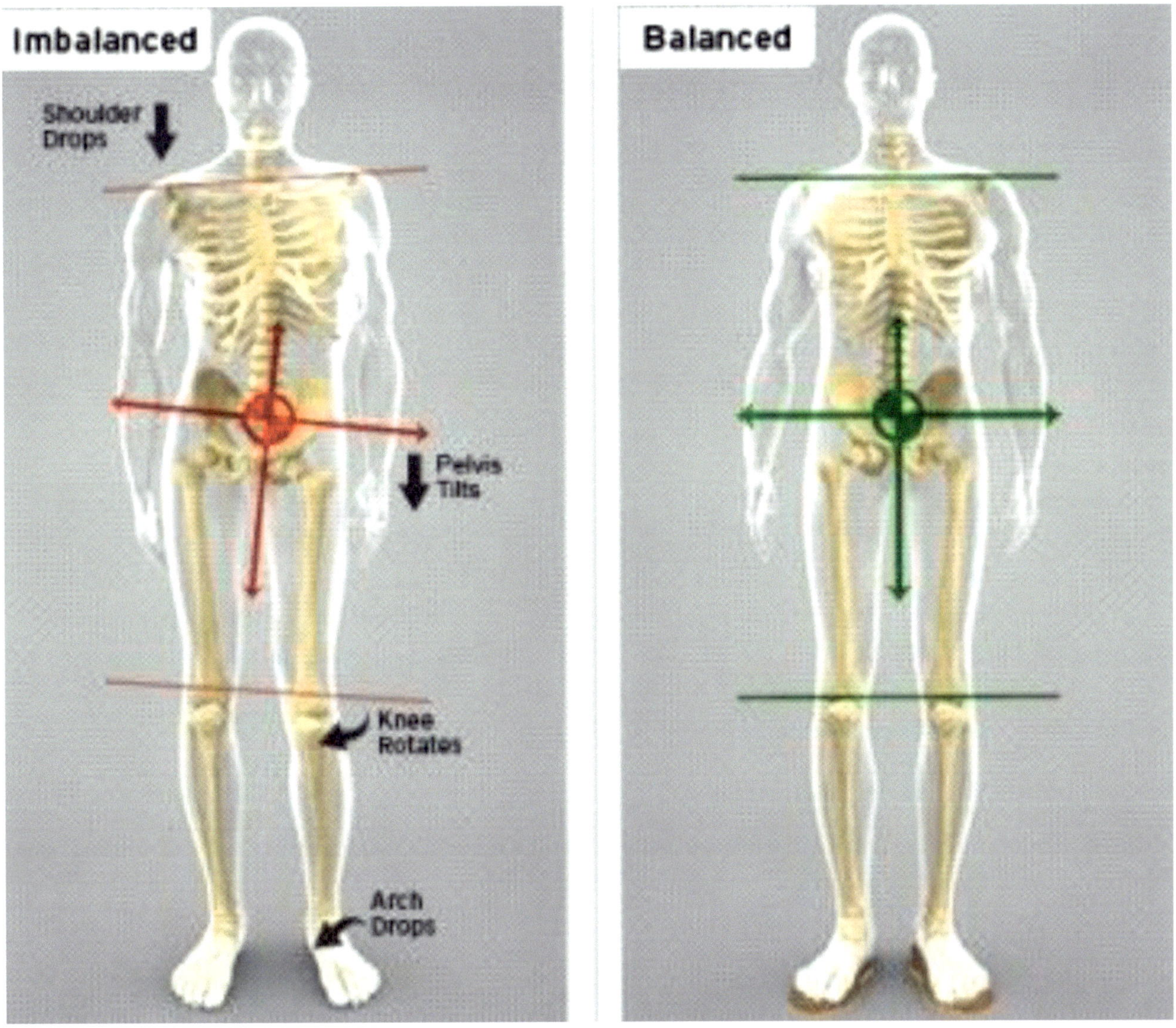

Le parallélisme des ceintures : pelvienne, scapulaire et occipital (occlusion)

François BAQUÉ, http://www.dr-francois-baque.fr/le-conflit-de-hanche/
J.-Y.DEPARDIEU, « *Hip centering determined by the diagram* », 2005 : https://www.sciencedirect.com/science/article/abs/pii/S0245591906749627
Matthieu LOUBIÈRE, Guillaume THIERRY, Pierre INCHAUSPE, Denis BADUEL, « *Interrelation épaule/rachis cervical et contraintes d'origine professionnelle* », p. 47 : https://www.itmp.fr/wp-content/uploads/2015/03/KS563P43.pdf
Anatomie 3D, « *Les Pubalgies* », Lyon, 2013 : https://www.youtube.com/watch?v=yljDnP3sSZM
J.-Y. LAZENNEC, G. SAILLANT, Paris, 2004 : https://www.maitrise-orthopedique.com/articles/reflexions-sur-les-rapports-entre-les-hanches-et-le-rachis-441
Nicolas BOUNINE, *L'Équilibre du bassin*, Dauphin, 2014, p. 31
[139] **Evan OSAR**, *Exercices pour le psoas, améliorer sa posture et soulager les douleurs,* Éditions Médicis, Chicago, 2020, p. 31
[140] **D. BONNEAU, J.-C. DAVIET, A. DUPEYRON, C. HÉRISSON, M. JULIA,** *op. cit*, p. 89, 99

v. *L'allongement tendineux ou la ténotomie*

Les athlètes (notamment, les gymnastes, les danseurs et ceux qui pratiquent l'athlétisme) ont tendance à surutiliser le tendon ilio-psoas et peuvent développer une oppression du muscle psoas puisque leurs muscles fléchisseurs de la hanche sont utilisés à plusieurs reprises.
Un programme d'étirement sur mesure peut éviter cela, mais certains patients peuvent être prédisposés à des anomalies sous-jacentes de la hanche. Les fléchisseurs de la hanche peuvent également devenir courts et se resserrer en passant trop de temps en position assise. Si les muscles sont travaillés à plusieurs reprises par des activités (séances de vélo ou certains exercices de musculation), ils peuvent aussi se rétracter.
Lorsqu'un muscle psoas est atteint, il peut causer de graves problèmes de posture. Il est souvent la cause de lordose (hyperlordose lombaire), qui peut provoquer de fréquentes douleurs au bas du dos et une raideur douloureuse aussi. L'enraidissement du psoas peut également contribuer à l'arthrite dans les articulations lombaires. En revanche, un muscle psoas trop étiré peut créer des problèmes posturaux différents. Le bassin est alors poussé vers l'avant et passe au-delà de l'alignement de la poitrine aux genoux. Ce désalignement provoque le serrage des ischio-jambiers, l'aplatissement de la colonne et une faiblesse dans le bas du dos, particulièrement douloureuse et proarthrosique, au niveau des disques intervertébraux[141].
À la résistance, un patient présente une diminution de force et une douleur de hanche. Le ressaut du psoas, contrairement aux autres tendinopathies, n'est pas étymologiquement lié ici à un affaiblissement du muscle, mais à une rétraction souvent associée à une flexum de hanche[142].
Aucune étude prospective de niveau de preuve 1 ou 2 n'existe. Pourtant, elle permettrait d'opter pour la meilleure solution chirurgicale entre les chirurgies proposées, isolées ou associées. Il s'agit donc d'EBM (Expert Based Medicine) et non d'évidence Based Medicine[143]. Un point trigger du syndrome myofascial douloureux du psoas est en pleine zone myotendineuse, la même zone qui est réséquée par ténotomie[144]. Le point de l'aine (ONT de Golgi) est directement lié au réflexe de protection tendineux, comme un interrupteur. Il maintient donc la zone de réflexion et, par conséquent, la douleur, tout en déformant la posture. Le rétrolisthésis est un psoas trop tendu.

Le simple fait qu'un tendon puisse être douloureux prouve sa capacité sensorielle et son lien indéniable avec le système nerveux central. Cela prouve également qu'il bénéficie d'un lien avec les nocicepteurs. Une altération neuro-sensitive est donc totalement possible altérant le seuil de décharges des neurones sensitifs[145] et donc le réflexe myotatique inversé (inhibition autogénique) qui trouve son origine en son sein. Chaque mouvement dépend d'un réflexe, chaque réflexe est construit sur la base d'un récepteur. L'étirement et la déformation de la membrane du nocicepteur peuvent activer les canaux ioniques couplés à ce récepteur et par voie de conséquence produire sa dépolarisation et sa décharge. La spasticité est bien une amnésie sensori-motrice et de fait une altération de la mémoire perceptive, puis procédurale, due à un accolement des tissus sous-jacents maintenus par une ischémie et un manque de vascularisation. L'oxygène manquant, le feedback, n'est plus. Le réflexe est défectueux : la spasticité et l'hyperréflexe persistent indéfiniment.
De mauvaises informations donnent de mauvaises réponses.

---

141 **Benedict NWACHUKWU** : https://manhattansportsdoc.com/psoas-impingement-orthopedic-hip-specialist-manhattan-new-york-city-ny/

142 **M. WETTSTEIN, E. MOUHSINE, O. BORENS, N. THEUMANN**, *« Diagnostics différentiels des douleurs inguinales »*, Rev Med, Genève, 2007 : https://www.revmed.ch/view/637016/4991922/RMS_138_2882.pdf

143 **Gilles REBOUL, Marc JULIA, Dominique BONNEAU, Jean-Christophe DAVIET, Arnaud DUPEYRON, Christian HÉRISSON**, *op. cit.*, p. 55

144 Muscle ilio-psoas : douleurs et trigger points (www.douleurs-musculaires-articulaires.fr)

145 Feedback neurologique

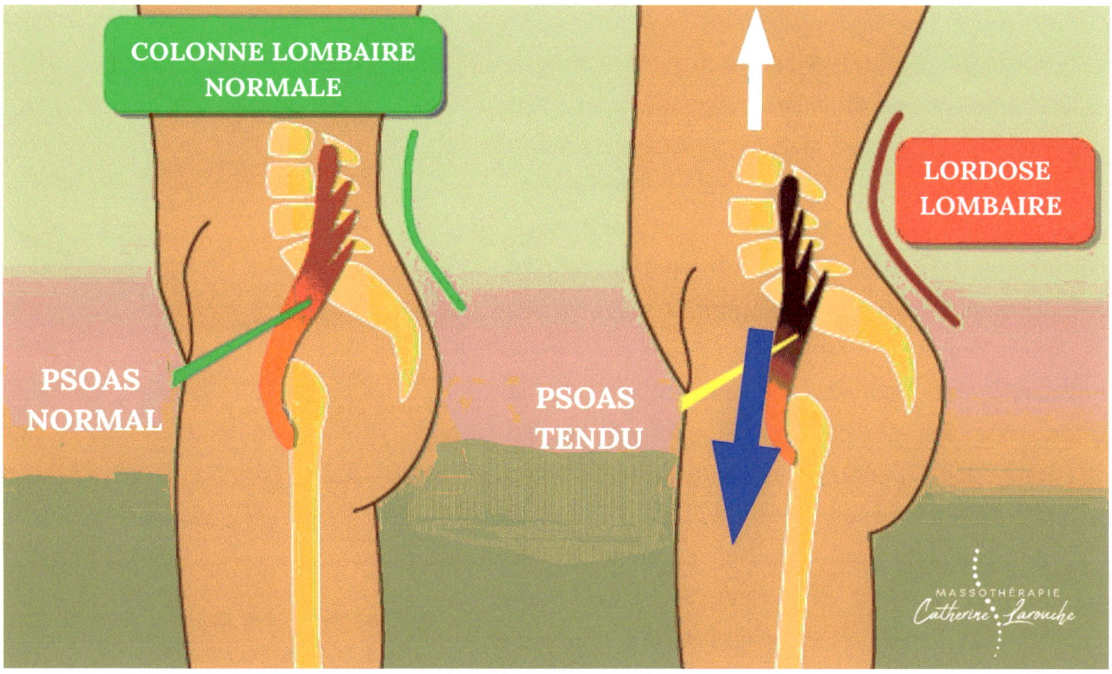

Le rétrolisthésis

Sur une étude prospective multicentrique de ténotomie, analysant le conflit tendon-psoas sur PTH de Suisse et la société française d'arthroscopie, SCHOOL et ALDER rapportent un traitement conservateur sans ténotomie avec un gain de force significatif, mais limité dans le temps et une amélioration sur seulement 50 % des cas[146]. Pr Xavier FLECHER (coauteur de cette étude parue le 23 août 2017) présente 178 631 € de liens d'intérêts avec l'industrie de la santé, dont 130 636 € proviennent de Zimmer Biomet, une entreprise de matériel médical américaine.

Quelle est donc cette force significative limitée dans le temps, si ce n'est une inhibition causée par la rétraction et l'hypoxie provoquée par les points triggers décrite par Dre Hélène Langevin ? Une faiblesse de protection ? Les études et articles en chirurgie orthopédiques n'amènent jamais la moindre explication neurophysiologique ou bien uniquement de manière insignifiante.

Les ressauts sont la manifestation d'un déséquilibre musculaire. En l'occurrence, ils représentent une limite d'adaptation, une saturation d'effet tampon bioénergétique. Les ressauts douloureux du sportif le prouvent (surmenage chronique). Le réflexe myotatique inversé, d'inhibition autogénique, ligamento-musculaire anormal est un spasme co-contractif paralytique de protection tendineuse, d'origine médullaire ou céphalique, se traduisant par un réflexe trouvant son origine dans l'organe neurotendineux de Golgi, qui fait suite à une dysfonction du système nerveux. Le SNA parle, le SNC répond. Cela est dû aux douleurs, aux infections, une vessie pleine, des intestins pleins, des thromboses, des escarres, voire une agitation émotionnelle[147], des triggers points (contractures localisées). Dans tous les cas, il s'agit d'un excès d'une sensation d'agression (nociceptive) consciente ou non : un traumatisme. Le phénomène final n'est pas psychologique, mais bel et bien une atteinte neurologique dysfonctionnelle handicapante fonctionnellement sur les systèmes ostéo-articulaires, myofasciaux, nerveux, vasculaires et donc hormonaux (favorisant l'immunodéficience). Un tendon peut neuro-musculairement faillir (= *bug*/erreur d'encodage).

---

[146] **W. GUICHERD, N. BONIN, T. GICQUEL, J.E. GEDOUIN, X. FLECHER, M. WETTSTEIN, M. THAUNAT, N. PREVOST, E. OLLIER, O. MAY**, *Orthopaedics and traumatology : surgery research, Elsevier Masson,* 2017 : https://www.em-consulte.com/article/1189431/tenotomie-endoarthroscopique-du-tendonilio-psoas-p

[147] **Hans Georg KOCH**, *Spasticité et paralysie médullaire,* association suisse des paraplégiques, Allemagne, 2014 : https://www.spv.ch/__/frontend/handler/document/42/2794/spastik_3_14_f.pdf

Si les ténotomies se pratiquent en zone myotendineuse pour relâcher une zone de réflexion, qui peut être en plein corps musculaire, c'est bien que la neurotransmission passe par là. La tension est information. Systématiquement, les chirurgiens orthopédistes, neurochirurgiens et neurologues conçoivent le tendon comme « un bout de bois ». Ils n'intègrent aucunement son rôle de tensiomètre « vivant » en temps réel. L'aspect neuromusculaire et neuro-cutané est absent de la conception médicale en champ d'application et de connaissances. Techniquement, beaucoup de ténotomies peuvent être évitées par le réflexe de retrait. Chez les sportifs, les personnes souffrant de spasticité et les porteurs de PTH, il suffit de libérer le tendon par recrutement motoneuronique et focalisation nociceptive. De hautes études sur les thérapies de *dryneedling* (= aiguille sèche) sur tendon ont été publiées au cours des dernières années. En 2013, pour réduire la douleur et l'invalidité chez les sujets souffrant de douleurs réfractaires au coude latéral, STENHOUSE et ses confrères ont constaté que l'aiguille tendineuse est tout aussi efficace que les injections de plasma conditionnées autologues (PRP). Semblables à l'aiguilletage fascial, les aiguilles peuvent être tournées pour allonger les fibroblastes (LANGEVIN et AL., 2005) et réduire l'apport nociceptif (CHIQUET et AL., 2003). LOYEUNG et COBBIN ont proposé en 2013 aussi la rétention de l'aiguille pendant 21 minutes avec manipulation de l'aiguille toutes les 3 minutes. Empiriquement, il est recommandé de faire pivoter l'aiguille jusqu'à ce que les symptômes du patient soient provoqués. Une étude de cas encore plus récente rapporte que le dryneedling tendineux, guidé par ultrasons et combiné à l'exercice, est efficace pour une personne atteinte d'une tendinopathie sus-épineuse (SETTERGREN, 2013). En 2009, LUBOJACKY a rapporté que le traitement par l'entreposage était aussi efficace que la chirurgie arthroscopique pour la tendinopathie de la coiffe des rotateurs[148]. Le cerveau contrôle la longueur/tension de manière permanente du couple de force autour de l'articulation[149].

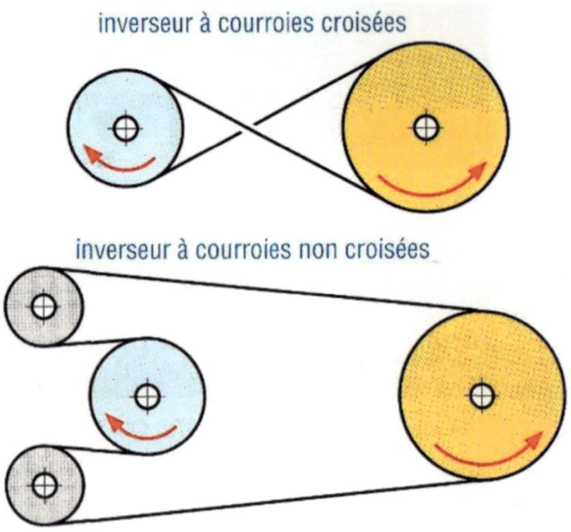

Transmissions par poulies de réflexion et courroies

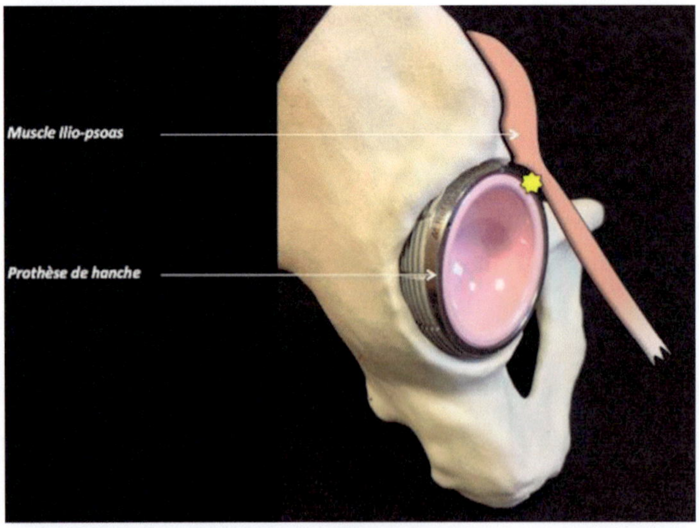

Zone de réflexion

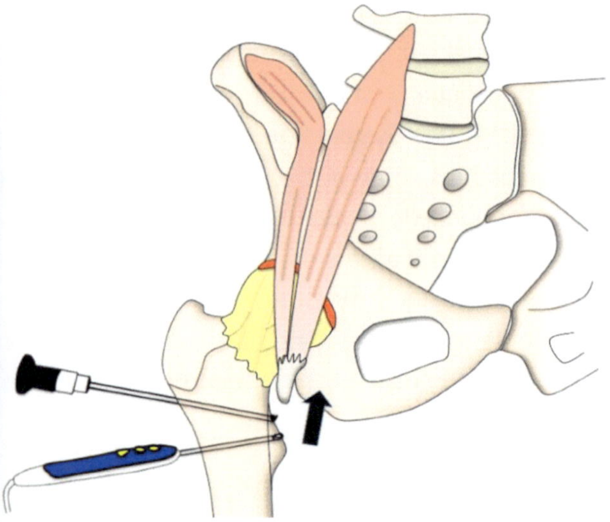

La ténotomie du tendon ilio-psoas

[148] **César FERNÁNDEZ-DE-LAS-PEÑAS, José L. ARIAS-BURÍA, Jan DOMMERHOLT**, *Dry Needling for Fascia, Scar and Tendon*, 2019 - https://musculoskeletalkey.com/dry-needling-for-fascia-scar-and-tendon/
[149] **Christophe CARRIO**, *op. cit.*, p. 57

Un relâchement par voie nerveuse et/ou mécanique, tant que le tendon est en position de détente, permettrait théoriquement de relancer la boucle neuromusculaire normale, suivi de la facilitation neuromusculaire du Dr Herman KABAT[150]. Il s'agit d'une méthode basée sur les notions d'inhibition réciproque et d'irradiation (phénomène déclenché par la résistance opposée à la contraction d'un muscle ayant comme conséquence la contraction d'autres muscles). La proprioception utilise les informations sensitives d'origine superficielle (tactile) et d'origine profonde (proprioceptive et arthrokinésique) pour l'excitation du système nerveux, qui à son tour fait réagir la musculature et redonne au sujet la sensation du mouvement.

Lorsque le tendon se fige en flexion, c'est comme s'il était mort (c'est ainsi que je le ressens). À travers les organes neurotendineux de Golgi, le tendon devient des freins neuro-cinématiques et biomécaniques.
De la même manière que le traitement de la douleur, la considération du neurone WDR (la douleur elle-même) est inexistante. Preuve en est son potentiel d'action, le seul à être aussi accru alors qu'il reste inutilisé dans la médecine occidentale actuelle.
L'arthrose et/ou les tendinites bénéficient de la même approche symptomatique. Pourtant, des tendons tendus et des muscles comprimant les articulations les mettent en contrainte et agissent comme de véritables poulies de réflexion[151], participants ainsi à l'usure prématurée et/ou l'inflammation, arthrose, bursite et/ou lésion tendineuse par mise en contrainte du couple de force. Visiblement, il serait préférable de ne pas se poser de questions et surtout de ne faire aucune corrélation entre le tissu conjonctif et le système ostéo-articulaire. Ceci explique qu'environ 140 000 patients subissent chaque année une arthroplastie totale de la hanche (ATH) en France. Ces opérations pourraient sans doute être évitées par prévention et traitement conservateur, si la tenségrité biologique était prise en compte en amont[152]. Quitte à faire de la « médecine de garage », autant faire intervenir de vrais ingénieurs mécaniques, qui diraient : « TOUJOURS CONTRÔLER l'alignement et la fixation des poulies, une erreur d'alignement des poulies diminue la durée de vie de la courroie. »
Sachant que les principales causes de désalignement sont :

- le mauvais positionnement des poulies sur l'axe
- le mauvais parallélisme des arbres (moteur et entraîné)
- la mauvaise inclinaison des poulies due à un mauvais montage.[153]

Ce n'est pas sans rappeler le parallélisme des ceintures et la répartition globale des tensions : la tenségrité. Le corps humain est un système synergique mécanique, comme le prétendait René DESCARTES, mais n'oublions pas qu'il est aussi vivant, subtil, quantique et surtout interconnecté, comme l'expliquent le biologiste Bruce LIPTON, Gregg BRADEN, Joe DISPENZA, Deepak CHOPRA et tant d'autres, quant à l'aspect fréquentiel de notre monde. Même s'ils sont controversés, ils ont le mérite d'attester que nous sommes en mouvement, dans un univers lui-même en mouvement et non réduit à de simples corps inertes. Il reste une part de mystère que nous ne pouvons pas rejeter catégoriquement, sous prétexte qu'il existe des instruments de mesure actuels. Aussi high-tech soient-ils, ils ne seront jamais à l'écoute de nous-mêmes autant que nous le pouvons l'être nous-mêmes. Une machine n'éprouvera jamais la même sensibilité qu'un être vivant. Alors comment pourrait-elle ressentir la douleur ou en différencier les subtilités ? L'homme n'est qu'un programme, une machine abritant la vie. La douleur est propre à la condition vivante humaine.

---

[150] Élaborée à partir de 1946 par le **Dr KABAT**, associé au neurophysiologiste Dr Milton LEVINE et deux physiothérapeutes Margaret KNOTT et Dorothy VOSS, nommée en France Facilitation Neuromusculaire par VIEL, la proprioception (Proprioceptive neuromuscular facilitation - PNF) a été présentée sous la forme d'une technique de rééducation en 1952. Méthode de KABAT : une technique à découvrir (elsevier.com)

[151] Tendinite du psoas, Clinique Ostéo Articulaire des Cèdres, Grenoble (www.centre-osteo-articulaire.fr)

[152] https://www.academie-medecine.fr/les-protheses-totales-de-hanche/

[153] https://www.prudhomme-trans.com/controle-des-poulies/

III. SOLUTIONS ET AXES DE TRAITEMENTS

« La question pertinente, ce n'est pas ce qu'on a, mais qui a fait quoi ? »

Jean-Michel Grand

Après sa migration (par résonnance) dans la voie cortico-spinale, le point trigger devient un inhibiteur motoneuronique alpha. Il empêche le bon filtrage de la jonction présynaptique, se loge sur la jonction neuromusculaire (qu'est la jonction myotendineuse), bloque la neuro-médiation par l'Ach et la noradrénaline de l'entonnoir proprioceptif présynaptique (qu'est l'organe neurotendineux – ONT) et sature les canaux sensoriels de nociception (WDR), qui empêchent le feedback neurologique. La spasticité persiste, puisque pour le cerveau (SNC), le danger inconscient est continuellement présent (SNA).

Pour ma part, je sens nerveusement l'intensité électrique de mon cerveau, qui se manifeste par pulsation. Néanmoins, le feedback neurologique ne revient pas. Je sens ces deux boucles neuronales autoparasitées (2 psoas) tourner dans le vide. Elles envoient des influx nerveux de chaque côté de mon crâne. Comme un enrayement, la crise énergétique de l'ATP sous forme de dermalgie réflexe perturbe l'arc spinal.

Pourtant, je sais qu'une solution existe. Il y a douze ans, le kinésithérapeute-ostéopathe que je consultais à Houilles, dans les Yvelines, avait réussi à me soigner. Il avait provoqué un réflexe de retrait artificiellement par compression mécanique sur chaque tendon psoas (gauche et droite). J'étais en décubitus dorsal (sur le dos) pour procéder à cette manipulation. J'ai été blessé, soit un traumatisme physique causé par un spasme réflexe protecteur similaire à celui d'aujourd'hui et provoqué par la même raison, c'est-à-dire à force de dormir sur un mauvais matelas-mousse. Je me souviens qu'il avait appuyé très fort sur mon tendon psoas (au creux de l'aine, dans l'échancrure osseuse, en pleine zone de conflit). Il avait tourné en rotation externe ma jambe en contre-tension (*counterstrain*) et avait maintenu quelques minutes cette pression mécanique très intensément. J'ai eu affreusement mal, cette douleur était atroce et insupportable. Cela tirait tellement fort sur mon tendon et dans mon dos que de petites décharges électriques se dispersaient sur ce point (augmentation du seuil d'excitation synaptique). La pression qu'il faisait était si forte que du sang irriguait la zone (focalisation). Il s'agissait du neurone WDR et de la membrane du nocicepteur qui s'étirait. J'ai senti mon psoas se contracter intensément, puis mon cerveau a coupé le circuit de douleur. J'ai senti la sécrétion d'endorphine faire des flux dans ma colonne. Je ne ressentais plus aucun influx nerveux et douloureux. Cette chute brutale du fléchisseur a pu être provoquée tant la douleur devenait insoutenable. J'ai senti cette étape où le cerveau cherche une porte de sortie « combat ou fuite », puis le passage sur pilote automatique du SNA, qui a procédé toute la chronologie neurophysiologique d'un réflexe de retrait pour libérer le tendon en hyper-réflexie. Aussi bien dans les sensations que dans tous les systèmes. Enfin, le tendon s'est aussi relâché, il est remonté dans la fosse iliaque et a créé un soulagement caractéristique dans mon cerveau. Ce décrochage lombaire et une forte décharge électrique sont remontés dans mon dos jusqu'aux épaules et mon cou. Ma moelle épinière et mes hanches ne subissaient plus les points de pression de la spasticité. Dès la fin de cette manipulation, j'ai immédiatement pu me pencher en arrière. Mes douleurs handicapantes avaient totalement disparu.

Ma guérison a duré 10 ans.

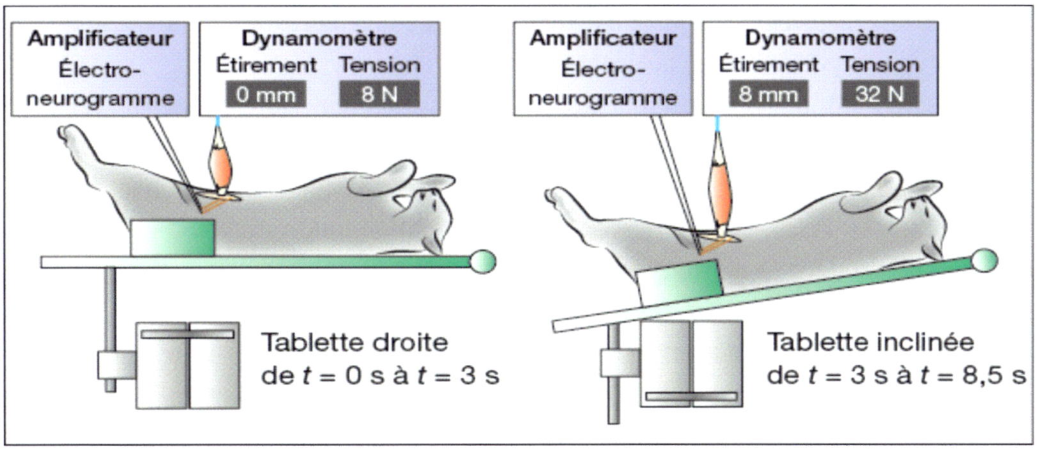

Si je n'avais pas dormi sur un mauvais matelas-mousse, je ne me serais jamais spasmé à nouveau. Dès que j'ai senti ce nouveau spasme, j'en ai parlé aux soignants qui m'entouraient à ce moment-là et bien sûr j'ai évoqué cette technique ostéopathique. Avant même d'acquérir la moindre notion d'anatomie, je parvenais à situer le point précis sur lequel mon kiné-ostéopathe avait appuyé fortement. Sans savoir ce qu'était le psoas, un trigger ou une lordose, je montrais précisément le trigger psoas de la cartographie de TRAVELL et SIMONS. Évidemment, à ce moment-là, j'étais incapable d'expliquer le pourquoi du comment. Je ne savais pas comment ce kiné-ostéo avait réussi à me soigner durablement. Je pensais qu'il s'agissait d'une technique banale. Puisqu'elle m'était familière, je croyais qu'elle était normale et connue et que quelqu'un allait pouvoir la reproduire facilement. À mon grand désespoir, personne n'a su me soigner à nouveau. Je n'ai jamais retrouvé quelqu'un capable de reproduire ce geste, ô combien douloureux, mais salvateur ! Face à l'impuissance et l'incompréhension médicale, ma vie a de nouveau dégringolé. J'ai alors cherché à comprendre moi-même ce qu'il s'était passé lors de ma guérison pour pouvoir la renouveler.

Pour expérimenter les réflexes myotatiques des chats, SHERRINGTON pratique ses expériences sur des tables planes inclinables[154]. Un lit n'est-il pas similaire à une table ? Ne sommes-nous pas des mammifères comme les chats ? La gravité n'a-t-elle pas un poids et une action sur les muscles[155] ?
Un réflexe de protection tendineux d'inhibition autogénique est une stratégie de défense inhabituelle. Le corps ressent, il a une mémoire émotionnelle et cellulaire traumatique réflexe. Le réflexe d'étirement hyperexcitable et la spasticité sont des hyperexcitabilités des motoneurones. Les exagérations des réflexes tendineux sont donc disproportionnées. La parésie est une autoanesthésie des glandes médullosurrénales, une dissociation physique de protection en continuum, qui se caractérise par une réelle « dissociation syringomyélique ». La phase de choc spinale succède à l'épuisement des glandes surrénales. Une confusion cognitive/corticale peut se manifester en l'absence de stimuli d'un membre périphérique et donc entraîner la perte de sa commande motrice à l'origine d'une parésie.
La primauté du cerveau abdomino-pelvien prouve indirectement que nous sommes beaucoup plus sensoriels que psychologiques. Après une amputation, les membres fantômes le prouvent. Le bug/dysfonctionnement du neurone WDR est un trauma fragmentaire. Il s'exprime par la spasticité

---

[154] *« Expériences de **Sir SHERRINGTON** : comprendre ce qu'est un réflexe myotatique » : » :* Bac S 2014 – Pondichéry – SVT – Académie de Besançon (ac-besancon.fr)
[155] **M. JULIA, D. BONNEAU, J.-C. DAVIET, A. DUPEYRON, C. HÉRISSON**, *op. cit.*, p. 98

siégeant dans le tendon du fléchisseur (Golgi), d'où l'intérêt d'une défragmentation/désengrammation sensorielle par voie physique réflexe nociceptive.
La dystonie est un déséquilibre des réflexes du système nerveux autonome. Par conséquent, la sensation et la stimulation par voie physique (neuro-tendino-musculo-cutanée) impliquent forcément des modifications régulatrices sur le plan de l'organisation action/réponse (hormones) du cerveau : un apport d'oxygène néo-vascularisateur (recapture d'information, puis redistribution) qui entraîne un apport en flux synaptiques et motoneuroniques alpha salvateur. Le *reset* de la paralysie musculaire transitoire du réflexe de retrait permet l'évacuation du trauma par la contraction de tous les fléchisseurs et l'inhibition de tous les extenseurs (action réponse/rapide). La spasticité est donc la manifestation physique d'un trauma par dérèglement du niveau des références neurochimiques. La spasticité et la paralysie médullaire sont l'altération de la mémoire perceptive, puis procédurale[156].

Lorsque j'appuie sur mon tendon psoas en faisant une forte pression sur la peau ou les rotations externes de hanches que j'exerce, cela tire énormément. Le tendon cherche le retour, mais il n'y arrive pas. Je ressens une brûlure extrême, comme du feu. Dans l'aine, à l'appui de ce point sensible par pression, des projections à distance peuvent aller jusqu'à l'insertion lombaire, qui est très caractéristique de la cartographie et l'expression pathologique du point trigger myofascial. Ensuite, j'ai forcément mal et je suis si faible que je suis obligé d'arrêter. Je n'arrive pas à franchir le seuil d'excitabilité de la cellule, même si je sens bien qu'il cherche à s'activer. Si quelqu'un m'aidait, je serais peut-être capable de la reproduire.
Cette technique de pression n'est mentionnée nulle part. Le réflexe de retrait des fléchisseurs est bien mentionné, mais aucune méthode manuelle, chirurgicale ou stimulatrice ne s'y réfère. Pourtant, elle reste théoriquement totalement fondée et valide. Elle permet de solliciter les motoneurones alpha inhibés, via l'inhibition des extenseurs, qui justement ont été en réflexe hyperexcitable d'étirement. Ils finissent donc par produire une co-contraction spastique protectrice, en mettant les fléchisseurs en hyperactivité paralytique d'hypertonie et figeant le tendon en position de contraction, d'où les compressions conjonctives et déformations statiques. Le réflexe d'inhibition autogénique trouve son origine dans l'organe neurotendineux de Golgi. Le réflexe d'échappement est une commande préprogrammée automatisée, comme tous les réflexes. Les réactions réflexes ont pour but de rétablir l'homéostasie (Sherrington, 1917).

1) Le réflexe de retrait

L'étirement informe le cerveau du caractère potentiellement dangereux pour le corps de tel ou tel appui ou autre stimulation. En réaction, se déclenche, avec une extrême rapidité, un geste de protection, traduit par le retrait du membre potentiellement menacé. Le cerveau perçoit un potentiel futur traumatisme localisé et répond par focalisation. Le réflexe ipsilatéral de flexion est mis en jeu par l'action d'un fort stimulus appliqué sur la peau d'un membre, qui active des motoneurones provoquant le retrait du membre stimulé. Les afférents au réflexe de flexion sont cutanés et tendino-musculaires. Ce réflexe est couplé à l'inhibition réciproque permettant l'inhibition des extenseurs[157].

---

[156] **David BERCELI**, *ibid.*
Dr Philippe MALAFOSSE, ibid.
[157] **Dr Dominique BONNEAU**, *op. cit.*, p. 271

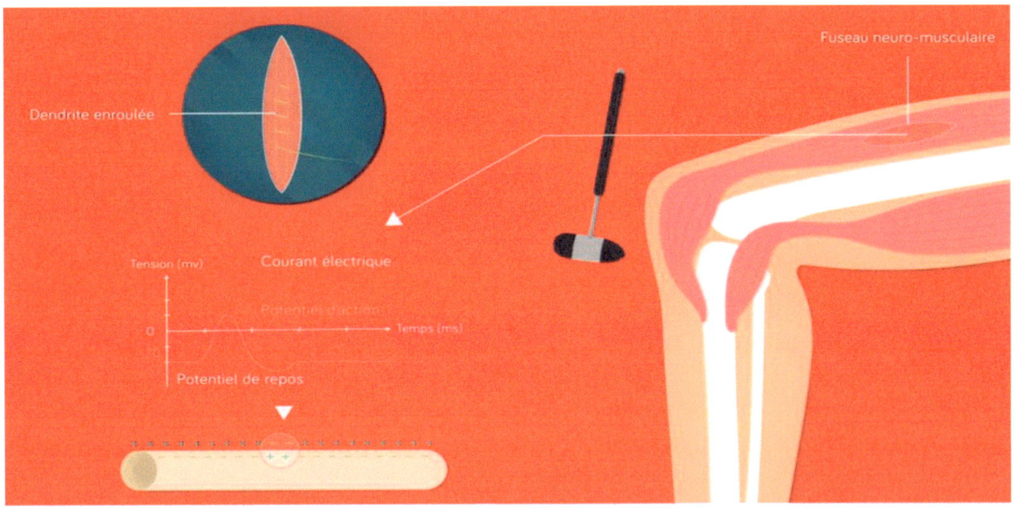

Exemple d'un potentiel d'action artificiel = Réflexe rotulien

Le réflexe de flexion est aussi appelé réflexe de retrait, réflexe ipsilatéral de flexion, réflexe de flexion nociceptive ou réflexe de retrait des fléchisseurs. Polysynaptique, ce réflexe spinal est destiné à protéger le corps contre les stimuli nuisibles. Par exemple, il se manifeste lorsqu'une personne touche un objet brûlant et retire instinctivement sa main sans réfléchir. Ici, la chaleur a stimulé les récepteurs de température et de douleur de la peau. Ces récepteurs transmettent alors un message aux centres nerveux, sous la forme d'influx d'environ 100 mV d'amplitude, qui sont appelés « potentiel d'action » et dont la fréquence varie en fonction de l'intensité du stimulus appliqué (ici, la chaleur). Cet enchaînement déclenche une impulsion sensorielle, qui s'étend jusqu'au système nerveux central, en passant par les neurones de la moelle épinière. Or, le neurone sensoriel échange directement avec les neurones spinaux, qui se connectent directement aux motoneurones[158]. Cette impulsion sensorielle permet à terme de réquisitionner la commande motrice « oubliée » à l'origine d'une parésie.

Le réflexe coordonne rapidement les contractions de tous les muscles fléchisseurs (agonistes) et les relâchements des extenseurs (antagonistes) de ce membre, ce qui entraîne un retrait soudain du stimulus potentiellement dangereux. Un réflexe de retrait est médié par un réflexe polysynaptique, qui entraîne la stimulation de nombreux motoneurones, afin de donner une réponse rapide. Généralement, chaque membre est pourvu d'au moins deux muscles : le fléchisseur (agoniste) qui le fléchit et l'extenseur (antagoniste) qui l'étend.

Une fois qu'un récepteur de danger (appelé « nocicepteur ») a été stimulé, le signal voyage à travers le nerf sensoriel jusqu'à la corne dorsale (postérieure) de la moelle épinière. Le nerf est connecté avec les motoneurones ipsilatéraux (du même côté), qui sortent de la corne ventrale (antérieure) de la moelle épinière et travaillent à éloigner la partie du corps exposée au danger dans un délai de 0,5 seconde. Ainsi, un motoneurone inhibe le muscle extenseur du bras. La cellule en T transmet alors deux messages à deux circuits interneurones : l'un excitateur (qui excite le muscle fléchisseur, ce qui conduit au retrait du bras devant la source de chaleur) et l'autre inhibiteur (qui inhibe le muscle extenseur).

Dans le même temps, le neurone sensoriel est aussi connecté avec le motoneurone de la corne antérieure controlatérale. Ce motoneurone stabilise le côté non blessé du corps (par exemple, en préparant l'autre jambe à supporter tout le poids du corps quand l'autre pied a marché sur une

[158] Sans qu'il y ait encore eu un retour d'information ou une commande du cerveau, alors que l'amnésie sensori-motrice et la baisse du seuil de décharge des neurones sensitifs empêchent le feedback neurologique.

punaise). Ces deux synapses sont activées et simultanément le neurone sensoriel envoie également des signaux le long de la moelle épinière pour amener les motoneurones d'autres étages à contracter les muscles, qui déplacent le centre de gravité du corps afin de maintenir l'équilibre. Cette stimulation controlatérale des motoneurones pour stabiliser le corps est appelée le réflexe d'extension croisée, d'où résulte du réflexe de retrait (généralement dans les membres inférieurs).

Le réflexe ne concerne pas que la moelle épinière, il y a des voies ascendantes pour transmettre la « sensation » de douleur au cerveau par l'intermédiaire d'un neuromédiateur. Néanmoins, le réflexe en lui-même n'a pas besoin de la sensation pour réagir. Le rôle de la sensation est d'interagir avec la volonté (stimulation du tronc cérébral et système limbique : inhibition inconsciente de l'extenseur et retrait inconscient du tendon induit par la nociception pour le protéger en réponse au stimulus négatif). La douleur n'est qu'un signal de conservation appelant la réponse la plus adaptée. Ces réponses sont simples : le combat ou la fuite. Si, par exemple, on ne veut pas retirer la main de la poignée d'une casserole, pour pouvoir l'apporter jusqu'à l'évier alors qu'elle nous brûle, il y a dans ce cas inhibition volontaire du muscle extenseur[159]. Ce réflexe n'est possible que sur les fléchisseurs, et donc, désengage en même temps les extenseurs. D'après SHERRINGTON, « quand les agonistes se contractent, les antagonistes se relâchent »[160]. La synergie a donc l'idée d'une coopération créative. Toutefois, si l'agoniste est contracté en même temps que l'antagoniste, comment peuvent-ils se coordonner[161] ? Cette incapacité se traduit par la dystonie, qui reste un déséquilibre du système nerveux autonome et dynamique dans les différents systèmes.
En premier lieu, les extenseurs (antagonistes) déclenchent le réflexe spastique de protection tendineux par hyperexcitabilité d'étirement. Le couple de force se freine mutuellement, via une augmentation vitesse-dépendante du réflexe tonique accompagné d'une exagération des réflexes tendineux et une perte d'équilibre statique et dynamique entre les agonistes et antagonistes. Le réflexe de flexion tendino-musculaires (retrait) relâche donc les extenseurs en les inhibant grâce à l'excitation des fléchisseurs (agonistes).

La source mécanique dysfonctionnelle résulte de l'hypertonie des extenseurs (antagonistes) par la faute d'une cause neurophysiologique sous-jacente : le réflexe d'étirement hyperexcitable s'emballe. D'une part, relâcher l'extenseur en excitant le fléchisseur par un stimulus nociceptif localisé sur le tendon de l'agoniste permettrait de désengager l'extenseur de l'hyperexcitation persistante en son sein par inhibition réciproque. D'autre part, cette manipulation permettrait un déchargement informatif nerveux par dépolarisation au sein du fléchisseur. Le relâchement de l'extenseur serait conjoint d'une contracture intense du fléchisseur.

---

[159] **Eldra Pearl SOLOMON**, **Richard R. SCHMIDT**, **Peter James ADRAGNA**, *Human Anatomy & Physiology*, Saunders College Publishing, Philadelphia. PA., 1990, 2e éd., p. 470
Eric R. KANDEL, James H. SCHWARTZ, Thomas M. JESSELL, Steven A. SIEGELBAUM, A. J. HUDSPETH, « *Principles of Neural Science* », Fith édition, Mc GRAW-HILL, 2013, Chap. 35, Keir G. PEARSON et James E. GORDON, « *Spinal Reflexes* », p. 790-811
Kevin T. PATTON, Gary A. THIBODEAU, *Structure & Function of the Body*, Mosby, Inc, 2011, 14e éd., p. 170
Kenneth S. SALADIN, *Anatomy and Physiology : The Unity of Form and Function*, Mc GRAW-HILL, New York, 2018, 8e éd., p. 498
[160] **Sir SHERRINGTON** en 1893, *The Integrative Action of the Nervous System* New York, Charles Scribner's Sons, 1906
[161] https://fr.wikipedia.org/wiki/Synergie#:~:text=Il%20y%20a%20donc%20l,une%20organisation%20agissent%20de%20concert

En effet, cette information erronée, accumulée au sein de ce dernier, persiste sous la forme d'une erreur d'engrammage (mauvais encodage) : la spasticité est comme un *freeze* de mémoire traumatique réflexe cellulaire fragmentaire, siégeant dans un point hypersensible au sein de l'organe neurotendineux de Golgi. Ce même point sensible étant une vasoconstriction par accolement des tissus sous-jacents, qui provoque une altération circulatoire (points sensibles) avant de se transformer en altération synaptique (hyper-réflexie). L'absence de feedback neurologique entretient la fausse appréciation corticale, l'altération du niveau de référence neurochimique (adrénaline/opioïdes) et le trouble proprioceptif (en abaissant le seuil de décharge des neurones sensitifs par sensibilisation locale [terrain pro-inflammatoire 2/3mm], ce qui baisse le seuil d'excitation synaptique [crise énergétique de l'ATP] par perturbation du neurone WDR.

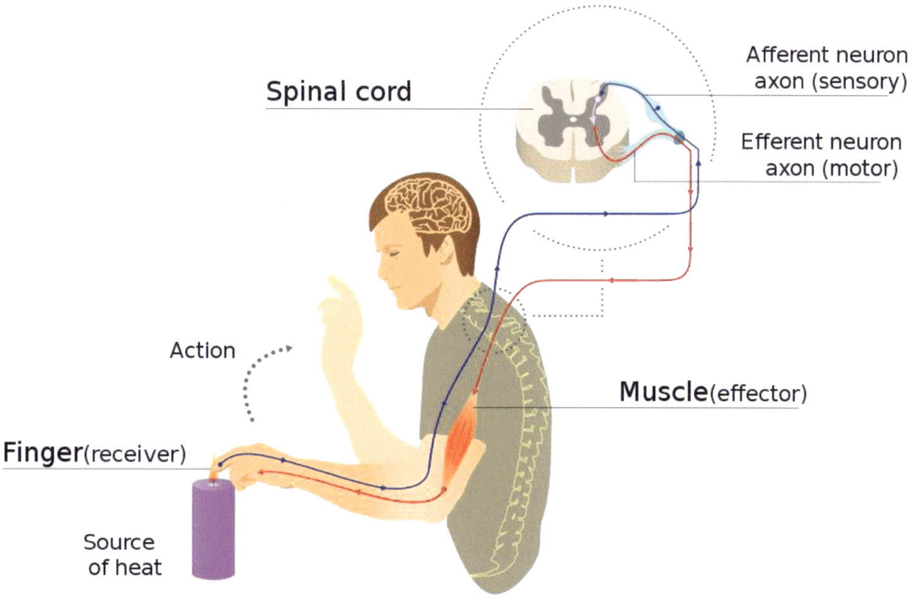

Réflexe de retrait

Par conséquent, la spasticité (erreur d'engrammage motoneuronique) et la spasticité d'origine médullaire sont le résultat d'une hypertonie des extenseurs (antagonistes) conjointe d'un réflexe d'étirement hyperexcitable. La phase d'épuisement précède la phase d'alarme. Autrement dit, de la phase d'inscription à la phase migratoire cellulaire, la mémoire perceptive est altérée et finit par saturer. Le point trigger prend alors la forme d'une lésion médullaire ou dermalgie réflexe. Cette association s'exprime sous la forme d'un réflexe protecteur co-contractif spasmodique, qui réalise un véritable « *shut off* » de l'entièreté du couple de force. Les répercussions se feront aussi bien ressentir sur les plans neurovégétatif, biomécanique, psychique et émotionnel. L'énergie du frein neuro-cinématique convergera dans le tendon (Golgi) du fléchisseur (agoniste) pour s'y statuer sous l'autorité d'une paralysie incontrôlable et permanente, entraînant une rétraction musculo-tendineuse. À son tour, le système du mouvement deviendra défectueux (pathologique) par compensation mécanique et défaut tenségral, avec des points de convergences de tensions périarticulaires et myofasciales et des effets indirects, tels des compressions nerveuses/neuropathiques, apparaîtront sous la forme de points triggers myofasciaux et neuraux en cascade et déformations articulaires statiques (lésions ostéopathiques), soumises à la contrainte et la pression du tissu conjonctif. C'est pourquoi la spasticité et la paralysie d'origine médullaire se terminent dans tous les cas par des postures anormales et douloureuses. Il semble avoir comme une « roue synergique électro-neuronale » de conduction entre les agonistes et les antagonistes. Leurs fibres profondes se rejoignent (psoas/fessiers). Le réflexe de

retrait se manifeste comme celui d'inhibition d'autogénique, en premier lieu par un gain de tonus, en deuxième lieu par une chute brutale. C'est l'effet rebond.
La technique de réflexe ipsilatéral de flexion en application thérapeutique est une certitude absolue de soin curatif possible. Il semble difficile, voire impossible, de posséder la technicité et la logistique nécessaires pour la mettre au point sur soi-même. Seul, on ne peut dépasser la douleur physique, même en étant des plus volontaires. La loi de non-douleur est trop ancrée en Occident. Il s'agirait de réaliser une parade pour surstimuler le cerveau par la douleur et le focaliser, tel un « moteur de recherche » sur une autre action/réponse de survie (suivie d'une réaction réflexe stratégique défensive inconsciente sans processus long ou potentiellement dangereux de la logique : commande du cerveau ou retour d'informations).
Si le spasme inhibiteur est dû à un réflexe protecteur, pourquoi ne pas interférer avec un réflexe potentiellement activateur ? La nociception n'est qu'une sensation, elle n'indique pas si le danger réel est à la hauteur de la stratégie défensive mise en place. Si l'antagoniste lâche, l'agoniste aussi. Ils s'autoalimentent en circuit fermé. Le dysfonctionnement de filtration synaptique est certainement dû aux jonctions présynaptiques myotendineuses/neuromusculaires et maintenu par des points triggers « neuro-tendino-myo-fasciaux », hypersensibles et douloureux uniquement à la palpation. La notion de *gate control* est une chose, la gestion de la douleur en est une autre. Pourquoi serait-ce si déraisonnable de soigner le mal par le mal, ou plutôt, la sensation par la sensation ? Schématiquement, cela revient à appuyer sur un bouton. La logique veut que nous reprenions la même voie de déclaration de l'atteinte pathologique en sens inverse (avec toutes ses composantes). Si le souci vient d'un réflexe, quoi d'autre qu'un autre réflexe pour nous aider. Il est nécessaire de disposer d'un arsenal thérapeutique à armes égales avec la réalité neurophysiologique de notre anatomie. Nous possédons des cellules nerveuses et musculaires striées sensibles à la nociception sur le point trigger psoas de la zone myotendineuse. La douleur induite est une commande nerveuse comme une autre. Ce même réflexe est visible par exemple lorsqu'on extrait son doigt du feu inconsciemment, car il y a des neuro-récepteurs en pagaille sur la peau (thermorégulateurs, etc.). Bien sûr, les terminaisons libres entrent en action (stimulus nociceptif). Il existe une infime différence de température métabolique dans un point trigger à cause de l'activité accrue dans la plaque motrice[162] et une dissociation thermo-algésique siégeant au sein des dermalgies[163].

<u>Plan du cerveau schématisé</u>

• Cerveau hypothalamique ou reptilien : phase d'alarme/choc, après la phase de sidération

• Cerveau limbique ou émotionnel : stockage (les animaux tremblent pour sortir de cet état de tétanie/paralysie/traumatisme)

• Cerveau cognitif ou cortical : intelligence

---

[162] **Clair et Amber DAVIES**, *op. cit.*, p. 13
[163] **Philippe MALAFOSSE**, *op. cit.*, p. 119

2) Je sens donc je suis

Par dépolarisation, une aiguille sèche procure bien souvent les mêmes résultats antalgiques que des produits injectables (ex. cortisone) et ne contient aucun risque allergique. De plus, la transduction amène la régulation chimique, c'est-à-dire le même principe que la toxine botulique, mais ciblée sur des triggers avec un *twitch* (vibration) significatif et un effet non métabloquant, mais stimulant (nociception). Dre Hélène LANGEVIN a déjà prouvé que l'aiguille d'acupuncture oblige les fascias à entourer l'aiguille en la faisant vibrer[164]. C'est donc valable pour le *dryneedling* en intramusculaire, qui provoque aussi un *twitch.* Le réseau fibreux vibre à une tension de 1 100 km/h, tandis que le système fascial communique plus vite que le système nerveux. Tous les systèmes sont enchevêtrés parce que le fascia unit toutes les cellules. Chaque réseau possède des ambassadeurs les uns auprès des autres pour s'interinformer et réguler l'organisme sous pilote automatique (SNA). Chaque cellule est à feuillet double[165].

Dr Robert SCHLEIP a prouvé que la mémoire traumatique réside dans le fascia, puisqu'il est réactif au cortisol (hormone du stress)[166]. Dr Jean-Claude GUIMBERTEAU a filmé *in vivo* les glissements des fascias pour montrer comment les fascias concourent à l'activité électrique cellulaire[167]. Si les organes neurotendineux de Golgi sont des tensiomètres, par déduction la tension est une information. Elle a aussi un impact sur les plaques motrices, en plus de son rôle analytique et transmetteur périphérique du SNC.
Si l'aiguille du *dryneedling* permet de normaliser l'activité du tissu conjonctif, peut-on en déduire qu'il provoque en réalité un mini-réflexe de retrait pour se libérer de cette invasion agressive ? Dans la même idée, pourquoi ne pas injecter un venin insectoïde (animal ou synthétique) pour provoquer un stimulus nociceptif sur la peau ou intramyotendineux, en saturant la zone d'information sur un point trigger neurotendineux (jonction myotendineuse/neuromusculaire). Comme la toxine botulique, cette technique aurait cette fois un rôle nociceptif stimulateur du cerveau limbique, recruteur motoneuronique (alpha), néo-vascularisateur, vasodilatateur, néo-oxygénateur (recapture),

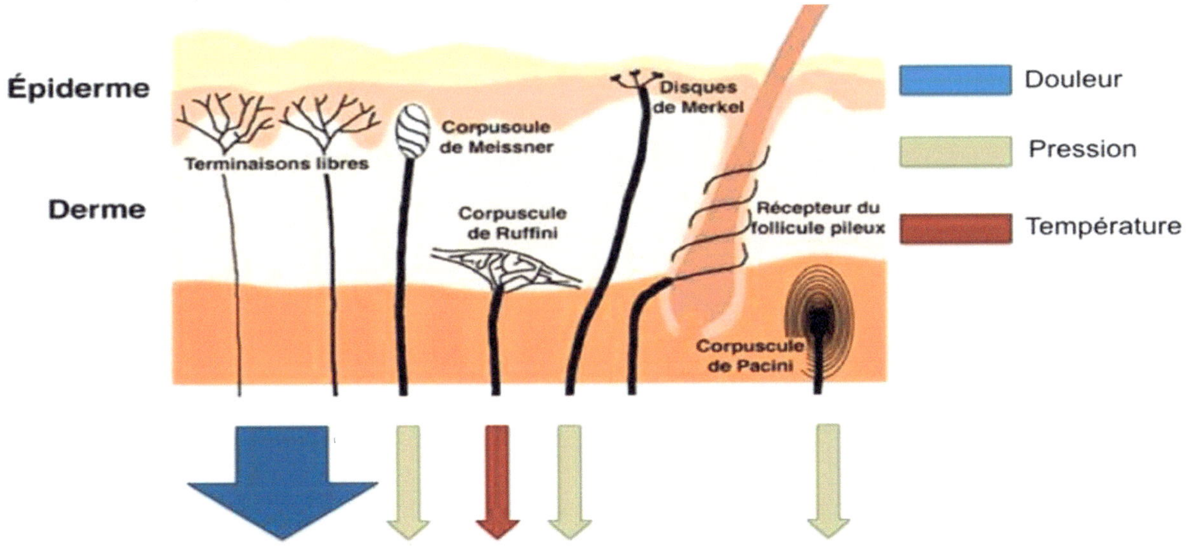

La peau, capteur ultime

---

164 **Kirsten ESCH**, *ibid.*
165 **Thomas W. MYERS**, *op. cit.*, p. 13, 33-37, 67
166 *Idem*
167 *Idem*

dépolarisant et même une action corticale de dégagement volontaire, « anti-transmettrice » sous la supervision du réflexe de flexion nociceptive, lui-même sous le contrôle du SNA. La toxine botulique n'est qu'« anti-transmettrice ». Ce n'est pas une interaction qui vise à obtenir un réflexe libérateur. Seul, le stress permet d'atteindre les réflexes archaïques du tronc cérébral en passant par le thalamus. Puisque le problème initial est bien l'oubli d'une commande nerveuse instinctive, ma théorie semble un raisonnement plus adapté à la problématique étiologique, même si la théorie du cerveau triunique était inexacte et obsolète. Les réflexes réagissent au stimulus et se propagent sous la forme d'un potentiel d'action. Il n'y a pas de réponse intermédiaire. C'est la loi du « tout ou rien ». L'énergie n'est pas le problème, si elle ne circule pas comme elle le devrait, là est le problème. Il va de soi de passer par un « processus de décharge » du débit pour réécrire le pilote, comme une défragmentation, un formatage qui désinstallerait la dernière mise à jour (réflexe d'inhibition autogénique) qui n'est plus adaptée au système nerveux central. Pour cela, il est nécessaire de restaurer le réseau du mode par défaut, en passant par la terminaison du canal sensoriel, qui remontera l'information du SNA à la moelle épinière. Cela permettrait de mettre le cerveau au repos, tout en le laissant actif. Il retrouvera son mode de démarrage d'usine. Si à son retour dans le système d'exploitation, les pilotes ne sont pas aux mises à jour correspondantes à l'horloge interne (métabolique/homéostasie), il n'aura pas de choix que de retourner en crash. Grâce au réflexe de flexion nociceptive, nous avons la chance que notre système nerveux autonome sache comment remettre l'homéostasie adéquate et nous resynchroniser sur le SNC, dès que nous lui donnons le bon *build* automatisé[168].

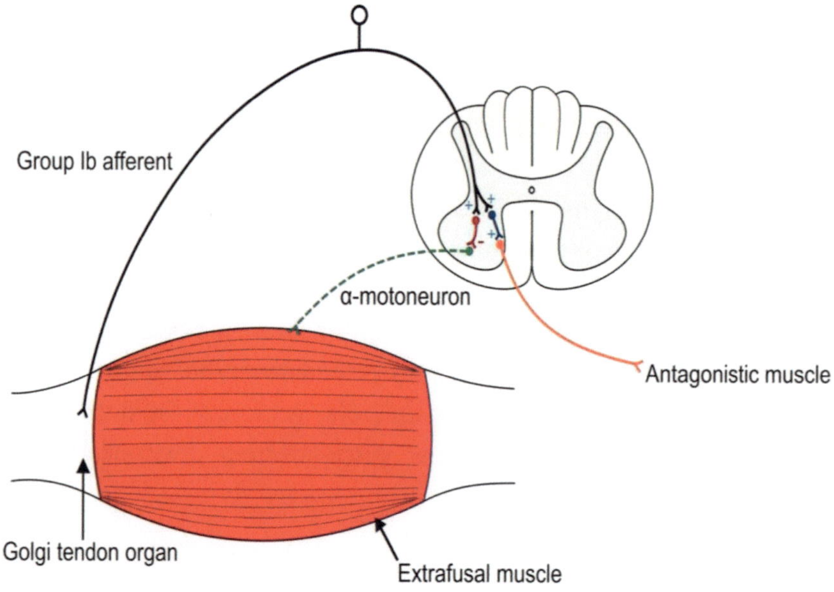

Réflexe de l'organe neurotendineux de Golgi

3) Les venins

Le monde animal et, particulièrement, le monde marin restent encore mal connus des chimistes. Pourtant, ils abondent de métabolites à haut potentiel thérapeutique. La mer et la chimie mises de pair au service de l'Homme constituent un sujet d'actualité. À partir du moment où chacun prend la mesure de son impact écologique, il saisit l'importance et la fragilité des ressources naturelles, notamment maritimes. Il convient alors de les exploiter avec discernement. Le rôle des océans paraît

[168] Le terme « build » désigne la production à partir de l'ensemble des fichiers qui sont sous la responsabilité d'une équipe de développement.
Marc GOZLAN, « Que fait le cerveau quand il ne fait rien ? », Le Monde, 2013
Caroline SCHNAKERS et **Steven LAUREYS**, *Coma et états de conscience altérée*, Springer, Paris, 2012

enfin essentiel dans le bon fonctionnement de notre planète. De plus en plus, l'opinion publique devient sensible aux questions concernant l'environnement, le développement durable, la préservation de la qualité des eaux maritimes, la prévention contre le transport massif, les rejets côtiers ou les menaces qui peuvent peser sur la planète.
Sur environ 150 000 substances naturelles décrites aujourd'hui, on estime à 10 % seulement celles qui sont extraites d'organismes marins. Les venins sont des amalgames de haut poids moléculaire, toxines, amines vasoactives et enzymes protéolytiques. Ils créent divers effets : dénaturation des membranes cellulaires ou des mécanismes de transport cellulaire, dégranulation mastocytaire, libération d'histamine, coagulopathie, perturbation de la transmission neuronale, anaphylaxie, etc.
Les poissons venimeux, comme les vives (dracotoxine), provoquent parfois de l'hyperesthésie et une forte douleur[169]. La preuve que cette stimulation excitante et dépolarisante augmente le seuil de décharge des neurones sensitifs par la libération de NO-synthase, canaux K+ ATP et acétylcholine[170]. Pourquoi vouloir déceler les éléments cholinergiques dans les molécules sans penser au potentiel d'action (interactif) déclenché par un réflexe de retrait ?
Par rapport à d'autres venins d'animaux, les venins de poissons restent relativement peu étudiés. Cela est d'autant plus vrai pour celui du petit *Echiichthys Vipera* et du grand poisson *Trachinus Draco*, qui – mis à part l'isolement de leurs cytolysines venimeuses uniques, qui sont respectivement la trachinine et la dracotoxine – restent relativement peu caractérisés. Les rapports d'envenimation comprennent principalement des symptômes bénins constitués de nociception et d'inflammation.
Cependant, comme pour la plupart des venins de poissons, si le venin devient systémique, il provoque des changements cardiorespiratoires et de pression artérielle. Bien que le venin de *Trachinus Draco* n'ait pas été étudié depuis les années 1990, des études récentes sur le venin d'*Echiichthys Vipera* ont découvert de nouveaux composants cytotoxiques sur les cellules cancéreuses humaines. En raison de la rareté de la recherche sur la composante moléculaire du venin, la ou les molécules à l'origine de cette cytotoxicité restent inconnues[171].
Contrairement au point trigger ou la dermalgie réflexe, qui ne sont hypersensibles qu'à la palpation, le cerveau est focalisé par hyperesthésie ou défocalisé par analgésie, suivant le niveau de charge du seuil de la membrane du nocicepteur. Sans réel lien avec la perturbation traumatisante initiale, le traumatisme est une sensation fragmentaire siégeant dans la zone somatosensorielle du cerveau et/ou dans un point sensible (trigger point) inscrit correspondant. Le traumatisme est physique et/ou psychoémotionnel, avant d'être synaptique. Une altération cellulaire neuro-sensitive réflexe en résulte, la douleur chronique.

Les serpents sont symboles de vie et renaissance grâce à leur mue. Actuellement, ils sont l'emblème de la santé dans le monde moderne par leur présence symbolique incluse dans le caducée de médecine et le caducée de la pharmacie. L'un enroule le bâton d'Asclépios (dieu de la médecine), l'autre enroule la coupe d'hygie de la pharmacie. Cependant, le venin continue d'être perçu à tort comme un poison mortel. Pourtant, il n'a pas la seule vocation de provoquer la mort des êtres vivants. Dans le règne animal, son but peut également être de paralyser les proies ou entraîner des modifications biologiques

---

[169] **Martine CABÉ**, *Les thérapeutiques extraites du milieu marin,* Document personnel original, FFESSM, 2018 : https://biologie.ffessm.fr/uploads/media/docs/0001/01/3ccc7d30263b34b2ed4e49fd3d854a21ccf68294.pdf
[170] **Claude PERRIÈRE, Françoise GOUDEY-PERRIÈRE**, « *Particularités des venins de poissons* », Elsevier Masson, Volume 10, Issue 2, April–June 1999, pp. 253-272 :
https://www.sciencedirect.com/science/article/abs/pii/S0924420499800389
[171] **LM. GORMAN, SJ. JUDGE, M. FEZAI, M. JEMAA, JB. HARRIS, GS. CALDWELL,** *The Venoms of the lesser (Echiichthys vipera) and greater (Trachinus draco) weever fish*, review Toxicon X, 2020

et physiologiques dans l'organisme, comme une baisse artérielle (hypotension). En effet, le venin a une composition riche et complexe, qui est pharmacologiquement active. Cette composition s'est déjà révélée intéressante dans la compréhension des mécanismes humains et le traitement de plusieurs pathologies chroniques et invalidantes, comme le diabète, l'hypertension artérielle (HTA) et la douleur chronique. L'usage thérapeutique du venin n'est pas une innovation du XXIe siècle. Depuis la nuit des temps, on utilise le venin à des fins thérapeutiques.

Il faut bien différencier la toxicologie (science qui étudie les effets des toxines sur le corps) et la toxinologie (science qui étudie les mécanismes d'action des toxines, fondée par Félice FONTANA en 1781). Les recherches entreprises aujourd'hui se basent sur l'observation du règne animal et permettent d'aboutir à l'élaboration de médicaments ayant fait leurs preuves. La toxinologie observe des phénomènes existants et des molécules pharmacologiquement efficaces, cachées à l'intérieur des venins, résolvant certaines interrogations de la médecine et n'ayant pas d'effets indésirables ou les moindres possible.

Les neurotoxines agissent sur les synapses et les cellules excitables, telles que les neurones. Elles bloquent la transmission de l'influx électrique des centres nerveux centraux et périphériques, en modifiant l'activité de protéines membranaires comme les canaux ioniques voltage-dépendants. Il existe des neurotoxines bloquant la transmission synaptique et des neurotoxines qui la facilitent aussi. Ces neurotoxines sont très intéressantes dans mon cas. Le blocage synaptique peut s'effectuer en amont pour éviter la libération de neurotransmetteurs, tels que l'acétylcholine, ou en aval en se liant aux récepteurs nicotiniques à la place de celle-ci. Les canaux sodiques voltages dépendants (Nav) sont nombreux au niveau synaptique et représentent les récepteurs majoritaires de ces neurotoxines. Ces contractures peuvent s'apparenter à la rigidité musculaire et aux spasmes observables chez des patients atteints de crises tétaniques.

Les canaux activés par les modifications de potentiel de membranes des neurones sont particulièrement intéressants. Il faut distinguer quatre grands groupes de canaux : les canaux acid-sensing ion channels (ASIC), les Nav[172], les canaux calciques voltage-dépendants (CCDV) et les canaux potassiques voltage-dépendants (K+). Ils ont tous un rôle important dans l'excitation du neurone et la transmission du message douloureux provenant des tissus périphériques. Les canaux Nav sont activés par la dépolarisation membranaire et sont impliqués dans la génération des potentiels d'action à l'origine de l'excitabilité neuronale. En revanche, les canaux potassiques voltage-dépendants modulent négativement l'excitabilité neuronale par leur effet hyperpolarisant. Les CCDV sont impliqués dans l'élaboration du potentiel d'action et le développement des réponses physiologiques, comme la libération de neurotransmetteur. Les canaux ASIC sont des canaux cationiques protons dépendants activés en milieu acide. Le rôle de chaque canal est majeur dans la voie de la douleur, ils sont largement exprimés au niveau central et périphérique. En effet, une acidose correspond à une augmentation des ions protons (H+), qui activent les neurones sensoriels par le biais des canaux ASIC. Ils sont également impliqués dans la mémoire, les lésions neuronales, l'apprentissage et la dégénérescence neuronale.

Il existe de nombreux types de transistors (FET : Field Effect Transistor) utilisant un « effet de champ ». Ces composants sont caractérisés par l'utilisation d'un seul type de porteurs : les électrons ou les trous ; par opposition aux technologies bipolaires utilisant simultanément les deux types de porteurs.

---

[172] Un canal sodium, ou sodique, est un canal ionique spécifique aux ions sodium. Il en existe de plusieurs types. Le premier à avoir été décrit est le canal sodique du potentiel d'action, responsable entre autres de la dépolarisation du neurone et du myocyte, de la propagation du signal nerveux et de la propagation de l'activation électrique du myocarde.

Le principe d'un transistor à effet de champ est commun aux différentes sous catégories de transistors. Il repose sur l'existence d'un canal, c'est à dire d'une zone dans laquelle les porteurs sont libres de se mouvoir sous l'action d'un champ (phénomène analogue à une résistance). Les porteurs passent ainsi d'une borne à une autre à travers ce canal, sous l'action d'un champ électrique (c'est-à-dire d'une tension) appliqué tout du long[173].
Les IDs sont des courants à haut seuil d'activation. Ils s'activent grâce à une forte dépolarisation membranaire produite par le potentiel d'action. Ils contrôlent la fréquence maximale d'activité des neurones. Les IA s'activent par de faibles dépolarisations membranaires et participent au déclenchement du potentiel d'action. Ces neurones communiquent entre eux et propagent l'information grâce à un signal bioélectrique, appelé potentiel d'action. Indéniablement, il s'agit d'une interface neuronale, avec des fusibles, des disjoncteurs et des cellules logiques (et/ou oui/non), similaires à un système mécanique automatisé[174].

En vue de trouver des médicaments contre la douleur, les venins sont étudiés pour trouver des toxines capables d'inhiber les canaux ioniques, mais aussi pour trouver des toxines capables de les activer. En effet, l'activation, tout comme l'inactivation, améliore les données disponibles sur ces canaux ioniques et leur fonctionnement. Le *Micrurus tener*[175] est connu pour provoquer une douleur insupportable et continue. Il a également été prouvé que *MitTx*[176] implique les canaux ASIC1 (sigle anglais pour Transient Receptor Potential Vanilloide 1) dans les douleurs par lésion tissulaire ou excès de chaleur. Ces canaux contribuent à la détection de la douleur par l'activation de neurones exprimant TRPV1, une famille de récepteurs nociceptifs sensibles aux stimuli thermiques et mécaniques. Les récepteurs TRPV1 sont des récepteurs ionotropiques activés par des molécules de la famille des vanilloïdes (V), telle que la capsaïcine présente dans le piment. Ces récepteurs interviennent dans les mécanismes nociceptifs et s'activent en réponse à un stimulus thermique supérieur à 44 °C[177]. Les dendrotoxines sont des neurotoxines présynaptiques, qui facilitent la libération d'acétylcholine[178].

Les venins sont des liquides biologiques actifs, injectés ou déposés par piqûre, morsure ou simple contact sur d'autres organismes. Ils entraînent principalement des douleurs, dommages tissulaires, paralysies ou la mort chez l'organisme cible. Ce sont généralement des mélanges complexes de diverses substances toxiques, en phase aqueuse, fabriquées par des glandes spécialisées. Souvent, ils comprennent en proportions variables selon les espèces animales (serpents, insectes et poissons principalement) des molécules visant à affecter le sang et les tissus pour atteindre le système nerveux. Cependant, certaines substances peuvent pénétrer par les capillaires du derme et rejoindre la circulation générale. La substance, une fois dans l'organisme, se présente sous forme libre ou fixée aux protéines plasmatiques. Cela influence sa répartition dans les différents compartiments de

---

[173] [PDF] Chapitre 2 Les transistors a effet de champ. - Free Download PDF (nanopdf.com)

[174] **Florian LARRAMENDY**, *Interface entre neurones et puces structurées électroniques pour la détection de potentiels d'action, Thèse de doctorat*, Université Toulouse III - Paul Sabatier, 2013 : Interface entre neurones et puces structurées électroniques pour la détection de potentiels d'action (archives-ouvertes.fr)

[175] *Micrurus tener* est une espèce de serpents de la famille des Elapidae appartenant au genre du serpent corail et connue sous le nom de serpent corail du Texas.

[176] MitTx est un peptide isolé du venin du serpent corail du Texas *Micrurus tener.*

[177] **Bernard CALVINO, Marie CONRATH**, « *Pourquoi le piment brûle* », Pour la science n° 366 – avril 2008, p 54-61

[178] **Thomas SABARTHEZ**, *Le Venin et son utilisation thérapeutique : application dans la douleur et autres perspectives,* Thèse pour l'obtention du diplôme d'état de docteur en pharmacie, Université de Picardie Jules Verne/ufr de pharmacie d'Amiens, 02/09/2019 : https://dumas.ccsd.cnrs.fr/dumas-02875373/document

l'organisme. La répartition dépend également de la lipophilie, l'irrigation des différents compartiments et la perméabilité des capillaires irriguant l'organe.

w. Les fourmis

Dans tous les index, c'est une fourmi de la sous-famille *ponérinae*, nommée *paraponera clavata*, qui arrive en tête du classement des piqûres les plus douloureuses. C'est la seule espèce dont la douleur est supérieure à 4 sur l'échelle de la douleur de Schmidt[179]. Les sensations somatiques liées à la douleur qu'elle procure dépendent fortement de l'activité des nocicepteurs. Ils représentent les terminaisons nerveuses libres, très arborisées, de fibres amyéliniques, qui signalent qu'une partie du corps a été endommagée ou qu'un traumatisme risque de porter préjudice à l'intégrité de l'organisme et va se produire. Les nocicepteurs sont activés par des stimuli qui altèrent potentiellement les tissus. Les stimuli sont des stimulations mécaniques intenses, des températures extrêmes, des conditions d'hypoxie ou des expositions à des substances toxiques (ex. venin thérapeutique). Ils activent les canaux ioniques présents sur la membrane des nocicepteurs.

Quand on marche sur un clou, l'étirement et la déformation de la membrane du nocicepteur vont activer les canaux ioniques couplés à ce récepteur et donc produire sa dépolarisation et sa décharge. Les cellules altérées au niveau du site de pénétration du clou dans le pied vont libérer localement un certain nombre de substances, qui elles-mêmes produisent l'ouverture des canaux ioniques des nocicepteurs (par exemple, des protéases, ATP ou ions $K+$).

Lors d'une piqûre, la première activation est rapide et aigüe. Transmise par des fibres Aδ, les nocicepteurs responsables sont des mécano-nocicepteurs. Ils sont organisés par deux réseaux : l'un est superficiel (épiderme) et l'autre est profond (derme). Leurs champs récepteurs sont larges et séparés par des zones où les stimulations sont inefficaces. Ils répondent à des stimuli intenses de nature mécanique (piqûre, coupure, pincement, etc.) et sont à l'origine d'une sensation brève et précise. La seconde activation est plus lente, mais plus persistante. Elle est transmise par les fibres C. Les nocicepteurs sont de types polymodaux répondant à des stimuli mécaniques, thermiques (<18 °C > 45 °C) et chimiques (agents toxiques externes et substances chimiques issues de tissus lésés ou substances dites algésiogènes). Les informations relatives à la douleur atteignent ensuite le thalamus et sont retransmises à diverses aires corticales. La perception de la douleur peut être réduite par l'activation simultanée de mécanorécepteurs sensoriels de bas seuil de type Aβ. Ces fibres contribuent à l'activation d'interneurones spinaux et ainsi à la réduction de signaux nociceptifs ascendants.

Des émotions fortes, le stress ou encore la détermination peuvent contribuer efficacement à la suppression de la douleur. Plusieurs structures cérébrales ont été impliquées dans ce processus, parmi lesquelles la substance grise périaqueducale. Cette substance reçoit des afférences de très nombreuses structures nerveuses, la plupart d'entre elles sont liées à l'intégration de processus émotionnels. Les endorphines sont des opiacés endogènes produits par le cerveau, qui peuvent également moduler la transmission nociceptive. Les kinines ont une action de relâchement de la musculature lisse, provoquant une vasodilatation artérielle. Ils agissent sur les cellules endothéliales des capillaires sanguins pour en augmenter leur perméabilité. Le résultat de leur action est une hypotension et une douleur.

---

[179] Ayant été piqué par presque tous les types d'abeilles, de guêpes et de fourmis, Justin O. Schmidt a créé un index pour comparer la pénibilité de leurs piqûres sur la base d'une échelle à quatre échelons.

Le venin de *paraponera clavata* contient un faible taux de phospholipase, ainsi que des phospholipases B, hyaluronidases, phosphatases acides, phosphatases alcalines et phosphodiestérases à l'état de traces. Il contient également la poneratoxine, un neuropeptide contenant 25 acides aminés, qui agit sur les canaux Na voltage dépendant et bloque la transmission synaptique. En RMN, la structure montre deux hélices : α connectées par un virageβ. Les hélices ont des caractéristiques différentes, l'une contenant des acides aminés chargés tandis que la seconde est apolaire. Cela induit des interactions différentes avec les membranes cellulaires permettant à cette toxine d'agir de deux façons différentes, complémentaires, pour atteindre sa cible, la membrane cellulaire. Il a été démontré que la poneratoxine module les canaux Na Voltage dépendants des vertébrés et invertébrés et bloque la transmission synaptique du système nerveux des insectes. La piqûre de *paraponera clavata* est très douloureuse, l'effet dure environ 24 h et il est accompagné de spasmes. La DL 50 est de 6 mg/kg, soit 33 piqûres par kg.

Des tribus d'Amazonie utilisent ces fourmis dans le cadre rituel, qu'elles ramassent, endorment et fixent entre les mailles des nattes. Ces nattes sont ensuite utilisées sous forme de gants. Les jeunes garçons y insèrent leurs mains pendant plusieurs minutes lors de cérémonies de passage à l'âge adulte[180].

x. Les scorpions

Paul BERT (1833-1886) est le premier expérimentateur des effets neurotoxiques du venin de scorpion. L'idée première a été de penser que tous les venins de scorpion se caractérisaient par une seule toxine identique[181]. À partir des années 1950, les progrès de l'analyse chimique (microanalyse, chromatographie, électrophorèse, etc.) font découvrir la variété et la richesse des composants des venins de scorpion. D'autant plus que l'étude des scorpions n'est plus seulement dominée par la recherche européenne, elle devient l'affaire de chercheurs d'autres régions du monde (Amérique centrale, Amérique du Sud, Afrique du Sud, Inde, Chine)[182].

L'utilisation de scorpions en médecine traditionnelle a conduit à une recherche sur les principes actifs potentiels qui pourraient être contenus dans leur venin. Les études menées depuis les années 1990 montrent que les venins de scorpion seraient « un trésor de molécules ». Ces molécules, susceptibles d'être synthétisées, seraient potentiellement candidates pour un développement pharmacologique[183]. Toutefois, ces études ne dépassent pas le stade des essais précliniques (cultures cellulaires humaines ou modèle animal, comme sur les rats ou souris). Les travaux les plus avancés (essais cliniques phase 1) concernent la chlorotoxine, une toxine de *Leiurus quinquestriatus*, qui bloque le canal chlorure et qui pourrait être utilisé comme insecticide et agent anticancéreux[184]. De nombreux peptides provenant du

---

[180] **Frédéric CHAUVIN**, *L'Envenimation par les fourmis,* Thèse pour le Diplôme d'état de docteur en pharmacie, Université de Poitiers, 2015 : http://nuxeo.edel.univ-poitiers.fr/nuxeo/site/esupversions/214783bf-ac1a-4619-b495-d7f1ef386bbf

[181] **Max GOYFFON**, *Annales de l'institut Pasteur*, Elsevier Masson, 1995

[182] **Wilson R LOURENÇO**, « *A historical approach to scorpion studies with special reference to the 20th and 21st centuries* », The Journal of Venomous Animals and Toxins Including Tropical Diseases, vol. 20, 11 mars 2014, p. 8

[183] **Ernesto ORTIZ, Georgina B. GURROLA, Elisabeth FERRONI SCHWARTZ et Lourival D. POSSANI**, « *Scorpion venom components as potential candidates for drug development* », Toxicon, vol. 93, janvier 2015, p. 125-135

[184] **Camila TAKENO COLOGNA, Karla DE CASTRO FIGUEIREDO BORDON, Elisa CORRÊA FORNARI-BALDO et Ernesto LOPES PINHEIRO-JÚNIOR**, « *From Animal Poisons and Venoms to Medicines: Achievements, Challenges and Perspectives in Drug Discovery* », Frontiers in Pharmacology, vol. 11, 24 juillet 2020

venin d'autres espèces de scorpions pourraient avoir une action antitumorale, mais aussi antibactérienne, antiviral ou antimycosique et jouer un rôle immuno-suppresseur ou immuno-modulateur[185].
Dans le cadre de mes recherches, je me suis procuré un scorpion *Heterometrus Laoticus*, dit Scorpion des forêts d'Asie.

Une toxine présente dans le venin du scorpion *Black Rock* stimule le système de la douleur par un mécanisme jusqu'ici inconnu des scientifiques, qui pourrait soulager la douleur chronique. Lorsqu'il détecte un élément potentiellement dangereux pour le corps, le récepteur wasabi ou TRPA1 s'active pour prévenir l'exposition au danger, dont il faut s'éloigner. La toxine pénètre la membrane plasmique (contrairement aux médicaments actuels). Dans le cas de la protéine WaTx, il n'y a aucune inflammation ; bien qu'une douleur intense soit présente. Ce phénomène se produit tout simplement parce que la chimie du nœud allostérique n'est pas altérée. Selon les chercheurs, il serait possible de séparer la douleur de l'inflammation et d'élaborer des analgésiques non opioïdes. Autrement dit, le venin du scorpion donnerait la possibilité de créer des antidouleurs dénués de toute substance dérivée de l'opium[186]. Ce phénomène jusqu'ici inconnu jusqu'en 2019 par les scientifiques est en fait le réflexe de flexion nociceptive, connu depuis 1924 par Sherrington. Il n'y a pas de danger immédiat après avoir été piqué par un Scorpion Black Rock australien. Jusqu'à présent, il n'y a pas de pharmacologie basée sur le mode d'action du WaTx.
Parmi les autres composants identifiés, la présence d'amines biogènes, notamment de la sérotonine, serait responsable de l'action sur les terminaisons nerveuses et la vive douleur causée par la piqûre du scorpion.
Au niveau musculaire, les venins de scorpion entraînent une contraction intense des fibres musculaires lisses et striées par action sur la jonction neuromusculaire. La neurotoxine scorpionique se fixe par une liaison réversible au niveau des terminaisons nerveuses sympathiques, entraînant la libération de noradrénaline et bêta-hydroxylase dopamine. Une liaison presque irréversible au niveau des synaptosomes de la jonction neuromusculaire entraîne une dépolarisation et la libération de neurotransmetteurs (glutamine/acétylcholine). La libération d'acétylcholine est responsable d'une action décurarisante sur le muscle strié (augmentation d'amplitude de la contraction des fibres musculaires, suivie d'une contracture, puis d'une paralysie). Tout ceci est favorable pour provoquer le gain de tonus nécessaire et enclencher l'état raccourci du muscle fléchisseur qui inhibera l'extenseur (programmateur du couple) avant la chute brutale du système nerveux (paralysie neuromusculaire transitoire par la nociception), permettant la libération du tendon du fléchisseur (re-perception) figé en état de contraction. Seule, une paralysie contractive libératrice d'acétylcholine en est capable.
La tachycardie est due à la décharge de catécholamines par la toxine des terminaisons nerveuses sympathiques (stimulation préganglionnaire, ganglionnaire et post-ganglionnaire ou stimulation des surrénales) sur les récepteurs bêta adrénergiques. Le venin augmente la sécrétion exocrine du pancréas, comme l'acétylcholine[187].

---

[185] *Idem*
[186] **John LIN KING**, Université de San Francisco et de l'université de Queensland, 2019 : https://www.pourquoidocteur.fr/Articles/Question-d-actu/30050-Le-venin-scorpion-pourrait-permettre-de-soulager-douleur-chronique ; https://sciencepost.fr/du-venin-de-scorpion-pour-traiter-les-douleurs-chroniques/"
[187] **Claire MARIN**, « *Le Scorpionisme : prévention et traitements* », Université de Grenoble, Rhône-Alpes, HAL, 2018 : https://dumas.ccsd.cnrs.fr/dumas-01762972/document, p. 51-56, 63-70

y. *Les serpents*

Le venin du serpent Corail bleu est bien plus nocif que celui des autres serpents. Il agit directement sur la zone du cerveau qui gère la douleur et plus particulièrement sur les canaux sodiques, via une toxine appelée caillotoxine. Rapidement, un choc massif va se faire au niveau des nerfs, engendrant d'abord des spasmes corporels, une paralysie, puis la mort.
La caillotoxine avait déjà été observée chez d'autres animaux (scorpions, araignées, anémones, guêpes ou encore certains coquillages comme le Conus), mais elle avait peu été étudiée chez les serpents. Alors que le venin des autres serpents agit comme un sédatif, celui du serpent Corail bleu provoque plutôt un état catatonique chez ses proies et induit une rigidité musculaire. Son venin ne tue pas immédiatement. Il cause un choc sur le système nerveux, déclenche des spasmes et une catatonie du corps entier. Contrairement aux venins neurotoxiques d'autres serpents, qui provoquent plutôt des paralysies flaccides, les animaux touchés par ce venin sont rapidement immobilisés, comme congelés. Il s'agirait alors de récupérer la caillotoxine, la purifier et cibler les zones du cerveau responsables de la douleur. De nombreuses études ont déjà eu lieu sur les venins. Aujourd'hui, le venin d'un autre serpent Corail, *Micrucus clarkii*, a été examiné pour mieux comprendre certaines pathologies, telles que l'épilepsie ou la schizophrénie[188]. Pour atteindre le cerveau quand le canal est défaillant, il faut agir sur le point neurotendineux sensible directement par contact. Le filtre neurovégétatif n'est pas céphalique, mais présynaptique et en jonction neuromusculaire. Avant même d'atteindre la voie pyramidale, la dermalgie réflexe siège dans le tendon du fléchisseur (agoniste), véritable entonnoir responsable de la distorsion proprioceptive. La sensibilité de cette jonction myotendineuse (ONT) permet de déclencher le réflexe de flexion nociceptive par un potentiel d'action artificiel. La focalisation proprioceptive que provoque la nociception permettent de comprendre, de manière encore plus évidente, que le K-tape, ces canaux bien qu'invisibles sont des continuités anatomiques, architecturales de modèles de tenségrité en biomécanique cellulaire vivantes et interactives comme tous les systèmes. De plus, le cerveau abdomino-pelvien dirige notre vie organique, c'est le centre de réflexes autonomes de notre organisme. Lorsqu'une action rapide et instinctive est requise (réflexe), le cerveau active ses zones les plus primitives (tronc cérébral et système limbique) afin de générer une réaction immédiate. Lors d'un événement traumatique, le psoas iliaque est l'un des principaux groupes de muscles, qui nous protège, où se trouve le plus grand nombre de nerfs sympathiques (impliqués dans les réactions de combat ou de fuite). Le tendon psoas protège la vie organique de tout trauma par un réflexe. Ce réflexe est sans retour neurophysiologique possible, à cause de la perte de discernement entre la réalité du SNA et celle du SNC (perte de feedback neurologique). Le psoas entretient le stress post-traumatique et la sensibilisation centrale du fait de son unidirectionnalité neuromusculaire et l'effondrement métabolique du SNC.

z. *Les abeilles et les guêpes*

Le venin d'abeille a un potentiel énorme. Pour résumer, ses propriétés agissent sur les pathologies articulaires, en cancérologie, neurologie (notamment avec la sclérose en plaques et la maladie de Parkinson), infectiologie (destruction des virions du VIH) ou encore allergologie (traitement de l'asthme). Actuellement, aussi méconnues de la population que du corps médical, ces propriétés sont

---

[188] **Bryan FRY**, « *Le venin du serpent corail bleu, l'antidouleur de demain* », Université de Queensland, Sciences et Avenir, 8/11/2016 : https://www.sciencesetavenir.fr/animaux/reptiles-et-amphibiens/le-venin-du-serpent-corail-bleu-l-anti-douleur-de-demain_107932

seulement utilisées par certains thérapeutes spécialisés. L'idéal serait de poursuivre et développer le nombre d'études cliniques (uniquement financée par des fonds publics jusqu'à présent). Malheureusement, comme il s'agit d'une substance naturelle nécessitant peu de transformations, voire aucune, elle n'a guère de chance d'intéresser l'industrie pharmaceutique[189].
Après la fourmi *Paraponera clavata*, la guêpe *Pepsis* (*Pompilidae*) inflige la deuxième piqûre la plus douloureuse au monde. Son venin est essentiellement non-toxique, mais douloureux. Il ne dure que quelques minutes (5 minutes, mais ces quelques minutes sont déjà largement suffisantes pour comprendre cette douleur). D'après *Iowa State university department of entomology*, sa piqûre n'est pas dangereuse et ne nécessite pas de soins médicaux, hormis la possibilité de déclencher une réaction allergique[190].

aa. La ponératoxine

De nombreux squelettes naturels composent une grande partie des molécules de la pharmacopée mondiale. Leur structure chimique originale n'aurait pas pu être imaginée par l'homme. Malgré ces considérations, la recherche en chimie de produits naturels ne rencontre plus un aussi grand succès et par conséquent le nombre de nouvelles molécules thérapeutiques issues d'un produit naturel mises sur le marché diminue chaque année.

Les insectes sont les organismes les plus diversifiés sur terre (900 000 espèces). Ils représentent environ 60 % de la biodiversité mondiale. Néanmoins, ils demeurent l'une des sources de produits naturels les moins exploitées (DOSSEY, 2010). Peu d'études chimiques à visée thérapeutique s'intéressent aux métabolites des insectes. Un seul médicament mis sur le marché a été identifié à partir d'insecte. Il s'agit d'un peptide, l'Alloféron®, isolé à partir de l'hémolymphe d'une mouche. Il est surprenant de constater le nombre limité de peptides disponibles pour un usage thérapeutique. En effet, ils représentent seulement 5 % des médicaments mis en vente sur le marché (BARTHOLOW, 2012). Or, l'importance du rôle des peptides dans les mécanismes biochimiques constitutifs des organismes vivants est largement étudiée dans d'autres disciplines. Les peptides présentent plusieurs avantages par rapport aux petites molécules qui constituent les médicaments traditionnels. Le principal atout des peptides est qu'ils offrent souvent une plus grande efficacité et surtout une plus haute sélectivité que les petites molécules. De surcroît, leur nature protéique leur apporte un temps de demi-vie très court bien que cela puisse également être une contrainte. De plus, les produits de dégradation des peptides sont peu toxiques, car ce sont des acides aminés. Tout cela offre l'espoir d'en dériver des agents thérapeutiques efficaces possédant des activités très ciblées et avec moins d'effets secondaires. Ces peptides bioactifs sont promis à un grand avenir, ils pourraient être utilisés dans de nombreuses applications liées au domaine des biotechnologies et notamment de l'industrie pharmaceutique. La vectorisation est l'un des freins majeurs aux développements des peptides à usage médical. En effet, leur stabilité est faible dans les milieux biologiques complexes et la lyse provoquée par les enzymes, par exemple les enzymes digestives présentes dans l'estomac, contraint fortement le mode d'administration par ingestion. Afin d'augmenter les chances de découvrir un médicament candidat d'origine naturelle, il est nécessaire de diversifier les approches méthodologiques. Les

---

[189] **Jules GIRARD**, « *L'Abeille et son venin : de la piqûre à une thérapeutique d'avenir* »,
Université de Franche-Comté, 2014 : https://www.republicain-lorrain.fr/actualite/2014/09/03/les-vertus-du-venin-d-abeille L'abeille et son venin : de la piqûre à une thérapeutique d'avenir (Livre, 2014) [WorldCat.org]
[190] https://fr.wikipedia.org/wiki/Pepsis

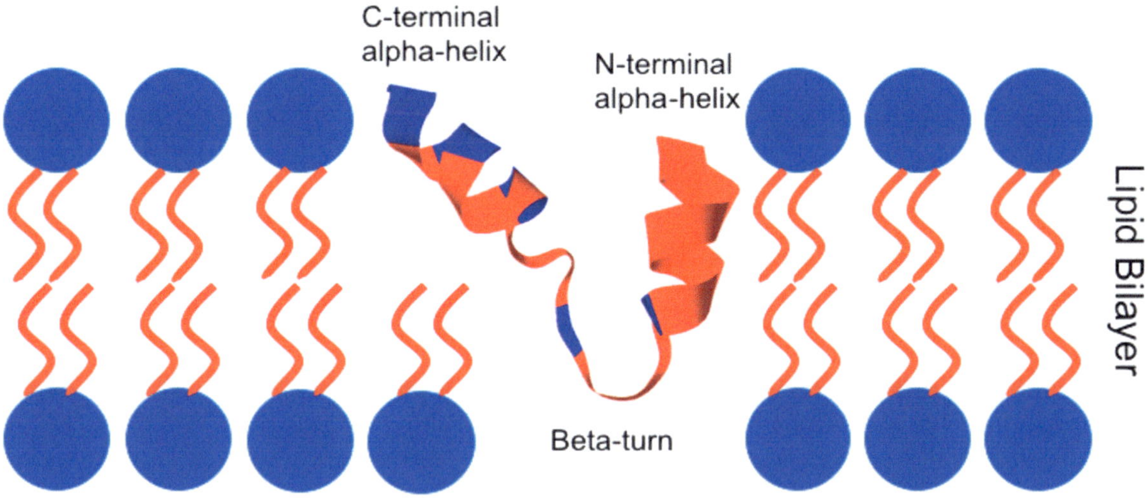

Structure de la ponératoxine

peptides des venins de fourmis sont de petite taille. Ils possèdent peu de ponts disulfures, ce qui rend leur séquençage, ainsi que leur synthèse, relativement simple et rapide. Cela devrait encourager la caractérisation biochimique et pharmacologique de nouveaux peptides[191], d'où l'intérêt d'une dose directement injectable dans le tissu conjonctif ciblé plutôt qu'un médicament à gober.

La ponératoxine de la *Paraponera Clavata*, fourmi communément appelée balle de fusil, est un peptide neurotoxique paralysantisolé. Ce venin affecte les canaux ioniques sodiques voltage-dépendants et bloque la transmission synaptique dans le système nerveux central. La piqûre serait très douloureuse parfois même si elle n'attaque pas le cœur ni le cerveau. Avantage, sa toxicité est très faible pour l'homme (toxine accompagnée de spasmes). Elle semble la candidate idéale pour déclencher un réflexe de flexion nociceptive par un potentiel d'action artificiel (caractéristiques nociceptives dépolarisantes membranaires).
Le peptide est stocké dans un autre peptide inactif contenant plus de 25 résidus[192]. La structure secondaire se caractérise par un motif hélice-tour-hélice : deux hélices alpha, reliées par une tour bêta. Elle est considérée comme une action lente agoniste des muscles lisses[193].
Idéalement, le peptide de ponératoxine doit être conservé dans un congélateur à — 9 °C ou en dessous. Le peptide de ponératoxine doit être réfrigéré après reconstitution. L'hypothèse actuelle affirme que les neurotoxines similaires à la ponératoxine, telles que les toxines alpha-scorpion, agissent sur les canaux sodiques en se liant au site récepteur 3 des canaux. Cette liaison affecte normalement la capacité des canaux à s'inactiver. Par conséquent, les neurotoxines du site récepteur 3 affectent souvent les canaux sodiques en ralentissant ou en bloquant l'inactivation. Cette combinaison a entraîné l'activation des canaux sodiques à des potentiels très négatifs et leur désactivation très

[191]**Axel TOUCHARD**, *Biodiversité, biochimie et pharmacologie des peptides de venins de fourmis*, Thèse pour le Doctorat en Sciences de la vie, Université des Antilles et de la Guyane, 2015, p. 7, 10, 11, 229 : http://www.theses.fr/2015AGUY0829

[192] Séquences d'acides aminés : FLPLLILGSLLMTPPVIQAIHDAQR

[193] **Ewa Szolajska,Jaroslaw Poznanski,Miguel López Ferber,Joanna Michalik,Evelyne Gout,Pascal Fender,Isabelle Bailly,Bernard Dublet,Jadwiga Chroboczek,** *Poneratoxin European Journal of Biochemistry*, Warsaw, Poland, 2004 : Poneratoxin, a neurotoxin from ant venom - Szolajska - 2004 - European Journal of Biochemistry - Wiley Online Library

lente, un phénomène couramment observé dans les tissus excitables. La ponératoxine est considérée comme un agoniste à action lente pour les muscles lisses[194].

Cette toxine est présente en Bretagne, la Cité des fourmis[195] détient des espèces qui possèdent ce venin. Les responsables de ce micro zoo seraient ravis de m'aider, ils ont compris ma démarche et se portent volontaires pour fournir les fourmis nécessaires ou indiquer un fournisseur potentiel. Il faudrait simplement procéder à un échantillonnage et une purification du venin associé à du sérum physiologique.

Au Venezuela, il existe une espèce de fourmi, dite *fourmi balle*, dont la piqûre est considérée comme la piqûre d'insecte la plus douloureuse au monde. Son dard est capable d'injecter jusqu'à 13 gouttes[196] de venin toxique par seconde. La douleur que procure son venin est comparable à celle d'un coup de fusil, d'où son nom[197]. La ponératoxine est également disponible chez Novoprolabs pour une somme modique[198].

L'acide trifluoroacétique (TFA) est un acide fort, couramment utilisé pour cliver les peptides synthétisés. Il est également utilisé pour améliorer les performances HPLC dans l'étape de purification peptidique. Par défaut, les peptides personnalisés sont livrés sous forme de sels de TFA lyophilisés et peuvent contenir jusqu'à 10 à 45 % de TFA. Dans les peptides personnalisés, les TFA peuvent engendrer des écarts inexplicables dans les données de test ultérieures. Par exemple, il a été démontré que le TFA interfère avec les tests cellulaires dans les concentrations de nM. Ils inhibent la prolifération cellulaire dans certains cas et augmentent la viabilité cellulaire dans d'autres cas. Il s'agit également d'un modulateur allostérique involontaire du récepteur de la glycine. Le service de suppression de TFA est recommandé pour :

- les peptides utilisés comme API ou dans des produits manufacturés
- les peptides utilisés dans les tests cellulaires
- les peptides hydrophiles contenant de nombreux résidus basiques

Lors de nos échanges avec les professeures Christine ROLLARD[199] et Sylvie DIOCHOT[200] et tant d'autres, le mot « Big-pharma » revenait assez fréquemment dans mes conversations. J'ai également pu échanger avec une jeune docteure en neurosciences. Alexa FASOLA m'a conseillé de passer par Médiapart. Léa FOURNASSON, journaliste scientifique de *Sciences et Avenir* me donne

---

[194] **V.B. GERRITSEN**, « Princess Bala's sting », *Protein Spotlight*, n° 14, 2001, p. 1-2
Z. GOUGH, « The World's Most Painful Insect Sting », *BBC Earth*, 13/03/2015
Vidéo : Il teste la piqûre d'insecte la plus douloureuse du monde (sciencepost.fr)
https://www.novoprolabs.com/p/poneratoxin-314593.html

[195] https://www.abeilles-et-fourmis.com/68-la-cite-des-fourmis Ce micro zoo breton, nommé La Cité des fourmis, a sélectionné les espèces les plus représentatives et les plus spectaculaires du monde entier : info@abeilles-et-fourmis.com

[196] Une goutte métrique équivaut à 1/20 ml, soit 0,050 ml.

[197] **Marie-Estelle ROUX :** https://www.passeportsante.net/fr/Actualites/Dossiers/Fiche.aspx?doc=piqure-fourmi-comment-soulager

[198] https://www.novoprolabs.com/p/poneratoxin-314593.html

[199] Professeure Christine ROLLARD est une biologiste et arachnologue française, chercheuse au CNRS, spécialisée dans l'étude des araignées. Elle est l'autrice de plusieurs livres de vulgarisation scientifique sur les araignées.

[200] Sylvie DIOCHOT est chercheuse au CNRS (PCR) et spécialiste des venins thérapeutiques dans la douleur.

le même conseil et d'autres journalistes me conseillent également le média Disclose. Tous pointent le manque d'argent évident dans la Recherche. Néanmoins, la directrice du laboratoire Alphabiotoxine, Aude VIOLETTE, affirme qu'avec une séquence simplement, on peut chercher une toxine ressemblante. D'après ces spécialistes, les paralysies non-flasques se retrouvent aussi dans d'autres groupes zoologiques, comme les cônes ou les arthropodes. Les scientifiques ne demandent qu'à expérimenter ces pistes, mais il semblerait que ce ne soit pas dans l'intérêt de tous. Toutefois, dans l'intérêt du patient, la prescription hors AMM[201] est prévue par le code de la santé publique, précisément par l'article L.5121-12-1 CSP.

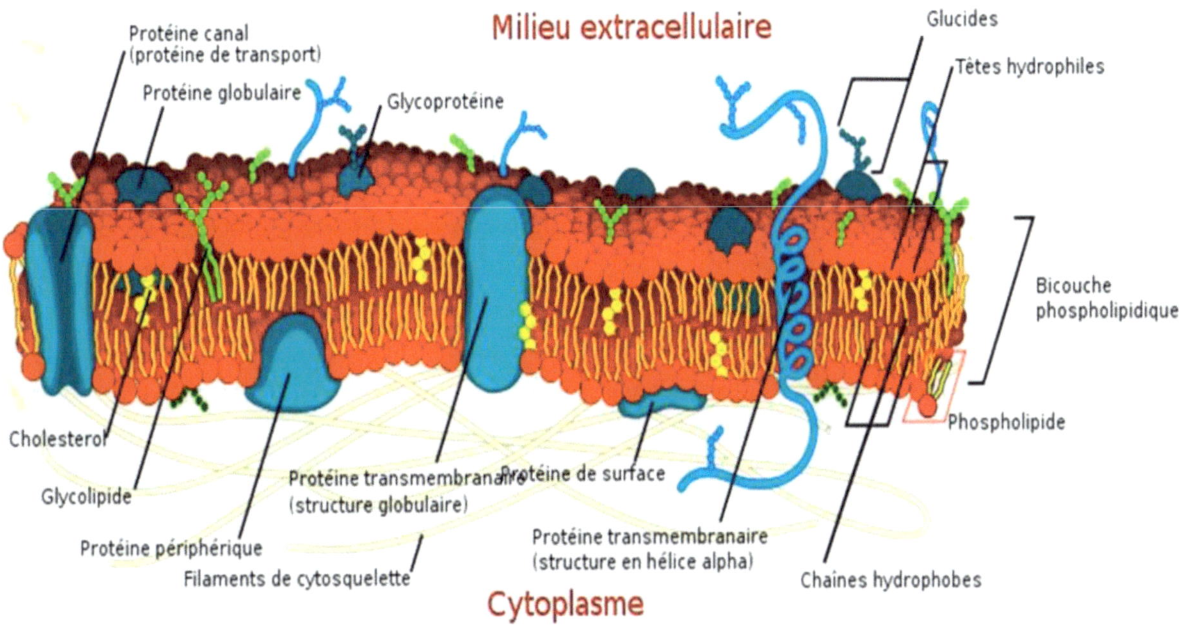

La membrane plasmique

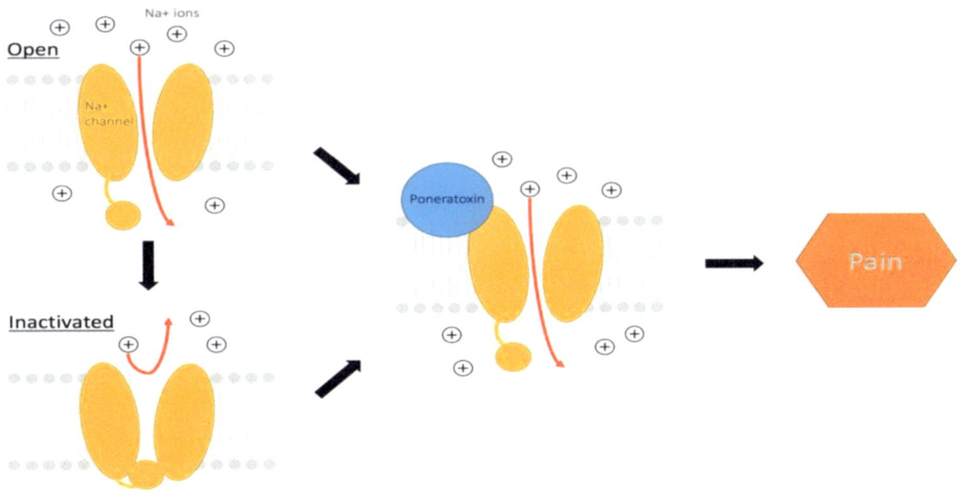

Mode d'action de la ponératoxine

[201] Le « hors AMM » est une prescription pour d'autres indications que celles pour lesquelles le médicament a reçu son autorisation de mise sur le marché. Le « hors AMM » permet notamment de soigner les maladies pour lesquelles il n'existe pas de traitement spécifique.

Il faut donc une neurotoxine présynaptique génératrice de nociception provoquant une autosécrétion d'adrénaline, induite par histamine ou sérotonine présente dans le complexe biochimique brut, qui n'empêche pas la libération d'acétylcholine avec paralysie flasque. Au contraire, sélectionner une neurotoxine présynaptique facilitatrice favoriserait la libération d'acétylcholine avec paralysie contractive (baisse/coupe de signal FNM) permettant la chute brutale du SNA en déchargeant le membre spastique.

La toxine botulique est une coupure de neurotransmission, avec une paralysie flasque métabloquante (comme le classique médicamenteux général). Nous ne sommes pas uniquement des cerveaux sur pattes. Couper une neurotransmission, sans couper le signal du fuseau neuromusculaire ne sert à rien[202]. La preuve est la persistance de la spasticité dans le système nerveux. Il faut donc couper le signal neurotransmetteur au niveau cérébral et aussi au niveau du système nerveux autonome, en laissant l'excès de tonus se décharger (exagération réflexe). Le trauma doit être évacué de la zone somatosensorielle du cerveau et du tendon/muscle pour qu'il puisse remplir à nouveau son rôle de tensiomètre en temps réel. C'est comme si le trauma avait figé le temps. La spasticité dans laquelle il s'est réfugié est la réponse du SNA à ce trauma, contraint en flexion de protection. En termes de connexions multisystémiques, le cerveau et le corps sont indissociables. Le *reset* passe par le canal double cérébro/corpo sensitive (SNA + SNC = canal sensoriel).

La moelle épinière est relayée par les interneurones (spinaux). Les neurones sensoriels sont ses ambassadeurs, tandis que les motoneurones sont les exécutants. La nécessité d'associer la biomécanique aux neurosciences (et inversement) est urgente et surtout évidente. Le simple fait que le réflexe de flexion nociceptive associe mouvement et sensation prouve que la sensation et le mouvement ne font qu'un. Si nous corrigeons une sensation, automatiquement nous corrigeons un réflexe (canal sensoriel : innervation et terminaison) et donc un mouvement. Au prix de combien de vies va durer ce déni ? Alors que les médicaments ne peuvent pas pénétrer la membrane, les venins y parviennent. De plus, le choix est tellement vaste et le résultat certain.

<u>Modèle test simulation réinitialisation du canal sensoriel en 6 étapes :</u>

- ✓ **Stimulation** nociceptive localisée (jonction présynaptique neuromusculaire/myotendineuse/gaine du tendon/ONT Golgi) : focalisation neuro-sensitive => *flight or fight* => recherche d'une porte de sortie => recrutement motoneuronique alpha.
- ✓ **Excitation** du fléchisseur : contraction du fléchisseur (état raccourci de l'agoniste)/inhibition et relâchement de l'extenseur (état étiré de l'antagoniste) => vasodilatation/réoxygénation/revascularisation du fléchisseur => libération d'acétylcholine => pulsation des fuseaux neuromusculaires et flux cérébro-spinaux.
- ✓ **Désengrammation** : stress => immuno-modulation => sécrétion d'adrénaline/noradrénaline => ouverture des canaux ioniques Na+, détachement des têtes de myosine des filaments d'actine (ATP) => décharge du *bug* énergétique WDR => désensibilisation cutanée du réflexe de retrait de la fibre C => augmentation du seuil d'excitation synaptique TRPA1/TRPV1/nocicepteurs => dépolarisation de membrane noci-

[202] **Marc JULIA, Dominique BONNEAU, Jean-Christophe DAVIET, Arnaud DUPEYRON, Christian HÉRISSON,** *La Pubalgie ; actualités diagnostiques et thérapeutiques*, Sauramps médical, Sciences et Techniques, Paris, 2018, p. 55 ; 98-99

flexi-réceptrice réflexe par inhibition synaptique neuromusculaire => désaturation TRPA1/contraction intense du fléchisseur => relâchement de l'extenseur => gain de tonus du fléchisseur.

- ✓ **Resynchronisation** : inversion de polarité/effet rebond => resynchronisation alpha/gamma => mode sans échec => induction spinale immédiate insulaire => saturation nociceptive => sécrétion d'endorphine => coupure de neurotransmission/paralysie neuromusculaire transitoire/frein des signaux ascendants => libération du potentiel d'action/récupération d'adrénaline/noradrénaline => retrait myotendineux du tendon du fléchisseur => chute brutale du fléchisseur.
- ✓ **Relaxation** : décollement des tissus sous-jacent (dermalgie réflexe) => allongement du muscle fléchisseur => reprise de modulation inhibitrice => reprise de neuromédiation par l'acétylcholine => reset du filtre neurovégétatif => MPD default mode network => tendon du fléchisseur relâché en position de détente => extenseur relâché => TRPA1 neutre/fin du disque rayé/stop 404 error/fin du rétrocontrôle négatif => crise énergétique ATP terminée => désensibilisation du SNC par normalisation du SNA.
- ✓ **Normalisation** : réflexe ipsilatéral de flexion réussi => normalisation du réflexe myotatique => boucle gamma Ok => feedback neurologique Ok => réécriture du BIOS => niveau de référence neurochimique équilibré => cycle vicieux dystonique spastique fini => reprise de conscience proprioceptive du membre paralysé et de sa commande motrice effective => Possibilité de rendre à nouveau fonctionnel le couple de force.
- ✓ **Reprogrammation terminée**

bb. La substance grise périaqueducale

La substance grise périaqueducale (PAG - GPA ou PAG, péri-*gris substansia grisea aqueduc de Sylvius*) désigne un ensemble de neurones, formant une masse de substance grise. Localisée autour de l'aqueduc cérébral, elle est au sein du tegmentum du mésencéphale. Elle joue un rôle important dans la compréhension de la douleur et les comportements de défense que nous développons[203]. La substance grise périaqueducale est liée à l'intégration de processus émotionnels[204]. Une stimulation du cerveau limbique/émotionnel (partie somatosensorielle/stockage), dans laquelle se glisse une erreur d'engrammage inconsciente, s'avère nécessaire pour accéder au système nerveux autonome (centre des réflexes autonomes) puis central (tronc cérébral).

Il faut donc réussir à se reconnecter à notre système nerveux primaire (survie) comme les animaux le peuvent quand ils tremblent. Venant d'échapper de justesse à la mort, une antilope tremble quand une horde de hyènes a fait fuir la lionne qui venait de l'attaquer. Elle est agitée de forts tremblements, puis elle repart en sautillant rejoindre son troupeau, comme si de rien n'était. D'après le psychologue

---

[203] https://fr.wikipedia.org/wiki/Substance_grise_p%C3%A9riaqueducale#:~:text=La%20substance%20grise%20p%C3%A9riaqueducale%20(PAG,et%20les%20comportements%20de%20d%C3%A9fense

[204] **Frédéric CHAUVIN,** *L'Envenimation par les fourmis,* Thèse pour le Diplôme d'état de docteur en pharmacie, Université de Poitiers, 2015 : http://nuxeo.edel.univ-poitiers.fr/nuxeo/site/esupversions/214783bf-ac1a-4619-b495-d7f1ef386bbf

et psychothérapeute américain, Peter A. LEVINE, ces spasmes leur permettent de faire redescendre le niveau d'adrénaline et libérer le corps du trauma[205].
Le réflexe de flexion nociceptive est donc techniquement capable de restaurer la fonction de cette masse de substance grise à l'aide de certains venins. Ces venins peuvent probablement déclencher un potentiel d'action artificiel en étirant les membranes des nocicepteurs et stopper la menace inconsciente permanente du neurone WDR altéré par la crise énergétique de l'ATP. En poussant l'organisme à puiser dans ses capacités de survie les plus primitives. De prédateur à proie, combat ou fuite, le « mode de démarrage sans échec » ou « default mode network » inscrit dans nos gènes depuis l'origine de notre espèce est retrouvé.

4) Éléments salutaires :

cc. La chaleur et TRPV1

Il semblerait que la capsaïcine du piment pourrait peut-être activer le réflexe de retrait. Cette molécule stimule les neurones sensoriels, notamment les neurones thermo-sensoriels et le récepteur Transient Receptor Potential (TRP).
Les TRPV1 sont localisés au niveau de l'extrémité périphérique des neurones sensitifs. Ce sont des récepteurs sensoriels présents au niveau de l'enveloppe cutanée, des muqueuses et certaines régions du système nerveux central. Ils sont activés par une chaleur nociceptive supérieure à 44 °C, un pH bas, ainsi que des métabolites d'acides linoléiques oxydés[206] synthétisés lors de brûlures ou d'autres substances appartenant à la famille des vanilloïdes (dont la capsaïcine présente dans le piment). Lorsque le TRPV1 est soumis à un de ces stimuli, le récepteur est activé et change de conformation, ce qui entraîne une ouverture du canal-cation. Les ions Ca++ et Na+ entrent massivement dans le cytoplasme de la fibre nerveuse et créent une dépolarisation. Lorsque la dépolarisation atteint une valeur seuil, elle entraîne le déclenchement d'un potentiel d'action (PA). Par exemple, une faible concentration en H+ ne déclenchera pas de PA. Pour cela, il faudrait une acidité suffisamment forte. Le PA va alors se propager le long de la fibre sensitive (transmission influx nerveux) pour aller jusqu'au système nerveux central, où l'information sera traitée et interprétée comme étant douloureuse. Lors d'une lésion tissulaire, quelle qu'en soit la nature, une réaction inflammatoire se produit. Cette réaction inflammatoire entraîne une acidose locale, due à une forte libération de H+ dans le milieu. Cet excès de protons, ainsi que la bradykinine (polypeptide endogène) et l'ATP, libérée sur le site de l'inflammation, sensibilisent les TRPV1 et provoquent une diminution du seuil d'activation à 34 °C (en milieu neutre, le récepteur ne s'active qu'à partir de 44 °C). Cette hypersensibilité est également due à la libération sur le site de la lésion du polypeptide Nerve Growth Factor (NGF) par les cellules impliquées dans la réaction inflammatoire. En effet, l'atome ligand NGF va se fixer sur un récepteur TrkA, présent à la surface de l'extrémité périphérique de la fibre sensorielle. Il sera ensuite transporté jusqu'au ganglion de la racine dorsale du neurone, où se situe le noyau cellulaire[207].

---

[205] Rodolphe Bacquet, 26 août 2020 Faites comme l'antilope - Alternatif Bien-Être (alternatif-bien-etre.com)
Peter A. Levine est Docteur en biophysique médicale (Université de Californie à Berkeley) et en psychologie (Université Internationale), Peter Levine a été consultant en matière de stress pour la NASA.
[206] En anglais, ces métabolites d'acides linoléiques oxydés s'appellent « oxidized linoleic acid metabolites », d'où l'acronyme OLAM.
[207] Arbre phylogénétique des TRP : All: trpa1 : Search (physiology.org)

dd. Le stress mécano-chimique et TRPA1

TRPA1 est co-exprimé avec TRPV1 sur les afférences primaires nociceptives, les fibres C chez l'homme ; d'où le syndrome de sensibilité centrale expliqué par Clair et Amber DAVIES, CARRIO et HOCKING notamment. Ce syndrome neurologique reste obscur, sans explication ni traitement efficace, depuis la description d'Edinger en 1891. Autrefois considéré comme rare, il affecte actuellement plusieurs millions de personnes dans le monde, ce qui le rend au moins aussi fréquent que la maladie de Parkinson par exemple[208]. Il est souvent aggravé par le toucher (comme les points trigger), les mouvements (l'étirement des algorécepteurs), les émotions (substance grise périaqueducale), la pression barométrique (corpuscules de Meissner et Pacini/TRPA1) et les changements de température (dissociation thermo-algésique/TRPV1), généralement des températures froides et de nombreux autres « déclencheurs » similaires. Une douleur brûlante est la sensation la plus courante (douleur référée), mais les patients signalent également des paresthésies, des pressions (spasticité), des tiraillements (démangeaisons), des courbatures, se présentant en crises aigües intenses ou de manière constante et sans relâche. Les dommages au système nerveux central peuvent être causés par des accidents de voiture, des amputations de membres, des traumatismes, des lésions de la moelle épinière, des tumeurs, des accidents vasculaires cérébraux, des troubles du système immunitaire ou des maladies telles que la sclérose en plaques, la maladie de Parkinson, la maladie de Graves ou la maladie d'Addison, la polyarthrite rhumatoïde et l'épilepsie. Cette pathologie peut se développer des mois ou des années après une blessure ou une lésion du système nerveux central[209]. Le système nerveux et le système immunitaire utilisent des molécules de signalisation peptidiques et non peptidiques, qui agissent sur un ensemble commun de récepteurs présents dans les deux systèmes. Les cytokines, neurotransmetteurs (Ach/noradrénaline), hormones neuro-endocrines (adrénaline/opioïdes), ainsi que leurs récepteurs respectifs (dépendance des capteurs TRPA1/TRPV1) constituent un ensemble important de ces molécules permettant la communication directe entre le système immunitaire et le système nerveux. Certaines des interactions cliniques les plus importantes entre ces deux systèmes sont associées à la « réponse à la maladie », la douleur et l'analgésie. Cette « réponse à la maladie », fréquemment attribuée aux cytokines inflammatoires, ressemble fortement aux symptômes principaux de la fibromyalgie et autres syndromes de sensibilité centrale (SSC). Par conséquent, un grand nombre de recherches portent sur la relation entre les cytokines périphériques et le syndrome de sensibilité centrale[210]. Bien que connu depuis 130 ans, personne n'a encore trouvé d'explication visiblement. Selon toute vraisemblance, le syndrome général d'adaptation provoque le syndrome de stress post-traumatique, qui entraîne le syndrome de sensibilisation centrale. L'étiologie du point trigger, la dermalgie réflexe, la dissociation thermo-algésique, les points de pression de la spasticité, les démangeaisons de la sclérose en plaques correspondent à l'étiologie réelle de la douleur (consciente ou non). Cette douleur s'apparente à celle provoquée par le feu, caractéristique de la douleur référée. Tout ceci, ainsi que la tenségrité biologique, explique la diffusion de cette douleur par compensation de déconditionnement postural qu'est le défaut tenségral. Ce n'est pas la réponse à la maladie, c'est la réponse au stress post-traumatique physique, qui est resté piégé dans sa boucle neuronale parasitée qu'est l'arc réflexe perturbé. Cette sensibilisation centrale enraye le réflexe de

---

[208] **S. CANAVERO et V. BONICALZI**, « *Central pain syndrome : elucidation of genesis and treatment* », Expert Review of Neurotherapeutics, vol. 7, no 11, 11/2007, p. 1485-1497

[209] **National Institute of Neurological Disorders and Stroke**, « *NINDS Central Pain Syndrome Information Page* », Ninds.nih.gov, NIH, 13/01/2011

[210] **Roland STAUD**, « *Cytokine and Immune System Abnormalities in Fibromyalgia and Other Central Sensitivity Syndromes* », Current Rheumatology Reviews, vol. 11, no 2, 2/07/2015, p. 109-115

retrait comme le décrit HOCKING[211]. Le récepteur TRPA1 fonctionne comme un capteur de stress mécanique et chimique. Le réflexe de retrait peut être déclenché par des températures extrêmes (chaleur/TRPV1), la compression mécanique (TRPA1) ou des substances toxiques (biochimie des venins/TRPA1). Selon une fiche du NCBI propulsé par le NIH en 2021, TRPA1 possède le type de code génétique d'une protéine. Les protéines impliquent un rôle dans la détection, l'intégration et l'initiation des signaux douloureux dans le système nerveux autonome[212]. La captation de l'information découle d'un récepteur. Aucun traitement contre la douleur chronique, les mouvements anormaux, la spasticité, la paralysie ou les troubles hormonaux n'est encore conçu. Rien n'exploite toutes les implications de ce récepteur, qui définit le seuil d'état de stress mécanique et chimique (signaux nociceptifs) perçu comme réel par le tronc cérébral et le système limbique. Pourtant, nous savons que les commandes motrices inconscientes en dépendent. Chaque mouvement dépend d'un réflexe, lui-même construit sur la base d'un récepteur. Le potentiel d'action est l'élément de base de l'influx nerveux. Si le seuil d'excitabilité est dépassé par l'ouverture des canaux, il déclenche un réflexe, qui réinitialise le canal. L'entrée de ce canal sensoriel est son récepteur. Il dépend de ses capteurs, qui lui permettent d'intégrer par la sensibilisation et donc le stress, qui définit pour lui la situation de danger ou non dans laquelle se trouve le corps physique. Le SNC ajustera alors d'être en mode de défense ou de fuite. Le stress post-traumatique à cause de la saturation de ces récepteurs par le neurone WDR, qui sature aussi jusqu'à l'innervation du canal le tronc cérébral l'oblige à maintenir la contraction permanente (spasticité) et à rentrer en syndrome de sensibilisation centrale qui est une extension du stress post-traumatique physique. L'environnement des nocicepteurs doit changer. Il faut nécessairement agir directement sur le neurone WDR et les membranes des nocicepteurs par le réflexe de retrait (PA artificiel) pour lui ordonner l'action/réponse rapide capable d'inhiber l'antagoniste qui bloque le couple de force (loi de Sherrington). C'est pourquoi la thérapie des trigger points manuelle est la compression mécanique (rythmé ou non, par effet de pompe les canaux ioniques des nocicepteurs finissent par s'ouvrir : ions sodium dit Na+) et en dry needling l'aiguille sèche finit par trembler. Le seuil d'excitation synaptique augmente par dépolarisation et décharge. La nociception finit par désensibiliser le réflexe de retrait de la fibre C et conjointement par le besoin de faire intervenir les motoneurones alpha pour libérer la zone potentiellement en danger, freinant ainsi pour cela tous les signaux ascendants du canal sensibilisant le tronc cérébral. L'information nociceptive ascendante est coupée temporairement du récepteur membranaire au thalamus permettant la récupération d'adrénaline et la reprise de modulation inhibitrice par l'endorphine. La perméabilité sélective de la cellule est alors possible du fait que TRPA1 possède le code génétique d'une protéine et que les venins sont des peptides. La théorie de l'hypersensibilité centrale semble la bonne pour expliquer l'étiologie des points sensibles que sont les tenders points, les trigger points et les dermalgies réflexes. En réalité, probablement de toute douleur chronique et de beaucoup de maladies neuromusculaires et neurologiques. Le muscle n'a que deux états intrinsèques : il est contracté ou relâché. Il ne peut donc pas cumuler deux réflexes conjointement dans un état de marche normal. Si le réflexe de flexion ipsilatéral est défaillant à cause de sa sensibilisation centrale par la fibre C. Il est logique que le seul qui puisse s'exprimer avec autant d'exagération ne reste que celui d'inhibition autogénique (spasticité) puisqu'il est épargné par cette sensibilisation centrale initiale. La source de

---

[211] **TA. NIELSEN, MA. ERIKSEN, P. GAZERANI, HH. ANDERSEN**, « *Preuves psychophysiques et vasomotrices de l'interdépendance des réponses nociceptives évoquées par TRPA1 et TRPV1 dans la peau humaine : étude expérimentale* », 10/2018

[212] **J. GARCIA-ANOVEROS, K. NAGATA**, « *TRPA1* », canaux potentiel de récepteur transitoire, 2007 : https://www.ncbi.nlm.nih.gov/gene?Db=gene&Cmd=ShowDetailView&TermToSearch=8989

cette défaillance sur tout le couple de force reste l'utilisation inappropriée (faiblesse et surutilisation) de l'antagoniste qui surcharge à son tour l'agoniste amenant ainsi une surutilisation qui fera converger les influx nociceptifs dans le tendon (ONT/SNC), avec probablement pour conséquence une ischémie locale qui produit un environnement pro-inflammatoire (cytokines/lit capillaire) nociceptif propice à saturer le récepteur TRPA1 par le neurone WDR qui s'hyperexcite dans cette boucle vasculo-neuronale piégeant l'Ach. Un surmenage chronique musculaire entraîne un stress chronique post-traumatique physique : la spasticité et la paralysie médullaire comprenant la douleur chronique et les mouvements anormaux. Les canaux Na+ des nocicepteurs doivent s'ouvrir pour décharger l'hyper-réflexie responsable de l'amnésie sensori-motrice et du syndrome de sensibilité centrale. La ponératoxine ouvre les canaux Na+, ce qui amène un effet majeur sur la vasomotricité de la peau et sur les efférences viscéro-motrice du système nerveux autonome en réponse à la douleur focalisée. Le problème initial est une hyperactivité des fibres afférentes relayée par le neurone WDR qui est incontestablement responsable de la manifestation de la douleur physique ayant pour conséquence de perturber les commandes motrices inconscientes par l'Ach déficitaire qui est piégée dans le point sensible. La ponératoxine de la fourmi balle *P. Clavata* active significativement des neurones afférents primaires[213]. Il est également intéressant de notifier que j'ai reçu un courrier du Pr Dorandeu, directeur adjoint de l'IRBA daté du 6 septembre 2021, me mentionnant : « malheureusement je ne peux pas vous apporter de réponses, je vous conseille de consulter un service spécialisé de la douleur où il pratique la stimulation cérébrale profonde ». Alors que le même jour, je m'étais entretenu 30 min 48 s avec son directeur scientifique, neurobiologiste par téléphone qui jugeait de techniquement cohérente ma proposition thérapeutique par le réflexe, mais n'était également pas capable de m'aider, car il m'expliquait n'être pas médecin. Le Pr Dorandeu est Docteur en neurosciences spécialisé en biologie et biochimie des agressions. Rappelons que le récepteur TRPA1 dit Wasabi receptor (porte d'entrée/zone utile) n'est pas dans le cerveau, la stimulation cérébrale profonde ne peut par conséquent pas corriger une sensation (capteur de stress mécanique et chimique), de facto elle n'a pas d'intérêt pour corriger un réflexe, la douleur et son mouvement associé puisqu'il découle de la bonne stratégie de mouvement à mettre en place suivant la situation proprioceptive du corps physique. Si l'information captée par le récepteur TRPA1 est distorsionnée (à cause de la défaillance initiale des muscles anti-gravités/antagonistes avec contractions sans mouvements prolongées dans mon cas), il est logique qu'elle arrive distorsionnée dans le terminus du circuit, le cervelet (posture antigravitation). Le syndrome de sensibilisation centrale est une distorsion cognitive d'exagération sensori-mémori-motrice. L'augmentation de l'excitabilité des unités motrices et l'induction d'une hyperactivité végétative sympathique entraînent un défaut des contrôles inhibiteurs descendants. Il est impératif dans ce cas de procéder à un PA artificiel inhibiteur fort pour permettre la récupération d'adrénaline et l'autosécrétion d'endorphine pour freiner les signaux ascendants. La stimulation amènera toujours le même phénomène avec les mêmes caractéristiques. Le stimulus rendra perméable temporairement la membrane aux charges qui rentreront dans la cellule. Les canaux s'ouvriront massivement et totalement, les échanges seront importants, la dépolarisation de la membrane (PA) se fera et se propagera le long de la membrane plasmique de la cellule[214].

---

[213] **SAMIRA, AILI** et **AL.**, « *An Integrated Proteomic and Transcriptomic Analysis Reveals the Venom Complexity of the Bullet Ant Paraponera clavata* », 14/05/2020 : https://www.mdpi.com/2072-6651/12/5/324/htm
[214] **Jacques BERTHET**, *Dictionnaire de biologie*, Bruxelles, De Boeck, 2006.
Pierre PEYCRU, *Biologie : tout-en-un*, Paris, Dunod, 2007

TRPA1 a été impliqué dans la maladie d'Alzheimer. Selon des neurobiologistes français, le blocage de TRPA1 prévient d'un dysfonctionnement neuronal irréversible. Je suis la preuve vivante que cette irréversibilité est totalement fausse, puisque ce récepteur est sensible à la pression barométrique et aux substances toxiques (c'est-à-dire à tout ce qui pourrait s'apparenter à un danger potentiel, une morsure animale ou une piqûre d'insecte comme pouvait le percevoir nos ancêtres chasseurs-cueilleurs).

Le Calcium (Ca2+) est une molécule de signalisation essentielle dans toutes les cellules. Il est impliqué dans de nombreuses fonctions fondamentales, y compris la vie cellulaire et la mort. Une régulation anormale du Ca2+ (défaut homéostatique) peut causer des maladies humaines. TRPA1 a une perméabilité élevée au Ca2+, les ions sodium et potassium en tant que canal cationique non sélectif. Le Ca2+, l'afflux médié par TRPA1, est impliqué dans une variété de processus biologiques. L'inhibition de TRPA1 supprime la croissance tumorale de la xénogreffe et améliore la chimio-sensibilité. Le stress oxydatif est un stress mécanique et chimique. Il existe un mécanisme de défense contre le stress oxydatif non canonique via TRPA1, un canal d'influx de Ca2+ neuronal sensible à l'oxydoréduction. Le potentiel thérapeutique du canal TRPA1 est mis en évidence, qui devrait devenir une nouvelle direction pour la prévention et le traitement des problèmes de santé, tels que le cancer et les maladies neurodégénératives. TRPA1 est le capteur goniométrique principal des articulations. La peau est donc bien le capteur environnemental principal intracorporel et extracorporel de notre système nerveux autonome (de la vie organique).

Le mouvement dépend du seuil de charge des nocicepteurs. Le mouvement dépend du bon ressenti de TRPA1. Largement exprimé dans les cellules et les tissus, TRPA1 est le seul membre de la sous-famille des ankyrines identifié chez les mammifères jusqu'à présent. Le réflexe myotatique inversé avec spasme protecteur a été éprouvé par Sherrington sur des mammifères. Nous répondons à ces mêmes lois réflexes. La preuve est la spasticité, le membre humain se plie comme le genou du chat contre une résistance à la flexion lors d'une contraction isométrique sous-maximale trop soutenue. Elle provoque un apport nociceptif trop important pour le système nerveux autonome, ce sont les nocicepteurs et les récepteurs TRPA1 qui cèdent sur la durée et l'intensité. La cellule possède un seuil d'excitabilité, il est normal que le neurone WDR dans ces conditions puisse s'hyper-exciter.

Un autre nom du réflexe de retrait est le réflexe de paralysie par la peur (RPP). La spasticité est une paralysie d'origine médullaire sensori-mémori-motrice réflexe traumatique. Ce n'est pas que nous ne pouvons plus, nous avons simplement oublié, d'où les imageries nulles (puisque la palpation active le récepteur TRPA1 saturé, qui, sensible à la pression barométrique, se co-exprime avec TRPV1, sensible à la température[215]). La zone réceptrice TRPA1 qui nous intéresse est sous la peau, entre le fascia superficiel et l'hypoderme. Même si l'injection de ponératoxine était intra-myo-tendineuse, elle déchargerait les nocicepteurs du derme profond, car la peau focalise en superficie les informations qui circulent en profondeur.

---

[215] **Jacques BERTHET**, *Dictionnaire de biologie*, Bruxelles, De Boeck, 2006.

Pierre PEYCRU, *Biologie : tout-en-un*, Paris, Dunod, 2007

Fangyan HU et AL, *Transient receptor potential ankyrin 1 and calcium: Interactions and association with disease (Review),* spandidos-publications, 2021 : https://pubmed.ncbi.nlm.nih.gov/34737802/

Adrien PAUMIER et AL, *Astrocyte-neuron interplay is critical for Alzheimer's disease pathogenesis and is rescued by TRPA1 channel blockade,* Oxford Academic, 2021 : https://pubmed.ncbi.nlm.nih.gov/34302466/

Nobuaki TAKAHASHI et AL, *Cancer Cells Co-opt the Neuronal Redox-Sensing Channel TRPA1 to Promote Oxidative-Stress Tolerance*, HHS, 2018 : https://pubmed.ncbi.nlm.nih.gov/29805077/

Nous sommes faits de biotechnologie. Notre cerveau est une carte mère et l'aire prémotrice un processeur. Notre ventre, le deuxième cerveau, est la mémoire tampon. Notre peau constitue un filtre à poussière, un pare-feu provoquant parfois des confusions corticales. Tels des pirates informatiques audacieux, polyvalents et multimodaux, nous avons besoin de médecins pour réinitialiser notre système en passant par tous les autres programmes mécanorécepteurs (sensitifs, afférents, efférents, polarité +/—, sympathique, parasympathique, flight or fight, Yin et Yang).

Avant d'opérer à tout-va, il semblerait que ma méthode inoffensive pourrait être précieuse. Nous savons que l'antagoniste ne réalise pas uniquement la rétroaction, mais qu'il contrôle aussi la bonne marche du mouvement programmé et se réserve à tout moment la possibilité de le freiner ! La spasticité résulte d'un réflexe d'inhibition autogénique. Lorsqu'on cherche à vaincre l'hypertonie des extenseurs en les fléchissant de force, en créant une résistance à la flexion, le trauma s'inscrit. Ce réflexe coupe l'alimentation en cas de danger (trauma/syndrome d'adaptation), un gain de tonus apparaît dans un premier temps, puis une chute soudaine lors de la disparition brutale du tonus des extenseurs. La spasticité est une hyperactivité de ces fibres afférentes. Elle s'exprime comme une résistance à la flexion. C'est une hyperexcitabilité des motoneurones. La spasticité se complique fréquemment de rétractions musculo-tendineuses et déformations articulaires statiques. L'allongement tendineux permet également, en détruisant les organes tendineux de Golgi, de réduire la spasticité. C'est au niveau de la corne postérieure médullaire que s'effectue une première filtration des informations sensitives et celle-ci peut entraîner une confusion corticale. Une crise énergétique de l'ATP entraîne une altération neuro-sensitive des neurones convergents (neurone WDR ou corne postérieure). Les neurones (WDR) répondent aux afférences des viscères, des muscles et de la peau et à l'hyperactivité d'une de ces structures en entraînant une diminution du seuil d'excitation synaptique. La répétition du stimulus initial provoque la surstimulation d'un métamère et se traduit au niveau de la peau par une zone réflexe cutanée. La dermalgie réflexe est alors un phénomène neurologique localisé, qui prend naissance au niveau médullaire. Il s'agit d'un circuit parasite agissant sur un arc spinal. Ce filtre perturbé créer une réelle dissociation syringomyélique lors de l'influx nerveux de la corne postérieure (WDR). Le nœud du problème est dans la *pars intermédia-juxta-épendymaire* de la moelle spinale, qui, par les troubles trophiques locaux, entretient elle-même cette dystonie neurovégétative. Cela se traduit par une paralysie des muscles, l'inhibition des motoneurones alpha, un ralentissement de la motricité et l'accroissement des réflexes proprioceptifs, ainsi qu'une hypertonie. Biomécaniquement et neurophysiologiquement, il s'agit d'une augmentation vitesse-dépendante du réflexe tonique, accompagnée d'une exagération des réflexes tendineux, perte d'équilibre statique et dynamique entre les agonistes et antagonistes. Les arcs réflexes au-dessous de la lésion médullaire ne sont plus freinés. Le syndrome pyramidal associe le trouble de la commande motrice à l'origine d'une parésie. La peau et le système nerveux partagent le même feuillet embryologique. Chaque réflexe est construit sur la base d'un récepteur. Le réflexe de flexion nociceptive est capable d'inhiber l'antagoniste, recruter les motoneurones alpha inhibés par le tendon figé en flexion, casser la crise énergétique de l'ATP, décharger les récepteurs, normaliser le flux des neurones WDR, augmenter le seuil d'excitation synaptique, freiner les arcs réflexes au-dessous de la lésion médullaire suffisamment longtemps pour reprendre la modulation inhibitrice, supprimer l'exagération des réflexes tendineux et récupérer une commande motrice. Il y a déjà plus de 3 ans que je répète ce discours à propos du réflexe de retrait des fléchisseurs. Depuis je n'ai cessé d'étudier cette question. Je peux d'ailleurs fournir la liste et les coordonnées des vingt-cinq médecins ayant entendu

mes propos qui parlent de ma technique douloureuse réalisée sur le tendon du psoas, sans mentionner une seule fois le mot « réflexe ».
Le réflexe ipsilatéral de flexion peut soigner le syndrome pyramidal, qui associe le trouble de la commande motrice à l'origine d'une parésie. Elle est également ipsilatérale à la lésion lorsque celle-ci est médullaire.[216]

Modèle d'altération de la proprioception :

Altération de l'ATP => altération du neurone WDR => altération FNM alpha/gamma => altération de l'acétylcholine => altération de l'acide glutamique => altération adrénaline/opioïdes => altération du potentiel d'action.

ee. La pleine conscience

La pleine conscience est le dernier axe salvateur ô combien essentiel ! J'ai toujours été intéressé par la spiritualité puisque le fils de ma marraine, Matthieu RICARD[217], est l'interprète du Dalaï-Lama depuis 1989.
Puisque la spasticité est provoquée par un réflexe d'inhibition autogénique qui « coupe l'alimentation ». La méditation en pleine conscience peut être un outil thérapeutique des plus efficaces. Elle permet d'avoir accès au cerveau limbique/émotionnel. Le spasme protecteur étant un repli de protection initialement lancé par l'inconscient pour protéger l'intégrité physique, la méditation en pleine conscience permet d'accéder à ce système. Toutefois, je ne suis jamais parvenu à le débloquer en méditant.
Si on analysait mon cerveau, par exemple, en pleine méditation, on verrait une activité accrue du cortex. À ce moment-là, j'ai littéralement la sensation d'avoir une électrode dans ma tête tant la puissance électrique y est intense. Je sens cette stimulation cérébrale profonde, j'arrive à la canaliser et la rediriger vers mes psoas, simplement en essayant de les activer moi-même par contraction. Je cherche consciemment la commande. Quand je la trouve, un gain de tonus apparaît et mes psoas se contractent intensément. Ce phénomène est visible par des spasmes intermittents, c'est l'effet rebond. Malheureusement, je n'arrive pas à dépasser ce seuil d'excitation, je n'obtiens donc pas de chute brutale. Comme j'ai voulu le démontrer à travers cette étude, j'ai besoin d'un stimulus local pour synchroniser la commande et intégrer la proprioception de celle-ci.
Le corps et l'esprit sont indissociables à l'instar de la biomécanique et des neurosciences. Nous sommes une seule et même entité. Dans mon cas précis, la crise énergétique de l'ATP est une

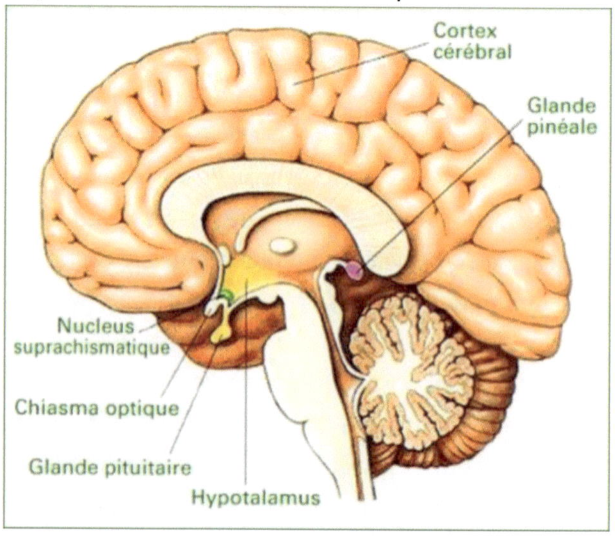

*Au centre de notre cerveau,
la glande pinéale*

---
[216] https://sites.google.com/site/aphysionado/home/fonctionssn/systmoteur/lesionmotrice
[217] Docteur en génétique, **Matthieu RICARD** est devenu moine tibétain, puis auteur de plusieurs ouvrages.

vasoconstriction : l'oxygène ne passe plus, donc le fuseau neuromusculaire non plus. Probablement qu'une injection locale en jonction myotendineuse/neuromusculaire (exempte cette fois d'agent biochimique nociceptif et simplement vasodilatateur et décongestionnant) permettrait de restaurer cette interconnectivité. Si elle était couplée d'une méditation en pleine conscience avec la volonté de reprise de commande, les chances de guérison seraient encore plus fortes. Plus simple, la nociception semble donner accès à des réactions préprogrammées automatisées redoutables, adaptées inconscientes et rapides.
La sensation se passe d'égo, les motoneurones alpha aussi. Nous évitons ainsi tout processus logique et lot de pensées superflues. Le corps dispose de sa propre intelligence. En toute humilité, l'évolution n'a pas attendu l'évaluation par les pairs ni les études randomisées pour survivre et s'adapter à son écosystème. L'homme n'est pas un prédateur supérieur. Une étude scientifique de l'Institut français de recherche pour l'exploitation de la mer montre que le mammifère que nous sommes se situe au même niveau que l'anchois dans la chaîne alimentaire[218]. Il serait temps de considérer la nature et faire confiance en la vie, qui impose son instinct de préservation et qui n'a pas besoin de notre aval pour se réguler dans nos sociétés de plus en plus éloignées du vivant.

C'est pourquoi la prise de conscience par la pleine conscience est largement plus adaptée à la problématique de la reprise d'une commande motrice. Elle devrait être vivement recommandée dans le cas de toutes les pathologies d'ordre neurologique et, plus particulièrement, en phase préopératoires où elle permet une meilleure gestion du stress et de l'estime de soi. En phase postopératoire, après un allongement tendineux par exemple, la méditation en pleine conscience s'avère salutaire. En effet, ce n'est pas parce que le frein neuro-cinématique de Golgi est détruit que la commande instinctive est rétablie, que le muscle est réactivé ou que la proprioception est synchronisée. L'énergie doit circuler. Les canaux sensoriels doivent retracer leurs trajets, des sources d'innervations aux terminaisons pour automatiser le canal et il faut les aider. Il a été prouvé que plus une connexion synaptique est effective (plus un neurone passe au même endroit), plus la connexion est rapide et efficace : elle devient même automatique et instinctive. La mémoire cellulaire existe et n'est plus à prouver, par conséquent il faut impérativement considérer la modulation de l'arc réflexe et la facilitation neuromusculaire.

La dystonie compte de nombreux points communs avec d'autres maladies (Parkinson, sclérose en plaques, etc.). Toutes ces pathologies se ressemblent, leurs nominations/désignations ne sont que des étiquettes. Parmi ces maladies issues d'une neuromédiation distorsionnée, le neurone WDR est toujours mis en cause. Les symptômes sont des valeurs sûres, il faut remonter l'étiologie par la proprioception, à l'aide d'outils gratuits et performants (les mains, le toucher, la palpation semblent plus précis que des clichés dans lesquels toute sensation ou compréhension reste invisible). Les clichés sont utiles, mais ils ne peuvent remplacer la palpation ou intégrer le fait que le système nerveux régit tout. Si les pathologies sont visibles, c'est qu'elles ont déjà atteint des stades avancés. Les pathologies latentes pourraient être prévenues en amont, par l'inspection des éléments proprioceptifs corporels et l'examen de la fluidité du mouvement du patient (posturologie). Nier ces éléments/outils de diagnostic semble être une grave erreur, qui limite même l'intérêt des clichés. Aujourd'hui, ils

---

218 **S. BONHOMMEAU, L. DUBROCA, O. LE PAPE, J. BARDE, D. KAPLAN, E. CHASSOT, A.L. NIEBLAS**, *« Eating up the world's food web and the human trophic level »*, PNAS, 2013

prennent la première place dans la compréhension du protocole de diagnostic, malgré leur négativité, erreurs ou errances constantes[219].
En effet, TRPA1 possède une sensibilité à la pression barométrique (et la douleur) modulée par l'insula. TRPA1 est un capteur de stress mécanique et chimique de l'environnement (inconscient) intérieur et extérieur puisque la peau partage le même feuillet embryologique que le système nerveux.

ff. L'électricité

Le taser est un *schocker* électrique. La douleur de la guêpe *Pepsis* peut être comparée à celle provoquée par une matraque électrique. L'électrostimulation présente des avantages, en termes de mesure, sécurité et reproductibilité pratique, intéressantes. L'impulsion sur le tendon du fléchisseur pourrait gagner les cellules de la moelle épinière et remonter jusqu'au cerveau, qui interpréterait cela comme des signaux venant du corps. Si le flux d'informations est trop important, les neurones seront saturés et incapables d'interpréter ces signaux. Débordé, le cerveau va alors tenter de gérer le flux pendant un temps, puis ne commandera plus d'informations aux muscles : gain de tonus, coupure de neurotransmission et chute brutale (paralysie neuromusculaire transitoire).
Des intensités, de quelques milliampères, peuvent provoquer une certaine douleur sans impacter le cœur. L'impulsion locale n'aurait plus rien à voir avec la stimulation cérébrale profonde, car elle provoquerait l'excitation du fléchisseur de manière directe, l'inhibition de l'extenseur, la nociception et tous les avantages que permet celle-ci par focalisation : déclencher le réflexe de flexion nociceptive par effet rebond à l'aide d'un recrutement motoneuronique réperceptif.
Malgré tout, l'inoculation d'un venin nociceptif dédié serait vasodilatatrice, néo-vascularisant-oxygénateur informatif, déchargeant, dépolarisant, ciblé, diffus, débilitant, express, et nécessiterait moins de technique. Avec toutes les composantes requises pour déclencher le réflexe d'échappement, il y aurait un risque quasi nul et facilement ajustable, puisqu'il serait même dosable[220].
Cette méthode semble plus raisonnable par rapport aux tests infiltratifs de cortisone, qui au contact d'un implant peuvent créer une morbidité propre et de lourdes conséquences en cas d'infection, en plus de fragiliser inutilement le tendon. Il ne s'agit pas de soigner une dysfonction inflammative, mais bien informative. Certes, un risque de choc anaphylactique existe, mais c'est toujours mieux que de vivre une déformation chronique du corps, une exclusion sociale, des souffrances atroces et une immobilisation à vie. Au vu de la faible toxicité et des connaissances chimiques actuelles des venins, ce risque est seulement une fois de plus minime. Si nous sommes capables d'utiliser sans prescription le plus puissant poison du monde connu par l'homme pour fabriquer de l'antiride hors AMM (le Botox), pourquoi ne pourrions-nous pas utiliser le venin pour guérir certaines maladies ? La compression mécanique est également possible. Néanmoins, cette technique n'est pas reproductible en étant seul. Je la connais, mais j'ai besoin d'aide pour la mettre au point. La question n'est plus vraiment comment soigner, mais plutôt qu'attendons-nous pour le faire ?

---

[219] Une étude remet en cause la fiabilité de l'imagerie IRM - Sciences et Avenir Mal de dos : peut-on faire confiance aux résultats d'IRM ? - Le Point Neurosciences : les études sont-elles vraiment fiables ? (futura-sciences.com)
[220] **Maxime LAMBERT**, « *Taser : quel effet une décharge de 300 000 volts a-t-elle sur le corps ?* », Maxisciences, 2019 : https://www.maxisciences.com/electricite/taser-quel-effet-une-decharge-de-300-000-volts-a-t-elle-sur-le-corps_art33400.html

gg. Souvenirs & espace-temps

Pour étudier et comprendre un phénomène, il faut pouvoir l'observer. Par son pouvoir d'introspection, seule la DMT possède la capacité de sonder la conscience et la voir réellement, telle qu'elle est. Toutes les ondes invisibles à l'œil nu deviennent perceptibles. L'ayahuasca est l'équivalent d'un éveil (*kundalini*) que les méditants atteignent en pleine conscience ; c'est ce qu'ils appellent le « troisième œil ». L'ayahuasca permet un accès instantané. Il n'y a pas de paliers de préparation, cette expérience n'est pas longue et exigeante comme l'exige la maîtrise de la pleine conscience. La DMT provoque probablement un potentiel d'action induit artificiellement. La pleine conscience permet spatio-temporellement la visualisation et le déplacement, comme chez les grands moines, donc elle résulte nécessairement d'un réflexe d'ouverture de la glande pinéale.
Avant de percer le voile, l'ayahuasca provoque des visions kaléidoscopiques aux couleurs de l'arc-en-ciel, un peu comme le bouton de chargement Apple. À l'instar de chez les bouddhistes du Tibet, Japon, Chine, Corée et Viêtnam, les anges sont aussi faits de lumière chez les musulmans. Le bouddha des bouddhas Amida est également fait de lumière (littéralement lumière infinie). La lumière joue donc un rôle, elle est imagée pour les chakras de différentes couleurs. Amida règne sur ce que les moines appellent le Nirvana, en dehors du cycle des réincarnations[221]. Dans l'Islam, c'est aussi un ange (nommé Redouane) qui est chargé de garder le paradis[222] :

> « Allah est celui qui a créé sept cieux superposés. Vous ne voyez pas de variations dans les formations du Compatissant, alors redirigez votre vue, voyez-vous une création ? Puis, redirigez votre vue à nouveau, votre vision vous revient dans la défaite et le regret. »
>
> Coran 67.3-4

Quand on sait toute l'importance que revêt la pauvreté de notre champ visuel en cosmologie, on ne peut pas faire semblant qu'il n'y a pas de lien. La conscience possède sa propre vision. J'ai l'intime conviction que les multivers existent. Je me suis retrouvé dans des univers similaires, que leurs propres lois physiques régissent. Nous sentons notre conscience se désagréger lentement et une réelle ouverture. Cela est dû à la l'inhibition totale de nos repères, dont nos cinq sens font partie.
D'ailleurs, nous comptons beaucoup trop sur ceux-ci pour définir ce qui est vrai ou réel. Avec de telles croyances, les microbes seraient restés inconnus, inexistants et totalement insoupçonnés aux yeux de tous. Dans ce cas, les pestes qui ont décimé des populations entières perdureraient encore aujourd'hui. En Europe au XVIIe siècle, les médecins soignaient les victimes de la peste en portant des masques dotés de longs becs d'oiseau. Ces médecins pensaient que la peste se propageait dans un air devenu toxique, ce qui pouvait créer un déséquilibre des humeurs ou des fluides corporels de leurs patients. On pensait que les parfums doux et piquants pouvaient fumiger les zones touchées par la peste et protéger le visiteur. De petits bouquets de fleurs, des encens et autres parfums étaient courants à l'époque[223]. Le même schéma se reproduit à notre époque, cependant antalgiques et antidépresseurs sont devenus les équivalents des parfums. Malgré cet état de fait (nos yeux ne perçoivent qu'une infime partie de la réalité), les médecins se positionnent en juges suprêmes en posant des diagnostics basés sur l'imagerie qui définit, selon eux, la douleur réelle de leurs patients et le fonctionnement de l'appareil locomoteur qui en découle.

---

[221] **Sylvain LÉVI, Junjir TAKAKUSU, Paul DEMIÉVILLE, Kaigyoku WATANABE HOBOGIRIN**, *Dictionnaire encyclopédique de bouddhisme d'après les sources chinoises et japonaises*, Paris, Maisonneuve, 1929, vol. 1-3, pp. 24-30 : https://archive.org/details/hbgirindictionna0103lvuoft

[222] **Isabelle HEULLANT-DONAT**, *Le Livre de l'Échelle de Mahomet*, Le Livre de Poche, Paris, 1991

[223] https://www.nationalgeographic.fr/sciences/2020/03/pourquoi-les-medecins-de-la-peste-portaient-ils-ces-droles-de-masques

Pourtant, la peau est le capteur goniométrique des articulations. La proprioception définit la sensibilité profonde du corps à lui-même. La régulation motrice inconsciente dépend des faisceaux cérébelleux directs et croisés, qui transportent les influx issus des FNM (alpha/gamma) et des ONT (Golgi) qui ne donnent pas lieu à des sensations conscientes. Depuis cent ans, la cosmologie nous répète que nos yeux nous mentent. Dans ce cas, la sensation n'est-elle pas un outil plus adapté pour jauger la zone actuellement douloureuse ? Par définition, le neurone sensoriel stimulé ne réagit qu'à la sensation d'un patient, contrairement à la vision d'une machine ou d'un homme.
Le temps, comme nos neurones, possède une plasticité (il est malléable). L'espace, comme nos mémoires, possède une capacité à la distorsion. Une information transportée (dans un temps propre) par des neurones (qui ont leur propre spatialité) jusqu'à la mémoire devient un souvenir à long terme (sémantique) et immédiat (perceptif). Le trauma, qui provoque des troubles proprioceptifs comme la douleur chronique et/ou la spasticité et la paralysie médullaire, est de ce fait une distorsion spatio-temporelle de la plasticité neuronale, qui fige la mémoire perceptive par un réflexe d'inhibition autogénique nocifensif : l'élasticité tendino-myofasciale devient dysfonctionnelle. Cela produit l'amnésie sensori-mémori-motrice, décrite comme une autoanesthésie des glandes médullosurrénales. C'est en fait un réflexe de protection, qui protège le corps de tout dommage qui lui semblerait irréversible.
Pour soigner une maladie, il faut en toute logique la conceptualiser et remonter le temps pour comprendre sa chronologie. Cette manifestation pathologique nécessite plus que onze secondes d'écoute. Si la sensation est un souvenir en mouvement, le souvenir n'est plus un mouvement une fois l'analyse présynaptique effectuée, mais une simple information. Dans la mythologie grecque, Mnémosyne, déesse de la mémoire, est la fille de Gaïa, la Terre. L'univers également possède une mémoire que nous appelons la mémoire fossile. Il s'agit de la première lumière de l'univers[224].

E = mc2 :
L'énergie = la masse multipliée par la vitesse de la lumière au carré : quoi de plus rapide ?
La lumière, c'est la vie.
La vie, c'est le mouvement.
L'immobilité, c'est donc la mort…

Les mémoires sont le contenant de nos gènes. Faire la distinction entre les différentes mémoires est vitale pour répartir les différents types de douleurs et leurs étiologies. Dans tous les cas, d'une manière ou d'une autre, il va falloir affronter à nouveau ce stimulus négatif pour l'extérioriser et le sortir de cette mémoire.
Pour un muscle, cela se traduit par la contraction simultanée de tous les muscles fléchisseurs et le relâchement de tous les extenseurs dans un laps de temps très court. C'est ce laps de temps en paralysie neuromusculaire transitoire, qui ne peut survenir qu'après un signal inhibiteur fort douloureux sur le point sensible, au niveau du tendon du fléchisseur. Il définira la confirmation de la mise à jour actualisée dans la mémoire perceptive.
Pour un esprit (souvenir), la DMT permet par introspection de revivre ses souvenirs traumatiques et enfouis juste avant l'expérience de mort imminente. L'expression « revoir sa vie en accéléré » est quelque peu erronée puisque ce n'est pas vraiment notre vie que l'on revoit, mais plutôt les sensations

---

[224] **D. ELBAZ, C. CESARSKY**, « *The Cosmic infrared background : a fossil record of galaxy encounters* », Science, 2003

inscrites dans notre mémoire sémantique. Ces sensations sont stockées sans contexte, comme si la situation dans laquelle elles ont été vécues n'a pas d'importance. Le stress est un stimulus, de la même manière que le seuil d'excitabilité dépassé du potentiel d'action est le réflexe. Le seuil d'excitabilité dépassé du stress est le stress post-traumatique, le second impact. Le réflexe de retrait est simplement le chemin inverse de la cause primaire du stress. Le stress n'est qu'un stimulus négatif, qui étymologiquement se traduit par la détresse.
Quoi d'autre de plus adapté, efficace, rapide et intelligent, ayant la plus puissante capacité de calcul génétiquement intégré que notre instinct de survie ? Il vient à notre secours pour nous sauver de nous-mêmes. Notre système neurovégétatif, lui-même supervisé par notre instinct de survie, est le résultat d'une chaîne de progrès et d'expérimentation ininterrompue biotechnologique de la vie sur terre.
L'expérience est la connaissance acquise à travers l'interaction avec l'environnement. Notre capacité d'adaptation et notre expérience permettent de faire face et débloquer d'autres situations, qui semblent à priori impossibles. La logique et les connaissances médicales ou scientifiques actuelles sont anthropomorphisées (alors que reste l'incompréhension des maladies chroniques). Sous DMT, le système de survie compte uniquement sur la conscience, le 6e sens pour trouver une réponse. Nous savons qu'un système cherchera toujours à en remplacer un autre. Peut-être que la privation des cinq sens par la DMT déploie une capacité réelle de la conscience (du point de vue de la concentration énergétique, par l'expérience de mort imminente vécue comme réelle par l'esprit).
Si nous ne l'avions pas oublié, la nature (littéralement naissance) avait prévu de faire de nous l'espèce la plus évoluée et la plus sophistiquée de toutes. La sophistication se trouve dans la simplicité. Si nous avions misé sur la nature plutôt que sur la technologie inorganique, nous n'en serions pas là. En outre, je ne souffrirais plus et presque personne ne souffrirait des douleurs conséquentes à de multiples maladies. La douleur est un symptôme neuro-sensitif mémoriel, pas une maladie. Étymologiquement, la technologie est un mot grec qui signifie « art et compétence ». Si la médecine est un art, sa compétence dépend de l'instinct d'analyse de son hôte, qui découle de sa capacité d'adaptation ; autrement dit de son intelligence. Peut-on juger la médecine actuelle comme instinctive et par conséquent intelligente ? Son approche culturelle, anthropomorphique et anthropocentrique suit le chemin d'une carte mentale fictive à mille lieues de la condition neuromorphologique immuable de l'homme. Qui fixe les conditions initiales, les croyances humaines ou la vie qui a fait naître l'homme ? Nier le réel ne nous fera pas avancer. La science actuelle n'est qu'un nouveau mythe. Si, comme des millions de personnes, je ne sais plus à qui m'adresser, c'est bien que cette médecine mythique ne fonctionne plus. Protégée par un système politique totalitaire et totalement cloisonné, la médecine limite la recherche. Sans pluralisme, l'errance thérapeutique et l'absence de soin perdureront. La chronicité de nos maladies confirme l'incapacité d'adaptation et le manque d'intelligence des traitements symptomatiques actuels. La qualité d'une innovation est son caractère révolutionnaire. Pour faire une révolution, il faut bien détrôner les modèles erronés, malgré l'illusion d'équilibre juste qui impose la dictature d'un paradigme. Nous sommes dans le système que nous étudions. Le recul et l'humilité de tout ce qui a trait à la biologie de notre espèce devraient être obligatoires. L'intention d'agir avec humanité concorde avec le fait de se fier à son instinct, outrepassant ainsi des codes restrictifs et contre-productifs. Cela s'applique particulièrement dans tous les domaines du progrès. Le placebo provient bien de nous. Placebo qui est d'ailleurs une arme de discrédit de nombreuses études préorientées. Qu'en est-il du nocebo ? Le réflexe de retrait thérapeutique est un nocebo suggéré et induit par un potentiel d'action artificiel. Cela n'empêche pas que la pathologie initiale est bien inscrite à la fois sous la forme d'un trigger point sur le plan physique et sur le plan psychoémotionnel, par le biais du système nerveux autonome, mis en état de stress chronique post-traumatique permanent. Ce

stress est réel qu'il soit perçu consciemment ou non, que le trigger point soit actif ou latent est équivalent en termes de désordre pathologique, musculo-squelettique et neurovégétatif possible. Jose Miote Ibarra s'est attaché à étudier les points gâchette latents et leur implication pathologique. Les points latents seraient selon lui à l'origine d'une relaxation musculaire incomplète induisant ainsi un désordre du contrôle des mouvements fins et un déséquilibre de l'activation musculaire. Il conclut que leurs éliminations amélioreraient la fonction musculaire[225]. Le seuil de captation des récepteurs du stress mécanique et chimique définit la réalité pour tous les systèmes. La proprioception définit la réalité perçue de l'organisme, cette réalité n'est pas celle ressentie par Samsung ou Toshiba. La mémoire est une sensation, captée prioritairement par le récepteur et non par le cerveau directement. Les bienfaits du K-tape d'origine japonaise et ventouses chinoises (et islamiques, comme la Hijama) s'expliquent par les preuves psychophysiques et vasomotrices de l'interdépendance des réponses nociceptives évoquées par TRPA1. La médecine orientale a toujours misé sur le fait de soigner le corps avant l'esprit, contrairement à la mentalisation de processus automatique par l'Occident, qui sont pourtant comme leurs noms l'indiquent « automatique ». Malgré le fait reconnu que les commandes motrices sont inconscientes et involontaires, aucun médecin n'a pensé judicieux de se tourner vers la source de ce cette automation, qu'est le réflexe et dont dépends la mémoire perceptive, puis procédurale. La définition du point trigger est la crise énergétique de l'ATP. Cette crise est en réalité une hyper-réflexie, c'est pourquoi les instruments de mesure sont incapables d'admettre leurs existences. Ce sont les méthodes d'analyse qui sont défaillantes ; la réalité n'a pas à se plier à la méthode. La douleur est une réalité, les échecs thérapeutiques en sont d'autres. Encore une fois, la sensation n'est jamais utilisée comme outil diagnostic topographique, alors que nous sommes dans un cas où savoir lire les schémas d'irradiation est obligatoire. Le schéma d'irradiation prouve l'incorporation du circuit neurologique, qui parcourt le canal sensoriel affecté par la désynchronisation de la boucle gamma. La douleur du point trigger s'active uniquement à la palpation, c'est une focalisation proprioceptive. L'inhibition des motoneurones alpha par le tendon des fléchisseurs provoque les points de tension sensible dans le tendon premièrement, puis dans le corps musculaire à distance. Cette inhibition primaire provoque certainement la désynchronisation du fuseau neuromusculaire de tout le couple de force. L'hypothèse de sensibilisation centrale de Hocking a été citée dans sept autres articles scientifiques sur Pubmed.gov de 2013 à 2021. La dernière en date est sur la lombalgie chronique, par Wei Li et Al. Ils indiquent que le seuil des nocicepteurs est abaissé. De ce fait, le potentiel d'action ne peut pas se déclencher et provoque les douleurs. Ils continuent en indiquant qu'il s'agit d'une altération du traitement sensoriel par le cerveau et un dysfonctionnement modulateur. Enfin, les anomalies du métabolisme biochimique du cerveau sont bien présentes. Ils terminent en affirmant que « le mécanisme reste difficile à comprendre ». Cependant, pas une fois la libération de l'acétylcholine n'est évoquée alors que libérer le souvenir traumatique réflexe et ce potentiel d'action aurait par l'ouverture des canaux ioniques Na+ la capacité d'augmenter le seuil d'excitation synaptique des nocicepteurs et donc libérer la douleur (qui va de pair avec la tension du point trigger, c'est-à-dire le mouvement). Il est toujours très intéressant dans ces articles de noter que la fibromyalgie reste un syndrome « fourre-tout » pour définir les polyalgies. La tenségrité biologique explique cette algotopographie par le déconditionnement postural. Ce passage de ceinture en ceinture est dû aux interrelations articulaires et déséquilibres myofasciaux entre chaînes dynamiques (agonisme/anta-gonisme), dans leurs contractilités indépendantes profondes (muscles

---

[225] **José MIOTA IBARRA, Hong-You GE, Chao WANG, Vicente MARTÍNEZ VIZCAÍNO, Lars ARENDT-NIELSEN**, *Latent Myofascial Trigger Points are Associated With an Increased Antagonistic Muscle Activity During Agonist Muscle Contraction*, Journal of Pain, 2011, Vol 12, Issue 12, pp. 1282-1288

superficiels/profonds ; ratio fibres lentes/rapides) et enfin la libération fasciale, qui unit tous les systèmes par l'activité électrique aussi bien vers l'intérieur du corps au niveau organique que sa captation externe. Il est normal que la fibromyalgie persiste si on ne corrige pas le tonus sur le tendon ilio-psoas du fléchisseur par le réflexe de retrait. Selon moi, le point du tendon reste le point primaire vu que le réflexe myotatique inversé y trouve sa source. De plus, les nombreuses tendinites chroniques trouvent des atteintes tendineuses appelées « endésopathie ». Le tendon est un tensiomètre, la douleur est la surtension. Les insertions osseuses sont d'ailleurs très douloureuses à la palpation et dans le cas de dermalgie réflexe, elles présentent un œdème local (avec une perte de motilité sous-cutanée) décelable uniquement par un touché fin sur la zone de poulie de réflexion du tendon (comme dans mon cas).
Enfin, le relâchement de la musculature est absolument nécessaire. Néanmoins, rares sont les soignants qui proposent des massages décongestionnants proprioceptifs avec application d'infrarouge de la tête aux pieds. Renforcer le corps avec logique implique de l'assouplir par des étirements, puis de le renforcer en gardant à l'esprit ces chaînes allant de ceinture en ceinture (dans la réalité, ce n'est jamais le cas). Réintégrer le processus en mimant des conditions réelles du mouvement et sa fonction est désormais possible. Si cette fonction est à nouveau disponible dans la mémoire perceptive, seule la reproduction avec un schéma juste (avec un miroir par exemple) permettra de réintégrer le schéma moteur utilisé avant le traumatisme dans la mémoire procédurale, mais encore ce n'est presque jamais le cas... Dans une autre étude randomisée de 2019, Kanae KODAMA et AL soulignent les effets analgésiques de la compression aux points de déclenchement (Trp) associés à la réduction de l'activité corticale polaire frontale, ainsi qu'à la connectivité fonctionnelle entre la zone polaire frontale et le cortex insulaire chez les patients souffrant de lombalgie chronique[226].

hh. Insula

Le rôle du cortex insulaire, dit *insula*, est encore mal connu et généralement associé aux fonctions limbiques. Il interviendrait notamment au cours du dégoût, de la dépendance ou encore de la conscience. La partie antérieure du lobe de l'insula (une composante des aires prémotrices) active la production du langage, tandis que sa partie postérieure contient des aires somatosensorielles. Le cortex insulaire joue un rôle dans diverses fonctions principalement liées aux émotions ou à la régulation de l'homéostasie du corps. Ces fonctions incluent la perception, le contrôle moteur, la conscience de soi, le fonctionnement cognitif et les expériences interpersonnelles.
Cette partie du cerveau est fortement impliquée dans certains dysfonctionnements psychopathologiques, comme la schizophrénie. L'insula antérieure reçoit une projection directe de la partie basale du noyau ventral médian du thalamus. En effet, des travaux récents montrent que cette région du cerveau reçoit également les informations du noyau ventro-médian du thalamus qui serait impliqué dans différentes fonctions émotionnelles ou homéostatiques, telles que la douleur, la régulation de la température, l'irritation, le niveau d'oxygénation local ou encore le sens du toucher. Le réflexe de flexion nociceptive stimule la voie spinothalamique, qui part de l'apex de la corne dorsale de la moelle et se termine au cortex par un dernier neurone thalamo-cortical. Le neurone sensitif du ganglion spinal arrive dans les lames de la moelle épinière par le contingent latéral, constitué de fibres amyéliniésées (fibres C) et de fibres myélinisées de petit calibre. Le cortex insulaire est également

---

[226] https://pubmed.ncbi.nlm.nih.gov/?linkname=pubmed_pubmed_citedin&from_uid=23709237

impliqué dans l'évaluation de l'intensité d'une douleur. Il est également impliqué dans certaines formes d'apprentissage moteur.
Dans l'homéostasie, c'est-à-dire le maintien d'un facteur physiologique à un niveau donné, le cortex insulaire contrôle des fonctions autonomes en régulant les systèmes nerveux sympathique et parasympathique. Il a également un rôle dans la régulation du système immunitaire. Un mécanisme propre à l'insula ressemble à celui supporté par les neurones miroirs, il fait donc le lien entre l'expérience intérieure et extérieure. Il a également été identifié dans cette structure un rôle sur la conscience de son propre corps et la capacité de reconnaître ce qui en fait partie ou non. Selon Asya ROLLS, neuro-immunologue, dans le cas de la souris, les neurones de l'insula seraient capables de transmettre un message jusqu'au colon. C'est à la suite de ce message que la réponse immunologique se réactive. Néanmoins, les scientifiques ne sont pas encore capables de donner la cause exacte de la réponse du système immunitaire.
Le système de survie inconscient répond à une mauvaise information, un influx nerveux exagéré pour compenser un mauvais feedback neuro-endocrinologique. L'adaptation est inconsciente et automatique : combat ou fuite. Il s'agirait donc d'une réponse disproportionnée à un stimulus inconscient exagéré au niveau proprio -neuro-sensitif. Une hyper-réflexie, un défaut homéostatique vu qu'aucun consensus n'est possible au sein de ce système binaire par essence instable. L'insula est bien entendu, comme tout le système nerveux, reliée à notre peau. Elle a aussi une responsabilité dans l'épilepsie (chirurgie de résection de l'insula)[227]. Pour Alzheimer, on observe en imagerie par résonance magnétique une atrophie de l'insula[228]. Le cortex insulaire s'allume également lorsque la vessie est remplie ou stimulée. Rappelons que la paralysie médullaire et la spasticité peuvent aussi se déclarer à la suite d'une vessie pleine et après n'importe quel traumatisme physique (douleurs, fractures, infections, etc.)
L'insula évalue la douleur et le degré de la chaleur au niveau de la peau. Elle contrôle aussi le rythme cardiaque et la pression sanguine, ce qui correspond indirectement à l'oxygène (qui transporte les clés d'encodage au niveau des jonctions neuromusculaires). Ces corrélations renforcent l'idée synergique de connexion fonctionnelle entre le système nerveux autonome et central avec la neuro-médiation présente entre les points myofasciaux sensibles, les récepteurs TRPA1/TRPV1 et la boucle réflexe mémo-sensori-motrice post-traumatique, qui comprend une hyper-algésie à la palpation, une ischémie locale et une dissociation thermo-algésique. Ceci implique une saturation des récepteurs TRPA1 (pression barométrique) et TRPV1 (34 °C). L'origine trouve bien sa source dans un trauma initial perçu par le système neurovégétatif. De ce fait, on peut penser qu'un stimulus sur le système source en passant par son récepteur stimulera à son tour une action sur l'insula. Le membre paralysé par la spasticité indique le canal sensoriel défaillant. L'imagerie par résonance magnétique fonctionnelle a permis l'observation d'une activité particulièrement forte de l'insula chez les individus ayant une meilleure sensibilité intéroceptive. L'intéroception réfère à la sensibilité d'un sujet à l'égard des signaux sensoriels en provenance des viscères, tendons, muscles et articulations. L'insula est presque connectée à tous les centres majeurs du traitement des émotions et la cognition : le thalamus (« autoroute » de la transmission de l'information entre le corps et le cerveau), l'amygdale (siège de la reconnaissance du caractère émotionnel des signaux provenant des sens), l'hippocampe (lieu de formation de nouveaux souvenirs), le cortex cingulaire antérieur (régulant des fonctions autonomes du corps, comme le rythme cardiaque), le cortex préfrontal (siège des fonctions cognitives supérieures,

[227] **M. GUENOTAC, J. ISNARD**, *Épilepsie et insula*, Rapport 2008 : Traitements chirurgicaux de l'épilepsie, Elsevier Masson, 2008
[228] https://www.fondation-mederic-alzheimer.org/recherche-sur-la-maladie-diagnostic-et-detection-38

dont le raisonnement - à la suite d'un trauma, l'individu perd son discernement) et les noyaux gris centraux (associés aux mouvements du corps). Qui plus est, il s'agit pour la plupart de connexions à deux sens, c'est-à-dire que l'insula peut recevoir des signaux provenant de ces régions-là, mais aussi en émettre vers celles-ci, ce qui sous-entend son importance centrale dans les processus concernés.
Une étude de cas, unique en son genre, s'est penchée sur un sujet dont l'insula était entièrement détruite. Cette étude rapporte que le patient en question pouvait toujours ressentir la douleur et des émotions primitives, telles que la peur ou la joie. Ainsi, les chercheurs pensent que le rôle de l'insula est davantage de moduler l'information émotionnelle et sensorielle que de la générer, et ce, avant d'acheminer celle-ci vers les centres de traitement de la cognition. Cette constatation est appuyée par le fait que l'insula est située dans le cortex cérébral, une couche du cerveau apparue relativement tard dans le développement de l'espèce humaine et associée à la cognition supérieure (dont l'habileté à raisonner). En contrepartie, des régions cérébrales beaucoup plus anciennes sont à la base des processus émotionnels les plus archaïques. La confusion corticale décrite à la suite d'un stress post-traumatique physique est donc tangible. L'effondrement physiologique du syndrome général d'adaptation est bien une saturation d'information nociceptive corporelle, qui nous pousse à sursolliciter nos réflexes archaïques. Cette saturation est premièrement perçue par les récepteurs TRPA1 et TRPV1 (ils se co-expriment), puis elle est acheminée par le système nerveux autonome au système nerveux central dans l'insula. Le canal sensoriel se désynchronise alors de manière multisystémique. La sensibilisation centrale se manifeste, car le mouvement est enfermé dans une boucle réflexe vasculo-neuronale en compulsion de répétition : la chronicité.

Les maladies neuromusculaires et neurodégénératives sont des maladies auto-immunes. L'étiologie de Parkinson et du nerf vague, ainsi que le rôle du cerveau entérique en sont d'éloquents exemples, la corrélation entre les contractures permanentes et l'avancement de la maladie d'Alzheimer aussi. Si le cerveau crânien préside les processus mentaux, l'abdominale ou entérique préserve la vie organique. Le processus de survie surpasse alors la pensée logique et toutes les ressources métaboliques normalement liées à celle-ci. Il permet le mouvement cellulaire ou musculo-squelettique, qui est assujetti. Cela impose de normaliser les récepteurs, qui sont les capteurs intelligents de son environnement, pour acheminer une nouvelle information en vue d'une nouvelle réponse.
Étymologiquement, le mot « intelligence » provient du latin et se traduit par « choisir entre ». La connaissance des réflexes myotatiques et la dualité de l'instinct de survie permettent de connaître le réflexe antagoniste à l'hyper-réflexie pathologique.
Le fait que je sois paralysé sans choc violent n'ayant pas reçu celui d'un accident de voiture par exemple – mais au furet à mesure, autrement dit sur la durée – prouve la limite de captation de ces récepteurs pendant la phase de sidération. À la fin du réservoir d'adrénaline, à l'instar d'une hélice qui continue de tourner alors qu'on a coupé le courant, par force cinétique hormono-neuronale résiduelle, l'agonie du réflexe de retrait se poursuit avant capitulation. Le système se trouve alors en sous-régime protecteur, ce qui provoque un surrégime du système synergique. Une hyperactivité découle probablement à chaque fois qu'une hypoactivité se présente. Cette hypoactivité provient soit de l'hyperactivité d'un stress post-traumatique mécanique et chimique, soit d'une atteinte génétique de naissance. Quoi qu'il en soit, si un schéma moteur n'est jamais figé dans le temps, un schéma génétique non plus – pour peu qu'on lui donne les nouvelles informations en jonction présynaptique pour s'exprimer.

La destruction chirurgicale et la pseudo-modulation neurochimique médicamenteuse ou électrique ne sont que des méthodes temporaires ou handicapantes à vie, voire mortelles. Sur les huit cabinets de kiné que j'ai consultés, les quatorze ostéopathes, les médecins de physiques et réadaptation, les généralistes et chirurgiens, aucun n'est parvenu à me diagnostiquer une paralysie médullaire et la spasticité. Malgré la description de mes maux, la déformation de ma posture, un choc physiologique spastique ultra-violent et tous les symptômes concordants avec une précision extrême, ils n'ont rien su conclure. J'ai senti cet effondrement physiologique, et ce pour la deuxième fois. L'errance médicale dans laquelle nous plongeons prouve que la médecine n'a encore aucune compréhension pratique de la neuromusculaire et la biomécanique. Si ce n'était pas le cas, comment pourrait-elle intégrer la mémoire perceptive qui a besoin d'une information neutre pour moduler le mouvement ?
Le terme « archaïque » vient du bas latin « archaicus », qui signifie « du début ». Dès le début, la vie adapte son squelette pour qu'il soit soumis à l'instinct de survie, intégré par la mémoire génétique. Le potentiel d'action est à la base de l'influx nerveux et le fonctionnement de ce réflexe permet de vivre ou mourir. Les maladies neuromusculaires et neurologiques sont des désadaptations du corps à cause d'une mémoire perceptive altérée. L'ADN est la source de la mémoire cellulaire et de toute perception[229].

---

[229] https://www.ncbi.nlm.nih.gov/pmc/articles/PMC2957503/
A. DAMASIO, H. DAMASIO, D. TRANEL, *Persistence of feelings and sentience after bilateral damage of the insula*, Cerebral Cortex, 2013, 23(4), p. 833-846
DAMASIO, G. B. CARVALHO, *The nature of feelings : Evolutionary and neurobiological origins*, Nature Reviews Neuroscience, 2013, 14, 143-152
K. KÖRDING, *Decision theory : What "should" the nervous system do ?* Science, 2007, 318(5850), 606-610
F. G. FLYNN, *Anatomy of the insula functional and clinical correlates*, Aphasiology, 1999, p. 13, 55-57
Y. TERASAWA, M. SHIBATA, Y. MORIGUCHI, S. UMEDA, *Anterior insular cortex mediates bodily sensibility and social anxiety*, Social Cognitive & Affective Neuroscience, 2013, 8(3), 259-266
S. MATSUURA, H. KAKIZAKI, T. MITSUI, T. SHIGA, N. TAMAKI, T. KOYANAGI, « *Human brain region response to distention or cold stimulation of the bladder: a positron emission tomography study* », J. Urol., vol. 168, no 5, 11/2002, p. 2035-9
H. O. KARNATH, B. BAIER, T. NÄGELE, « *Awareness of the functioning of one's own limbs mediated by the insular cortex ?* », J. Neurosci., vol. 25, no 31, 08/2005, p. 7134-8
A. D. CRAIG, « *How do you feel now ? The anterior insula and human awareness* », Nat. Rev. Neurosci., vol. 10, no 1, 01/2009, p. 59-70
M. TSAKIRIS, MD. HESSE, C. BOY, P. HAGGARD, GR. FINK, « *Neural signatures of body ownership: a sensory network for bodily self-consciousness* », Cereb. Cortex, vol. 17, no 10, 10/2007, p. 2235-44
SANFEY AG, RILLING JK, ARONSON JA, NYSTROM LE, COHEN JD, « The neural basis of economic decision-making in the Ultimatum Game », Science, vol. 300, no 5626, juin 2003, p. 1755-8
OPPENHEIMER SM, GELB A, GIRVIN JP, HACHINSKI VC, « Cardiovascular effects of human insular cortex stimulation », Neurology, vol. 42, no 9, septembre 1992, p. 1727-32.
HD. CRITCHLEY, « *Neural mechanisms of autonomic, affective, and cognitive integration* », J. Comp. Neurol., vol. 493, no 1, 12/2005, p. 154-66
G. PACHECO-LÓPEZ, MB. NIEMI, W. KOU, M. HÄRTING, J. FANDREY, M. SCHEDLOWSKI, « *Neural substrates for behaviorally conditioned immunosuppression in the rat* », J. Neurosci., vol. 25, no 9, 03/2005, p. 2330-7
V. RAMÍREZ-AMAYA, B. ALVAREZ-BORDA, CE ORMSBY, RD MARTÍNEZ, R. PÉREZ-MONTFORT, F. BERMÚDEZ-RATTONI, « *Insular cortex lesions impair the acquisition of conditioned immunosuppression* », Brain Behav. Immun., vol. 10, no 2, juin 1996, p. 103-14
V. RAMÍREZ-AMAYA, F. BERMÚDEZ-RATTONI, « *Conditioned enhancement of antibody production is disrupted by insular cortex and amygdala but not hippocampal lesions* », Brain Behav. Immun., vol. 13, no 1, mars 1999, p. 46-60
I. MUTSCHLER, A. SCHULZE-BONHAGE, V. GLAUCHE, E. DEMANDT, O. SPECK, T. BALL, « *A rapid sound-action association effect in human insular cortex* », PLoS ONE, vol. 2, no 2, 2007, e259

IV. SITUATION ACTUELLE

« 300 millions de personnes dans le monde sont en errance médicale. »

INSERM[230]

1) Des traitements inadaptés

La **chirurgie d'allongement** ignore les étapes 1, 2, 3 et 4. La toxine botulique ignore les étapes 1, 2 et 3 et ne considère que partiellement la 4e étape. La décharge informative nerveuse n'étant pas préalablement enclenchée, le muscle/tendon ne peut pas se détendre de manière durable ou significative. N'étant pas introduite par le réflexe de retrait et la resynchronisation du couple alpha/gamma, la nouvelle information n'a pas été intégrée, tandis que l'ancienne persiste.

La **stimulation cérébrale profonde** semble l'option la plus aboutie. Néanmoins, elle ne prend pas en compte l'aspect purement biophysique de la modification de la motricité de la peau sous le point trigger (dermalgie réflexe). L'accolement des tissus sous-jacents empêche la dynamique mécanique des fluides, donc le feedback neurologique. Il est impératif de traiter localement pour participer à la néo-oxygénation de l'atteinte sous-cutanée et favoriser le flux synaptique qu'elle doit engendrer (jonction neuromusculaire).

De plus, la **focalisation neuro-sensitive** du membre concerné par un stimulus négatif permet sa localisation par le cortex. Elle permet alors de procéder à son activation par irrigation proprioceptive. Par focalisation neuro-sensitive, la sensation de douleur localisée participe à resituer avec exactitude la crise énergétique de l'ATP par le cortex. Elle correspond au métamère (myotome neurotendineux), initialement perturbé, auquel elle est rattachée. Ce *reset* du filtre neurovégétatif peut être supposé. Parmi tous les traitements actuellement proposés, il est très étrange qu'aucun ne soit spécifiquement dédié au traitement de la lésion médullaire (alors qu'on sait qu'il s'agit d'une dysfonction neuro-sensitive sous-cutanée manifeste et que spasticité et paralysie médullaire sont reconnues). L'augmentation vitesse-dépendante du réflexe tonique, accompagnée d'une exagération des réflexes tendineux, est une preuve, nous savons aussi que chaque réflexe dépend d'un récepteur et que la peau est riche en complexes artérioveineux placés sous le contrôle du système nerveux autonome. La peau transmet un message aux centres nerveux sous la forme d'influx d'environ 100 mV d'amplitude, dont la fréquence varie en fonction de l'intensité du stimulus appliqué : potentiel d'action. Le simple fait que la nociception perçue par les terminaisons libres de la peau soit capable d'activer par l'intermédiaire des interneurones spinaux des motoneurones inconsciemment atteste de l'interconnexion entre sensation, réflexe neurophysiologique et mouvement physique, c'est-à-dire un

---

MN BALIKI, PY. GEHA, AV. APKARIAN, « *Parsing pain perception between nociceptive representation and magnitude estimation* », J. Neurophysiol., vol. 101, no 2, 02/2009, p. 875-87.
AD. CRAIG, Journal : NAT REV NEUROSCI, 10 (1): 59-70, 01/2009 : https://www.neozone.org/science/quand-lesprit-puise-dans-ses-souvenirs-pour-reactiver-danciennes-reponses-immunitaires/)

[230] Le nombre de personnes atteintes de maladies rares dans le monde est estimé à 300 millions. D'après les conclusions des travaux dirigés par l'INSERM et l'ONG Eurordis, on répertorie aujourd'hui plus de 6 000 maladies rares, dont plus de 70 % seraient d'origine génétique. https://www.rtbf.be/tendance/bien-etre/sante/detail_maladies-rares-l-errance-diagnostique-est-encore-trop-importante?id=10442216

lien subtil et intrinsèque entre le corps et l'esprit. Si ce n'était pas le cas, nous n'aurions pas de douleur référée à la palpation. Les points hypersensibles ne sont douloureux qu'à la palpation (dans mon cas, sur l'aine). Exprimée aussi par la température, cette dissociation de sensibilité qui ne réagit que par le contact/pression est la preuve de la manifestation pathologique et la distorsion cognitive du SNC. Autrement, les traitements actuels seraient curatifs, non temporaires et complets (médicaments/chirurgie/électrodes).

La source d'altération cellulaire est une fausse appréciation corticale. La logique voudrait réinitialiser le système nerveux par des stimuli (sensations), sans fausses appréciations corticales possibles. La focalisation sensitive exercée par le cerveau localise avec précision le muscle qui n'est plus perçu. À l'aide d'un stimulus nociceptif (local et intense), cette focalisation sensitive établit le contact avec le membre concerné par la « lésion médullaire » ou la « dermalgie réflexe » de cette exagération sensitive. **Le système neurovégétatif** sera en mesure d'y répondre à sa juste valeur.

Une nouvelle valeur de stratégie défensive est mise en place. Comme dans un leurre, le cerveau réagit aux sensations, mais le 6e sens – contrairement aux autres sens communs – est sollicité. Le cerveau se dégage alors de cette position de *freeze* pour « penser » sauvegarder l'intégrité physique de l'enveloppe corporelle.

Le facteur temps/intensité est capital. Le seuil d'excitation (cellule) doit être atteint pour obtenir le réflexe désiré. Il semblerait que l'organe neurotendineux de Golgi soit le cerveau du muscle. Dans l'arc réflexe, il convient de jouer avec ses règles. La dystonie est un dysfonctionnement (*bug*) et la nociception serait son « mode sans échec » : le neurone sensoriel échange directement avec les neurones spinaux, qui se connectent directement aux motoneurones (sans qu'il y ait eu encore retour d'information ou commande du cerveau). Le seuil d'excitabilité se trouve au terme de l'effet rebond, celui-ci se caractérise par un gain de tonus, puis par une chute brutale.

Plus un muscle est étiré, en extension ou en position allongée, plus le signal FNM fuse. À contrario, plus le muscle est contracté, en flexion ou en position raccourcie, plus le signal FNM baisse. La synchronisation du réflexe de retrait des fléchisseurs s'effectue en passant par l'effet rebond. Puisque l'excitation du fléchisseur induite par un stimulus nociceptif produit la contraction intense de celui-ci et, par conséquent, son raccourcissement, une baisse de signal est finalement observable à travers la chute brutale du fléchisseur et du retrait musculo-tendineux (allongement du muscle concerné avec rétractation du tendon dans sa gaine), « possible » par l'inhibition de l'extenseur grâce au couplage de l'innervation réciproque.

La **toxine botulique** n'a de résultats que temporairement (qui sont souvent très éphémères) parce qu'elle n'inclut pas d'émotions fortes, inconscientes, de stress nocicepteur ni de réponse volontaire. Autrement dit, il n'y a pas d'action/réponse. Elle est donc inadaptée : elle endort la zone alors qu'il faut la réveiller. C'est le principe même de la parésie et la spasticité. La toxine botulique inhibe la libération d'acétylcholine et empêche ainsi la décharge du récepteur (la neurotransmission étant déjà défaillante). Son seuil de décharge sensitif reste donc inchangé et trop bas. La paralysie qu'elle provoque est flasque, alors qu'un gain de tonus est nécessaire pour baisser le signal des FNM, via la position raccourcie et l'état contracté du muscle.

En 2021, l'instinct de survie, comme l'intuition, est bridé par les monopoles de pensée unique. Les corporations imposent une vision occidentale de l'instinct. Thierry Janssen dit : « Ce n'est pas en coupant la matière en plein de petits morceaux qu'on va comprendre ce qu'est la vie »[231].
Par définition, les éléments essentiels manquent à l'équation pour procéder à la résolution complète de l'énigme de la santé de l'Homme. Or, sa santé définit sa qualité de vie. Prétendre le contraire serait défier toute logique scientifique. La nociception supprime la confusion corticale, tandis que le réflexe de retrait supprime l'exagération des réflexes tendineux. La paralysie neuromusculaire transitoire du réflexe de flexion nociceptive permet une reprise de la modulation inhibitrice, en freinant les signaux ascendants au-dessous de la lésion médullaire pendant un laps de temps permettant la régulation de la boucle Gamma, grâce à l'intervention des motoneurones alpha. En se relâchant, le tendon rentre dans sa gaine, permet à la jonction musculo-tendineuse de se raccourcir et au muscle de se relâcher. Il n'est plus rétracté. Enfin, la dynamique agoniste/antagoniste est restaurée. Cette restauration est ressentie de manière puissante dans le cortex du patient. Nous passons du « *shut off* » aux « *switch on* ». Pour l'avoir vécu, c'est comme si les piles étaient remises dans le bon sens. Mon souvenir est intact et extrêmement précis, je me souviens très bien de cette nouvelle sensation concordante à ce réflexe de retrait. Un signal inhibiteur fort doit stopper le cercle vicieux métabolique et proprioceptif défaillant. Cette théorie permettrait de remettre le tendon en position de détente, sans chirurgie invasive (ténotomie). Il faudrait faire des séries de contractés/relâchés – fléchisseur/extenseur en statique – pour relancer le moteur (boucle gamma) et amener une néovascularisation couplée d'une action de mouvement statique volontaire postérieurement, c'est-à-dire une phase d'intégration proprioceptive et fonctionnelle.

Je serais le premier à me porter volontaire, si on me l'accordait. La neurotoxine pourrait d'abord être appliquée en pommade (test allergique), ensuite en percutanée Dermapen (*micro-needles*) pour reproduire la piqûre insectoïde sur le point trigger myotendineux, enfin en infiltration écho guidée au plus près de la gaine du tendon psoas et/ou, un peu plus haut, sur sa zone de conflit au niveau relief osseux (jonction myotendineuse/ neuromusculaire). Ce test de prétraitement micro-invasif se ferait dans l'ordre du moins au plus invasif. Il est certain que la sensibilité de la jonction myotendineuse soit dynamique, très développée et renseigne le système nerveux

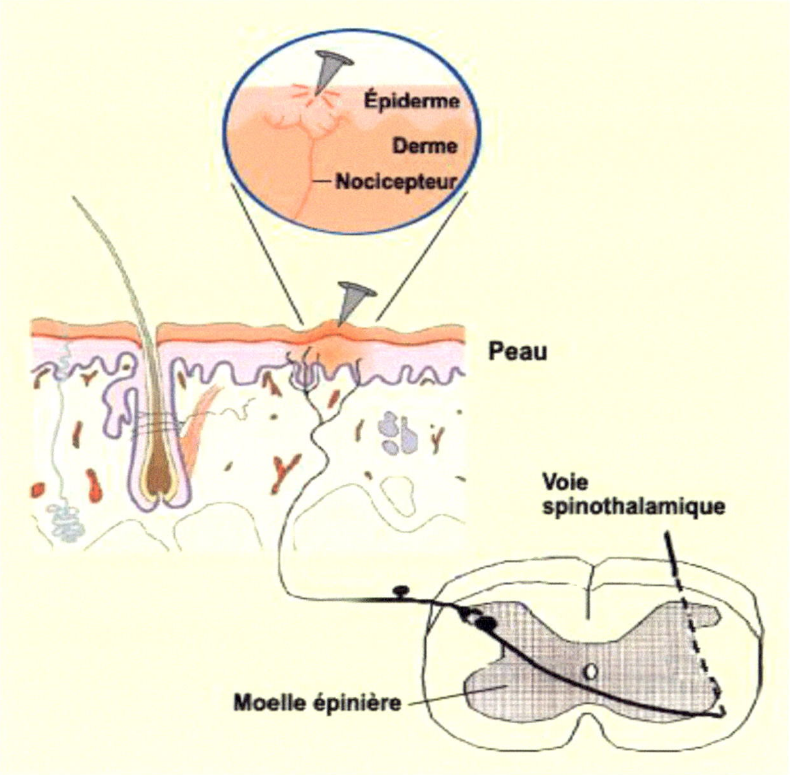

Trajet du stimulus négatif

[231] Auteur belge, né en 1962, Thierry Janssen est un psychothérapeute, anciennement chirurgien urologue.

central des variations de force contractile du muscle. Le frein cinématique trouve son origine dans les organes neurotendineux (Golgi) de cette jonction neuromusculaire. Ils interviennent dans le réflexe myotatique inversé. Ce sont des mécanorécepteurs proprioceptifs, spécifiquement sensibles à la tension du muscle, inhibiteurs de motoneurones alpha. Le tendon est la cible incontestable à traiter de manière directe par injection.

Des tests réalisés avec du venin d'abeille ont principalement été effectués pour la sclérose en plaques, les tendinites ou l'arthrite, mais en aucun cas des recherches n'ont été menées pour corriger ce réflexe. Le venin d'abeille n'est pas assez nociceptif pour provoquer un réflexe de retrait. Ces injections n'étaient pas situées en zone tendineuse ou myotendineuse. La clé est dans le tendon de Golgi et son lien avec le système nerveux central, c'est indéniable. En soi, la nociception induite (stress = adrénaline/noradrénaline = contraction/inhibition puis réaction) et sa localisation (organe neurotendineux de Golgi) sont davantage intéressantes que le venin. Le venin n'est qu'un outil déclencheur interactif. Le « médicament » est déjà encodé dans la mémoire de notre système nerveux.

En France, selon la loi n° 2002-303 du 4 mars 2002 relative aux droits des malades et à la qualité du système de santé :

> « I. Nul ne peut se prévaloir d'un préjudice du seul fait de sa naissance. [...]
>
> II. Toute personne handicapée a droit, quelle que soit la cause de sa déficience, à la solidarité de l'ensemble de la collectivité nationale.
>
> Art. 3 L. 1110-1. - Le droit fondamental à la protection de la santé doit être mis en œuvre par tous moyens disponibles au bénéfice de toute personne. Les professionnels, les établissements et réseaux de santé, les organismes d'assurance maladie ou tous autres organismes participant à la prévention et aux soins, et les autorités sanitaires contribuent, avec les usagers, à développer la prévention, garantir l'égal accès de chaque personne aux soins nécessités par son état de santé et assurer la continuité des soins et la meilleure sécurité sanitaire possible.
>
> Art. L. 1110-2. - La personne malade a droit au respect de sa dignité.
>
> Art. L. 1110-5. - Toute personne a, compte tenu de son état de santé et de l'urgence des interventions que celui-ci requiert, le droit de recevoir les soins les plus appropriés et de bénéficier des thérapeutiques dont l'efficacité est reconnue et qui garantissent la meilleure sécurité sanitaire au regard des connaissances médicales avérées. Les actes de prévention, d'investigation ou de soins ne doivent pas, en l'état des connaissances médicales, lui faire courir de risques disproportionnés par rapport au bénéfice escompté. Toute personne a le droit de recevoir des soins visant à soulager sa douleur. Celle-ci doit être en toutes circonstances prévenue, évaluée, prise en compte et traitée. Les professionnels de santé mettent en œuvre tous les moyens à leur disposition pour assurer à chacun une vie digne jusqu'à la mort. »

Pourtant, selon l'Institut ANALGESIA, première fondation de recherche dédiée à l'innovation contre la douleur en France, « un adulte sur cinq souffre de douleurs, un patient sur deux à une qualité de vie très altérée, deux patients sur trois ne sont pas soulagés par leurs traitements, soit plus de dix millions de Français dont 20 % d'entre eux déclarent avoir perdu leur travail à cause de la douleur »[232]. Les populations sont contraintes à faire un surdosage pour espérer avoir un effet qui avec le temps sera

[232] https://www.institut-analgesia.org/la-douleur-chronique/chiffres-cles-douleur-chronique/

amoindri ou inexistant. En France, le taux de décès imputable aux médicaments « à cause d'un mauvais usage » oscillerait à 10 000 par an soit trois fois plus que les accidents de la route. La majorité compte des femmes[233].
Au vu des statistiques actuelles, pouvons-nous déduire que l'antalgie est la solution au problème de la douleur en France et dans le monde ? L'antalgie semble-t-elle avoir une efficacité reconnue, si ce n'est celle de camoufler le problème au risque de tuer ? Le simple fait de la chronicité de la douleur, qui incite au surdosage et à l'accoutumance, prouve que non. Philippe de BOTTON, président de *Médecins du monde*, médecin endocrinologue et diabétologue, affirme que le lobby pharmaceutique est très puissant en France[234]. Selon CNEWS, les trois médicaments les plus vendus en France sont des antalgiques : Doliprane, Dafalgan et Efferalgan[235].
D'après Peter C. GOTZSCHE, médecin danois, les médicaments d'ordonnance sont la troisième cause de mortalité après les maladies cardiaques et les cancers dans le monde[236]. Selon *The British Medical Journal*, ce sont les erreurs médicales qui occuperaient la troisième place du podium de la mortalité aux USA[237].
Bien qu'alarmants, ces chiffres ne sont pas pris en compte et encore moins à leur juste mesure par le monde politique. La preuve étant celle de Philippine RAMBAUD, attachée parlementaire d'Emmanuelle Ménard, députée de la 6e circonscription de l'Hérault, qui a mentionné le 19/10/2021 le fait qu'un amendement en ma faveur aurait été rendu caduque. Cet amendement a été suggéré pour demander état de fait quant à la situation que j'expose sur les traitements possibles (venins thérapeutiques) et surtout celle que je dénonce quant à l'approche actuelle, totalement inadaptée et insuffisante de la gestion des maladies chez l'homme (au vu du potentiel de la transversalité de mes recherches). Ils ont répondu que les venins thérapeutiques ne rentreraient pas dans le cadre d'une loi pour diminuer les frais de la Sécurité sociale. En effet, un réflexe inné et gratuit en chacun de nous, qui se base sur l'influx nerveux lui-même ne semble pas être économiquement prometteur. Le trou de la Sécurité sociale peut en témoigner !
Peut-être que la compréhension de la douleur par des médecins (algologues) qui ignorent ce qu'est un algorécepteur, le neurone WDR, le récepteur TRPA1, l'insula ou un point trigger semble plus prometteuse et plus adaptée… Il en est de même pour les centres antidouleurs, qui n'ont jamais entendu parler de posture et biomécanique ou de tenségrité biologique, ni même de la loi de Sherrington bien entendu. D'ailleurs, « symptologue » n'a jamais été une spécialité.

Pendant ce temps, les laboratoires pharmaceutiques ont, semble-t-il, réussi à tisser 14 millions de liens d'intérêts avec divers professionnels de santé en France. Pour cela, ils ont dépensé trois milliards et demi d'euros depuis 2012 en cadeaux, nuits d'hôtel, formations, etc., soit presque trois fois le budget annuel de l'INSERM[238]. C'est ce que dévoile une vaste étude journalistique[239], tandis que les recherches sont subventionnées dans la direction désirée, tout en discréditant les bonnes recherches

---

[233] https://www.lefigaro.fr/flash-actu/2018/03/22/97001-20180322FILWWW00010-medicaments-plus-de-10000-morts-par-an-pour-mauvais-usage.php
https://www.institut-analgesia.org/la-douleur-chronique/chiffres-cles-douleur-chronique/
[234] https://www.vivamagazine.fr/en-france-le-lobby-pharmaceutique-est-tres-puissant/
[235] https://www.cnews.fr/diaporamas/les-10-medicaments-les-plus-vendus-en-france-695810
[236] **Peter GOTZSCHE**, *Remèdes mortels et crime organisé. Comment l'industrie pharmaceutique a corrompu les services de santé ?*, PUL, 26/03/2015
[237] https://www.bmj.com/content/353/bmj.i2139
[238] https://presse.inserm.fr/service-presse/inserm-en-chiffres/
[239] https://www.franceculture.fr/emissions/journal-de-8-h/journal-de-8h-du-mardi-13-novembre-2018

et en orientant l'intérêt de l'opinion publique. Il est intéressant de noter que Pierre Fabre (firme française) ne fait plus de recherches dans le domaine de la neurologie ou du SNC (CF. Annexes : correspondance du 22/10/2021) sachant que leur revenu global s'élève à 2,26 milliards d'euros en 2020. Cette léthargie partisane et ce manque de rigueur scientifique et médicale (consciente ou non), soi-disant au profit de la technologie et vernis d'une fausse éthique, sont indéfendables.
Il est également intrigant de noter que l'Institut du cerveau m'ait répondu le 20/09/2021 qu'« aucune de leurs 25 équipes (parmi les 700 chercheurs) » ne travaille sur les sujets que j'évoque dans cette étude inédite. Ce sujet présente pourtant un intérêt scientifique dans la totalité des maladies neurologiques. Puisque la base de l'influx nerveux est le potentiel d'action, il est difficile de faire plus large comme étude. Dans le rapport annuel de l'Institut du cerveau, MEDTRONIC est cité dans leurs remerciements, ainsi que PHILIP MORRIS INTERNATIONAL, Axa Banque, ROTHSCHILD & cie, EVER PHARMA, L'ORÉAL, CRÉDIT AGRICOLE, SFR, LABORATOIRE IPSEN PHARMA, LABORATOIRES ÉCLAIR, Hubert Taffin de GIVENCHY, PMU, BANQUE DE LUXEMBOURG, Yves ROCHER, Yves BOLLORÉ, CELIO, le groupe LHOIST, VINCI CONCESSIONS, etc.[240]
Dans le livre de Nathalie Gimenes[241], docteure en sciences de gestion, on apprend que 51 % des Français ne font pas confiance aux entreprises pharmaceutiques selon le 8e Observatoire sociétal du médicament. Le cas du Zolgensma est intéressant puisqu'il s'agit du médicament le plus cher du monde (1,9 million d'euros l'injection[242]). Christian Cottet, directeur général de l'AFM-téléthon, reconnaît que l'institut Généthon et le CNRS perçoivent une part de l'argent liée à la vente (la société AveXis est achetée par Novartis en 2018). Ces accords prévoient 11 millions d'euros sur un pourcentage sur les ventes du médicament aux EUA et en Europe. La vente se redistribue entre les acteurs. Impossible de faire le lien entre le prix fixé et la répartition des valeurs entre les partenaires. Les économistes Philippe Abecassis et Nathalie Coutinet dénoncent l'effet pervers de stratégies internationales qui conduisent les laboratoires à commencer les négociations dans les pays susceptibles (EUA et Royaume-Uni) d'accorder les prix les plus hauts, afin qu'ils servent de référence pour les autres. La société civile (Cour des comptes) dénonce la politique industrielle au détriment de la santé publique. Elle engendre des surcoûts pour l'assurance maladie. *Le Monde* titrait, début 2020 : « Les CHU ont reçu 170 millions d'euros des laboratoires pharmaceutiques en 2018 ». *Le Parisien* s'est intéressé à l'assistance publique-Hôpitaux de Paris (AP -HP) : « 36,5 millions d'euros, dont 26,5 millions pour les médecins pour l'année 2018 ».

Au vu des promesses thérapeutiques offertes par les venins, une réelle volonté de nuire et allant contre l'intérêt du patient apparaît. Les essais thérapeutiques sont bloqués sans raison sanitaire valable. Certains d'entre eux ne présentent pourtant aucun danger à court ou long terme, ni même un seul effet secondaire, contrairement aux molécules de synthèse toxiques pour le foie et le cerveau, et dont certaines variables sont encore inconnues.
De même, on préfère une chirurgie invasive et parfois garante d'aucun résultat. Dans de nombreux cas, un risque d'aggravation nécessite de multiples opérations secondaires et ne fait que retarder l'inévitable dégradation de l'organisme par la chimie, la faiblesse de l'individu et le temps (usure). Opérer des névralgies en n'ayant aucune connaissance des états intrinsèques et extrinsèques d'un muscle, de la synchronisation alpha/gamma, de la simple étiologie du trigger point qui définit la

---

[240] https://institutducerveau-icm.org/wp-content/uploads/2020/07/ra-icm-2019_officiel-fr.pdf
[241] **Nathalie GIMENES**, *Industrie pharmaceutique : l'heure du choix*, Éditions L'observatoire, 2021
[242] D'après **"Zolgensma° : le médicament de tous les excès" Rev Prescrire 2019 ; 39 (434) : 930.**

contracture (compressant le nerf) explique certainement une grande partie des échecs thérapeutiques.

Pour les pourcentages restants, résistants aux traitements interventionnels, pourquoi ce manque de solutions n'interpelle-t-il personne ? Un terme doit être mis aux suicides sociaux, savamment orchestrés et à cette médecine de garage moyenâgeuse et mettant en application d'autres options thérapeutiques « réellement » innovantes, visionnaires et adaptées à nos canaux sensoriels.

Aucun cas de décès n'a été rapporté par le venin de la fourmi balle fusil. Le venin de la guêpe Pepsis, comme toutes les piqûres de guêpes, présente un danger pour certaines personnes allergiques. Il est responsable de plusieurs dizaines de décès par an dans le monde, mais dans la plupart des cas ces venins restent inoffensifs pour la grande majorité d'entre nous. Les études ont démontré la capacité et le potentiel thérapeutique des venins à travers le monde. Les risques ne sont pas disproportionnés, les bénéfices potentiels sont réels et les connaissances scientifiques sur ce potentiel sont véritables.

Le potentiel d'action étant inductible artificiellement et reproductible, qu'attendons-nous pour déclencher le réflexe de flexion nociceptive dans l'intérêt de toutes les personnes concernées par la maladie, la souffrance et la douleur ? Je suis la preuve vivante que c'est possible. Toute mon étude prouve la viabilité de l'application concrète de cette approche et la capacité des venins thérapeutiques. De plus, si j'en avais guéri par compression mécanique intense (dans le sens inverse de la fibre), il est donc techniquement tout aussi possible de déclencher ce réflexe sans aucun risque allergique ni essai clinique, nécessitant une prescription hors AMM (manuellement ou par impulsion électrique par exemple). Cette prescription hors AMM a d'ailleurs été utilisée de manière express avec la vaccination contre la Covid-19, alors qu'elle comporte pourtant beaucoup moins de risques potentiels. Ici, il n'est pas question de prévention, mais bien de soin urgent. Il n'y a aucune raison valable de faire perdurer cette situation puisque les risques sont inexistants. Personne ne peut décéder ou être blessé par son propre réflexe neurophysiologique naturel.

La toxine botulique, dont les effets ne sont que transitoires (quand ils sont présents), est une protéine, dont les propriétés neurotoxiques en font le plus puissant poison connu à ce jour, avec une dose létale (DL50) estimée chez l'humain de 1 à 2 ng/kg. En comparaison, la toxicité du venin de la fourmi dite « balle de fusil » ou de la guêpe Pepsis sont dérisoires. Pour l'humain, leurs piqûres ne sont pas dangereuses (hormis en cas d'allergie) et ne nécessitent aucun traitement particulier. Elles provoquent uniquement un point rouge sur la peau, à l'endroit de la piqûre. Ce dernier s'estompera en une semaine environ[243].

En revanche, les propriétés de la toxine botulique peuvent devenir une arme biologique (toxine mise en aérosol). Dans les années 1930, l'Unité 731 (unité japonaise de guerre biologique) cultive le *Clostridium botulinum* pour en étudier l'effet sur des prisonniers, durant l'occupation de la Mandchourie[244]. Durant la Seconde Guerre mondiale, selon une hypothèse évoquée par certains historiens, Reinhard HEYDRICH, un dignitaire nazi qui fut l'adjoint direct de Heinrich HIMMLER, pourrait avoir été victime d'une arme biologique antipersonnelle fondée sur l'utilisation de la toxine

243 **Ewa SZOLAJSKA, Jaroslaw POZNANSKI, Miguel LÓPEZ FERBER, Joanna MICHALIK, Evelyne GOUT, Pascal FENDER, Isabelle BAILLY, Bernard DUBLET, Jadwiga CHROBOCZEK**, « *Poneratoxin, une neurotoxine du venin de fourmi. Structure et expression dans les cellules d'insectes et construction d'un bio-insecticide* », revue européenne de biochimie, 06/2004 : https://proshieldpest.com/tarantula-hawk-wasp/

244 **S.S. ARNON, R. SCHECHTER et T.V. INGLESBY**, « *Botulinum Toxin as a Biological Weapon : Medical and Public Health Management* », Journal of the American Medical Association, vol. 285, no 8, 21/02/2001, p. 1059-1070

botulique. L'Obergruppenführer, atteint par des fragments d'une grenade lancée contre lui par des résistants tchèques (opération Anthropoïd), est mort alors que le pronostic vital n'était pas engagé, peut-être du botulisme provoqué par la toxine botulique, mêlée à la couche de colle enduisant la grenade[245]. Quelques heures avant de mourir, HEYDRICH présentait les symptômes du botulisme, à savoir la « paralysie progressive des muscles des membres, des muscles du thorax, de la face et de la gorge »[246]. Durant le même conflit, les États-Unis produisaient également de la toxine botulique, des milliers de bombes à anthrax et toxine botulique ont été produites (dénommées respectivement « agent N » et « agent X »). Leur objectif était d'anéantir l'Allemagne en larguant des centaines de milliers de bombes comme celles-ci sur les six villes suivantes : Aix-la-Chapelle, Wilhelmshaven, Stuttgart, Francfort, Hambourg et Berlin. Ce projet génocide a été annulé grâce au succès du débarquement en Normandie. Plus d'un million de doses d'antitoxines ont été mises à disposition des troupes[247].

En 1969-1970, le président Richard Nixon a mis fin au programme américain des armes offensives biologiques. En 1972, une convention internationale a interdit la recherche, la production et la détention d'armes biologiques offensives (*The Biological and Toxin Weapons Convention*), mais des pays signataires n'ont pas respecté leur engagement (Irak, Union soviétique). Par exemple, la toxine botulique a été testée sur le site soviétique, dit Aralsk-7 sur l'île de Vozrojdénia dans la mer d'Aral.

En 1991, après la guerre du Golfe, un rapport du Département de la Défense américaine soutenait que l'Irak aurait reconnu devant les experts de l'ONU avoir produit 19 000 litres de toxine botulique concentrée, dont près de 10 000 litres auraient été militarisés (armes chargées). En 1990, l'Irak aurait déployé 13 missiles de 600 km de portée et 100 bombes de 180 kg, chargées de toxine botulique[248].

Entre 1990 et 1995, plusieurs tentatives d'attaques par aérosol de toxine botulique ont eu lieu au Japon, menées par la secte Aum Shinrikyô. Les auteurs auraient obtenu leur *Clostridium botulinum* à partir de prélèvements du sol du nord du Japon, mais ils auraient échoué à obtenir un aérosol efficace. En 2001, le gouvernement américain liste quatre pays développants ou

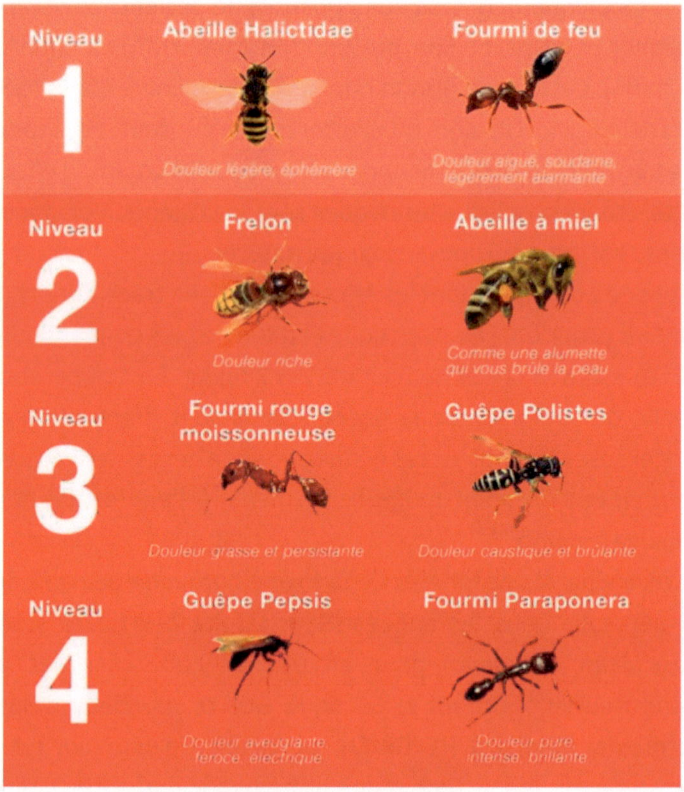

L'index de Schmidt

[245] **Patrick BERCHE**, *L'Histoire secrète des armes biologiques. Mensonges et crimes d'État*, Éditions Robert Laffont, 2009, p. 65

[246] *Ibid.*, p. 65

[247] **Luciano PAOLOZZI, Jean-Claude LIÉBART, Philippe SANSONETTI**, *Microbiologie : biologie des procaryotes et de leurs virus*, Paris, Dunod, 2015, p. 512

[248] Cf. 10e rapport du Conseil de sécurité de l'ONU 1991, à propos des résolutions 687 et 699.

soupçonnés de développer la toxine botulique en arme biologique (Iran, Irak, Corée du Nord et Syrie).

Une fois de plus, la recherche d'une toxine pour des fins belliqueuse semble bien plus attractive et rentable que pour des fins thérapeutiques. La lenteur de la recherche autour des venins thérapeutiques montre quels sont les enjeux réels de la géopolitique, ainsi que toute l'hypocrisie de la prescription hors AMM censée protéger le patient. D'ailleurs, aucun traitement proposé sur le marché pharmaceutique n'est conçu pour résoudre définitivement la source de la dysfonction pathologique. Aucune recherche somesthésique n'est programmée pour révéler le potentiel des venins thérapeutiques. Les dégâts d'un missile et d'une piqûre de guêpe ou d'une fourmi sur l'être humain sont incomparables. Ce type de missile standard (toxine botulique) n'a aucune action sur la resynchronisation du FNM ni sur la reprise de modulation inhibitrice inconsciente (neuromédiation), il ne stoppe pas le canal sensoriel qu'emprunte le neurone WDR. Pourtant, il est préférable de produire des missiles plutôt que des traitements efficaces et adaptés.

Ce n'est pas parce qu'un tiers des Français est soulagé par des antalgiques qu'il est soigné. Le neurone WDR altéré, même s'il n'est pas ressenti par la conscience grâce aux antalgiques, continue de donner l'information « danger » à l'inconscience, qui gère la commande prémotrice en restant en alerte par voie pyramidale (cortico-spinale). De là, les crispations nocifensives se déclenchent (tendinites/ténalgies/douleurs chroniques et autres rétractions musculo-tendineuses). Il faudrait une toxine botulique avec un effet inversé. Une toxine qui serait incomparable en termes de rapidité et d'efficacité et par la même occasion qui présenterait une toxicité largement moindre. Néanmoins, cette toxine existe déjà ; reste à savoir laquelle est la plus adaptée pour déclencher un réflexe de flexion nociceptive. L'index de Schmidt peut nous aiguiller[249]. Les propriétés neuro-pharmacologiques des insectes de niveau 4 sont les bonnes (Na+).

2) Des questions sans réponses

La douleur n'est-elle pas somesthésique ? Si tel est le cas, comment peut-on délibérément prétendre vouloir guérir la douleur des maladies neuromusculaires et neurodégénératives sans traitement ni aucune recherche ? Qui tente de trouver l'origine réelle des voies ascendantes vers le SNC, filtre neurovégétatif (esthésique et biologique) qui analyse le stimulus négatif enfermé dans la boucle neuronale autoparasitée ?

La bonne question serait de demander si les sectes médicales partisanes que l'on nous impose font véritablement preuve d'esprit scientifique lorsqu'elles présentent un taux de guérison de l'ordre de 0 %. À ce jour, aucun traitement de la douleur chronique n'assure une guérison réelle et/ou durable (sans rémission complète). Le taux d'échec est, a toujours été et sera toujours de 100 % avec cette approche médicale, qui nie toutes les théories, faits et caractéristiques neurophysiologiques mentionnés ici.
Albert Einstein disait que « la folie, c'est de faire toujours la même chose et de s'attendre à un résultat différent ». Alors, la médecine en France serait-elle complètement folle ? Ce sont les mêmes médecins institutionnalisés affiliés à ces laboratoires industriels qui prônent le négationnisme anatomique et

---

[249] **Avi STEINBERG**, « *Le Connaisseur de la douleur* », New York Times Magazine, 18/08/2016

viennent à remettre arbitrairement en doute la santé mentale de leurs patients. Par ignorance ou facilité (et sans aucune preuve tangible), ce sont ces mêmes prescripteurs qui font sous-entendre à leurs patients qu'ils sont fous ou émotionnellement instables.
Les travaux du neurologue Lionel NACCACHE sur les phénomènes d'amorçage sémantique inconscient ont démontré l'existence d'un inconscient cognitif, qui ne saurait être assimilé à l'inconscient freudien. Pourtant comme le pense HOCKING, qu'il soit actif ou latent, le trigger point est perçu de la même façon par le tronc cérébral : comme une menace. Cette menace est ressentie de façon permanente par l'inconscient, ce qui fait dysfonctionner les commandes prémotrices inconscientes. Depuis mon nouveau spasme, je ressens cette sensation de danger aussi bien de manière consciente qu'inconsciente. La sensibilisation centrale est une altération neuro-sensitive
Il est reconnu que le stress chronique augmente le risque lié aux maladies, dont le cancer. Le point trigger est successif à un traumatisme physique. Il est la forme la plus haute résultante d'un stress physique post-traumatique s'inscrivant dans la mémoire perceptive (SNA) par la mémoire cellulaire du fascia, qui maintient l'accolement des tissus sous-jacents dans le point sensible cuta-tendino -neuro-myofascial (fixation électro-magnétique/TRPA1 saturée). Certains patients souffrent également de spasticité, si on les écoutait avec un peu plus d'humanité, de finesse et d'ouverture d'esprit, on comprendrait qu'il s'agit d'un véritable déséquilibre homéostatique influencé par les hormones, et non par la pensée.

Je me rappelle précisément d'une patiente qui n'arrivait plus à poser le pied par terre, il se crispait toujours juste avant de toucher le sol. Elle me disait que depuis son opération de la colonne (qui avait été inutile et délétère), elle « ne voyait plus le monde pareil ». Cette parole veut tout dire. Nous sommes dans un état de conscience altéré, nous sommes en épuisement constant. Le sommeil et le moral sont par normalité impactés. Avant d'insinuer ou d'affirmer une apparente dépression masquée, certains médecins devraient revoir ces notions capitales de neuro-anatomie et étiologie de la douleur. Ce sont souvent ceux-là même qui par leur ignorance et leur incompétence – avouées ou non – génèrent la « pratique » dépression. Si un patient demande à être soigné et solliciter l'aide d'un médecin, c'est bien qu'il n'est pas dépressif.
Quelqu'un de véritablement dépressif ne consulte pas et ne demande pas d'aide, car il n'entretient plus aucun espoir. Pour lui, l'espoir n'existe pas. Comme tant d'autres, nous nous battons au quotidien contre nos maladies parce que nous avons encore l'espoir de guérir. C'est pourquoi nous demandons de l'aide. Or, il n'y a personne pour tendre la main, aucune écoute, aucune compréhension, aucune empathie : cette aide n'arrive jamais. Les laboratoires restent aussi frileux que le corps médical. Les médecins comme les scientifiques n'investiguent pas en coopération, personne ne veut connaître l'origine du problème organico-mathématique, alors que c'est leur travail. Les médecins d'aujourd'hui n'ont pas l'esprit scientifique, ce sont des techniciens, qui conservent l'esprit propre au clinicien. La remise en question et la faille systémique n'existent pas dans cet état d'esprit. Cette manière de penser la médecine est conjointement très rentable puisqu'elle permet de tripler une prescription d'antalgiques, à laquelle s'ajoute celle des sédatifs et des antidépresseurs. La douleur fait vendre. La douleur physique est transformée en une douleur morale pour que le patient puisse entrer dans la case prête à l'emploi du malade imaginaire. Le malade devient hypocondriaque.
Dans ma vie de jeune adulte, j'ai connu la dépression. J'ai fait une lourde dépression à la suite d'une peine de cœur, certainement comme nous en avons tous vécu me direz-vous. Croyez-moi, ma douleur est incomparable aujourd'hui en termes de sensations et la zone d'action corticale de ma douleur actuelle est bien différente et bien plus puissante. La dépression est un schéma de pensée qui tourne en boucle. Dans mon cas, c'est la boucle réflexe qui tourne en boucle. La reprise d'inhibition

modulatrice présynaptique est absente à cause de l'amnésie sensori-motrice (découlant de la perte de modulation inhibitrice par l'exagération du réflexe myotatique inversé [motoneurone alpha inhibé] causé par le neurone WDR hyperexcité dans le fléchisseur, qui résulte lui-même d'un réflexe antagoniste d'étirement hyperexcitable de l'extenseur). Les conjectures rapides, fondées sans connaissances du neurone WDR et de sa capacité à perturber l'arc réflexe, sont bonnes à rester où sont leurs places : sur le canapé d'un psychologue et certainement pas dans une salle de réadaptation en médecine physique ou encore moins chez un généraliste, qui ne sait plus quoi prescrire.

La définition de la mort est la perte de tous les réflexes du tronc cérébral. Le neurone WDR sature par excès de réflexe homéostatique le tronc cérébral. La douleur chronique est par conséquent vécue comme une impression concrète de la peur de mourir permanente par l'organisme : le danger. Il n'y a donc aucun rapport avec une dépression due à la perte d'un emploi, au décès d'un être cher ou tout autre problème personnel d'ordre privé et aucunement biomécanique. Que vaut un antalgique ou un antidépresseur dans la conception occidentale de la psychologie et son lien à la douleur ? Les traitements symptomatiques ne guériront jamais la moindre douleur. Une blessure de l'âme n'est pas physique, une blessure du système nerveux autonome n'est pas psychologique. Au bout de la centième procédure par imagerie inutile : scanner, radio, IRM, scintigraphie, ponction, biopsie, encéphalogramme, etc., il serait temps de chercher à comprendre les interconnexions de ces maladies neuromusculaires et neurologiques, dont les symptômes ne représentent que la partie émergée de l'iceberg. L'imagerie est surutilisée alors qu'elle n'apporte jamais de solutions ni aucune compréhension en vue d'une guérison totale. Elle constate seulement les états avancés d'une pathologie, déjà bien présents dans notre organisme avant même qu'elle soit visible. Ces méthodes

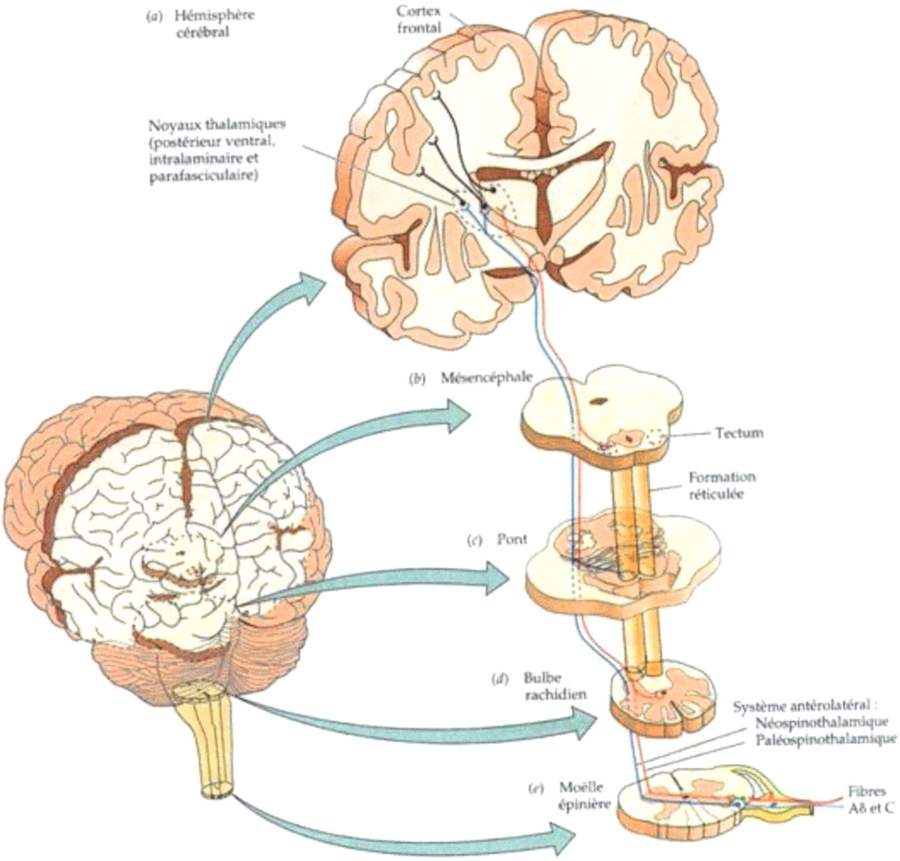

8.20 Voies ascendantes de la douleur dans le SNC

Voies ascendantes de la douleur dans le SNC (Fibres C)

d'imagerie deviennent même anxiogènes. Le patient est toujours partagé entre l'idée d'être satisfait de trouver quelque chose pour qu'on ne l'infantilise plus et l'espoir qu'on ne trouve rien de grave. Le patient désire simplement qu'on l'écoute, puisque c'est le seul à ressentir sa douleur. Les imageries constatent ses dires, les réponses apportées ne sont que des bombes à retardement dans une situation déjà bloquée dans le passé par un traumatisme physique. Nos mémoires dépendent du SNA pour la phase de stockage. Si le stockage est fragmenté, le SNC ne peut pas l'exploiter. La liste d'encodage constructif inconscient du mouvement doit suivre une programmation précise (intention, planification, puis exécution) qui dépend de ses pilotes et *plugins* (le *plugin* est un outil qui permet d'ajouter des fonctions au logiciel principal), autrement dit les récepteurs. La jonction présynaptique (Ach/noradrénaline) doit être opérationnelle pour que l'aire prémotrice réponde correctement.
La science est une pensée spéculative. Dans ce cas, de quel droit devrions-nous accepter les hypothèses psychosomatiques et les offres médicamenteuses contraires à la neuroanatomie et aux témoignages des patients qui vivent la souffrance au quotidien ? Au bout de cent ans, il serait temps d'intégrer et surtout de réagir au fait que le taux d'échec du traitement de la douleur chronique (et pas que) est de 100 %. Ce résultat suffit à définir la véracité de cette pensée restreinte et erronée de l'anatomie humaine, qui est invalide à 100 %. La communauté médicale prend pour acquise sa théorie mentale fanatique (basé sur Freud, Pfizer et Medtronic). Elle se contente de ces résultats médiocres et épouvantables en supprimant l'aspect proprioceptif que comprend la crise énergétique de l'ATP, la boucle gamma et le neurone WDR (provoquant la surtension qu'est la contraction localisée permanente limitant la force et la longueur du muscle). Ainsi, c'est seulement après la suppression du point trigger que le muscle peut être allongé par l'étirement et renforcé par l'exercice. Une cure thermale, un massage ou la chaleur infrarouge sont utiles et efficaces en complément, mais ne sont pas des traitements adaptés pour resynchroniser un arc réflexe. Seule la réoxygénation du point trigger/dermalgie réflexe par la nociception et le contact par résonnance (ouverture des canaux ioniques Na+) induit par l'étirement des membranes des nocicepteurs permet la désensibilisation centrale du réflexe de retrait (fibres C/désaturation TRPA1/TRPV1) qui va supprimer en même temps le réflexe d'étirement hyperexcitable de l'antagoniste, si le membre est spastique. Si la boucle neuronale réflexe (alpha/gamma) est en compulsion de répétition au niveau cellulaire, il s'agit alors d'une dysfonction dynamique moléculaire (Ach/WDR) qui s'auto-entretient dans une dysfonction dynamique des fluides (vascularité/cytokines/O). De facto, l'agoniste et l'anta-goniste ne peuvent qu'être en déséquilibre dynamique mécanique. Le trouble proprioceptif est un tableau pathologique croisé dynamique. C'est une dysfonction de l'automation. Le traitement doit de ce fait être perçu virtuellement (vivant) dynamique par l'organisme, par compression mécanique ou substances toxiques (biochimie des venins). La source de dysfonctionnement initial se trouve bien au niveau moléculaire. Le réflexe de flexion nociceptive agit sur tous les tableaux en supprimant le signal nociceptif source dans le tendon du fléchisseur, qui régule la sensibilité dynamique proprioceptive de tout le couple de force, c'est-à-dire l'information cérébelleuse. En effet, le réflexe est automatique.

Aucune application n'existe avec le réflexe de retrait, qui est un réflexe de décompression cérébrale (indiqué hypoperfusion). Aucune application de stimulation sensorielle/motoneuronique par le canal sensoriel via la nociception n'existe. Pourtant, nous savons que nous pouvons déclencher un réflexe via le neurone sensoriel, capable de faire intervenir des motoneurones normalisant le fuseau neuromusculaire et son feedback neurologique associé. Pour stopper l'hyper-réflexie, il suffirait d'un signal inhibiteur fort et douloureux sur le tendon. La zone réflexe étant hypersensible à la palpation, ce seuil d'excitabilité cellulaire serait plus facilement atteint qu'une zone saine. De la même manière

qu'une main s'extrayant au-dessus du feu, le tendon se dégagera de la même manière : automatiquement, rapidement et inconsciemment.
La ponératoxine ou le venin de la guêpe Pepsis semblent indiqués, que ce soit pour leurs coûts, leurs résultats probables ou leurs propriétés neuropharmacologiques. Il n'existe en réalité aucune application avec aucun réflexe que ce soit, bien que nous sachions que seul le réflexe peut atteindre les parties les plus primitives de notre cerveau. Pourquoi ? Nous savons aussi que la base de l'influx nerveux est le potentiel d'action et qu'un réflexe peut déclencher une réaction neurophysiologique, qui pourra rendre pathologique l'individu, mais aussi le rendre à nouveau sain. Le neurone WDR altéré perturbe la neuro-médiation par dissociation syringomyélique et déficit d'acétylcholine. L'arc réflexe spinal perturbe l'homéostasie du SNA, puis du SNC, ce qui aboutit à une distorsion cognitive : la confusion corticale entraîne les douleurs et autres programmes multisystémiques erronés. Nous devons corriger la mémoire perceptive pour pouvoir corriger la mémoire procédurale et/ou sémantique. En effet, nous parlons d'amnésie sensori-motrice, ce qui en dit long sur l'intérêt de la reprise d'information correcte par la sensation inconsciente. Certains peuvent rejeter la tenségrité biologique de Donald INGBER, la neuromatrix de Ronald MELZAC, le syndrome général d'adaptation de Hans SELYE (à qui nous devons le mot « stress »), mais peut-on rejeter deux prix Nobel de physiologie :

- Les travaux de Charles SCOTT SHERRINGTON et sa loi d'innervation réciproque (parmi tous les autres sur la proprioception, les réflexes myotatiques et le contrôle postural), à qui nous devons le terme « synapse » entre autres ?
- Peut-on également sciemment en faire de même avec Camillo GOLGI et sa découverte de l'organe neurotendineux (organe sensitif) sur le tendon qui porte son nom ?

De combien de stratagèmes va-t-on encore se servir pour bloquer une démarche d'intérêt général et d'urgence sanitaire ? En atteste le trésor de molécules des venins scorpioniques, inutilisé depuis 1990 en phase préclinique. Les patients ne sont pas des rats ou encore moins des souris de laboratoire. Cette attente est aussi injustifiée qu'injuste. Je ne peux plus m'asseoir sur une chaise depuis trois ans et j'endure d'intolérables souffrances depuis tout autant de temps à cause de la répétition d'un problème qu'on avait réussi à résoudre en trois minutes dans le passé par le biais de ce réflexe. Le vide inexplicable de la recherche en matière de proprioception et neuro-réflexothérapie est déconcertant. Pourquoi personne n'écoute-t-il, ne prend-il la mesure de cette découverte et ne juge-t-il sa pertinence ? Pendant deux ans, j'ai encaissé les jugements hâtifs et les diagnostics médicaux erronés basés sur la psychologie arbitraire des médecins que j'ai consultés. Au vu de mes recherches et avec de telles données, j'ai dorénavant droit à un silence radio des plus troublants.

Moi, je ne peux plus me taire. L'occultation d'un système interactif entier expliquerait peut-être l'origine encore inconnue d'une maladie rare sur deux, et par la même occasion, l'incapacité à les résoudre qu'on attribue volontiers à la génétique plus qu'au fonctionnement de l'organisme lui-même. Un système neurovégétatif défaillant n'est-il pas un terrain génétique propice à une altération cellulaire comme le cancer ? La multiplication d'un *bug* d'encodage cellulaire (*glitch* de duplicata) résulte d'une adaptation impossible. Pourtant, la cellule cancéreuse se multiplie. Ces erreurs d'encodages initiales et ces duplicatas se trouvent probablement sur les jonctions présynaptiques neuro-myofasciales (code source). Le fascia unit toutes les cellules. Toutes les cellules et les systèmes communiquent. Nous savons que les venins sont capables de liaisons irréversibles sur les synaptosomes. Les venins peuvent donc induire des mutations génétiques curatives à long terme par inversion de polarité nerveuse des cellules végétatives opposito-polaire (dépolarisation) avec en plus une activité cytotoxique. Comment justifier une telle méconnaissance et un tel manque de pragmatisme ? Vous trouverez autant de maladies rares que de cases pour les mettre. Le stress n'est qu'une sensation du système nerveux autonome, qui se stocke dans la zone somatosensorielle du SNC. Ce qui explique la pathologie qui résultera post-traumatisme, quelque qu'elle soit, et où qu'elle siège. Nous fonctionnons comme un programme informatique. Or, mettre au point un logiciel avec des 0 et des 1 est certainement plus complexe que réinitialiser un couple de force et de données binaires (alpha/gamma-adrénaline/opioïdes). Un laboratoire de recherche du corps humain serait plus visionnaire qu'un laboratoire par récepteur. Exclure la biomécanique (corps) des neurosciences (esprit) et inversement explique cette stagnation qui n'a plus lieu d'être. La somesthésie/proprioception étant le pont de ces deux domaines indissociables. Comment pouvons-nous violer des règles de neuro-anatomie qui sont le socle même de la neurologie et la physiologie ? Si SHERRINGTON ou GOLGI étaient encore vivants aujourd'hui, n'auraient-ils pas fait mieux avec moins ? D'apparence et de manière très superficielle, nous progressons, mais l'humain, lui, régresse en profondeur. Le seul fait que la plupart des médecins n'ont aucune qualification d'anatomie palpatoire et d'anatomie globale est en total décalage avec la réalité de l'être humain et « vivant » par définition. Les mains sont des outils d'une précision et d'une finesse irremplaçables. Elles représentent à la fois un rôle analytique, interactif et interventionnel en temps réel avec le patient. Nous parlons de somesthésie et de sensation qui sont des messages nerveux fluctuants. Depuis 1980, les cartographies des trigger points devraient être connus de tous. Cette appréciation du temps présent nous fait défaut. Personne n'a repris le flambeau des précurseurs, tels que HIPPOCRATE, Andrew Taylor STILL, Filippo PACINI, Daniel David PALMER, Angelo RUFFINI, Lawrence JONES, James CYRIAX, Henri JARRICOT, ni ne considère les médecines traditionnelles ancestrales comme source de certaines vérités inexplicables jusqu'alors. Pourtant, la proprioception existe et s'explique. L'ignorer est une insulte au patrimoine et à l'héritage de notre propre humanité.

Mon argumentaire est mathématique, il s'appuie sur des valeurs simples, mais interrelationnelles. La transversalité est conséquente. Quand les institutions, les chercheurs et les médecins vont-ils assumer leurs rôles et relever la tête de leur microscope pour s'en servir ? En l'absence de résultats durables et complets dans le soin des maladies chroniques, vont-ils se rendre compte du fait qu'ils passent à côté d'un système entier et primordial qu'est celui du système neurovégétatif ? Nous regardons le monde à travers un microscope au lieu de le voir avec des yeux grands ouverts. La science fondamentale et l'empirisme sont complémentaires. Si la main se dégage du feu inconsciemment, c'est bien que le nocicepteur reçoit l'information de danger jusqu'à la voie spinothalamique. Le SNA grâce aux neurones sensoriels donne l'ordre au membre de se dégager par tous les moyens en recrutant le plus rapidement possible les motoneurones. Le mouvement n'est que la partie visible du réflexe. La neurophysiologie repose sur pilote automatique. Ce qui est dehors est dedans, ce qui est en haut est en bas. L'Homme n'est actuellement ni appréhendé comme une machine biomécanique ni comme un être vivant, mais simplement comme un produit en étant à la fois vendeur et acheteur. Vendre son âme à la science alors qu'elle devrait être à notre service est le raisonnement d'un savant fou ou d'un enfant impatient. Il est temps de faire preuve de maturité et d'humilité pour appliquer le réflexe comme la pièce maîtresse des guérisons possibles. Les prescriptions d'antalgique à perpétuité et le fameux « c'est dans votre tête » sont des humiliations infondées qui se cachent derrière un retard infantilisant et en total désaccord avec les preuves scientifiques actuelles apportées sur la proprioception. C'est littéralement insupportable, personne ne mérite d'être traité ainsi. Je vous invite à faire le tour des associations et des forums sur les réseaux sociaux pour observer et mesurer le désespoir et l'incompréhension des principaux concernés. Ils évoquent tant de fois la discordance des imageries et l'échec des solutions testées. L'errance et l'incompréhension médicales sont criantes de vérité quant à l'ignorance standard inassumée. Associations et forums, dont est absente la quasi-totalité des professionnels de santé, ne cessent d'exprimer cette détresse indigne. On pourrait penser qu'ils sont trop occupés à soigner leurs patients pour consacrer du temps à ce genre de regroupements, mais si c'était le cas le nombre de patients n'augmenterait pas autant sur ces réseaux, où ils partagent le même sentiment d'abandon, le même manque d'écoute et la même souffrance. Notre incompréhension et notre solitude sont si souvent répétées[250]. Marie-Agnès WISS-LAUREN, présidente de la Fédération française des associations & amicales de malades, insuffisants ou handicapés respiratoires, exprime clairement ce sentiment dans l'extrait suivant d'un échange de mail du 16/09/2021 : « Personnellement, je suis impuissante pour répondre à votre demande ; nous sommes une fédération de malades respiratoires et avons de gros soucis avec le matériel défectueux, qui peut nous causer de graves maladies. »[251]

Les systèmes de santé sont saturés, les délais sont anormalement longs dans tous les services, c'est la crise, même celui qui se nomme « urgence » ne porte que le nom. Un désengorgement et une amélioration de la qualité des soins seraient possibles si nous utilisions davantage notre cerveau que la planche à billets. Les déserts médicaux en témoignent également. Or, le déploiement de la fibre n'est pas une solution pour régler tous les problèmes liés à la désertification médicale. Je dispose d'une collection surréaliste de refus ou autres dénis. Avec la sollicitation des 32 CHU de France, institutions hospitalières, députés, agences nationales, ministres, maires et autres sociétés savantes aussi incapables de me répondre, la seule chose que l'on est pu me dire était « adressez-vous à quelqu'un d'autre ». Or, cet autre en fera de même… Voilà l'absurdité du système de prise en charge hyperspécialisé français et ses limites en matière de partage de connaissances. Ce système de soin est tellement spécialisé qu'aucune coordination ni aucune solution ne sont possibles ou envisageables. Alors que la curiosité est la base de la science, on est aujourd'hui focalisé sur le protocole. Ce manque d'intérêt pour l'intérêt commun est irrationnel. La santé n'est devenue qu'un concept entrepreneurial basé sur le profit. Je ne suis pas spécialiste, c'est justement parce que je n'ai suivi aucun cursus que j'ai su faire les ponts entre les différentes spécialités de la médecine. Il m'aura fallu une année entière pour apprendre et comprendre les raisons du si grand nombre d'échecs thérapeutiques que j'ai essuyés. C'est déroutant de savoir qu'aucune remise en question méthodologique ne sera effectuée au sein des académies et des facultés. Les réflexes myotatiques étaient enseignés en Terminale S. De la Terminale aux grands laboratoires, qu'est devenue la recherche concernant ces réflexes ? C'est invraisemblable de passer à côté de l'interdépendance de systèmes binaires aussi imbriqués dans d'autres. Tout n'est qu'homéostasie et interaction. En témoignent le calibrage de l'attraction terrestre ou la distance parfaite du Soleil, qui permettent la vie sur Terre. La science fondamentale n'a aucune vision globale. Quelle personne de bon sens penserait qu'une voiture peut rouler sans bonne transmission ? Les machines bénéficieraient-elles d'une meilleure finesse d'analyse et d'une approche faisant l'effort d'investiguer chaque pièce de chaque système avant de déclarer la casse irrévocable ? Le tableau de bord n'est qu'un indicateur, ce qu'il affiche n'est pas forcément exact, mais lui le pense.

---

[250] *Fibromyalgie vous n'êtes pas seul* : https://www.facebook.com/groups/1827040647320529/?ref=share
Maladie de Parkinson : https://www.facebook.com/groups/Parkinsonauquotidien/?ref=share
Maladies auto-immunes, rares, génétiques, orphelines et chroniques :
https://www.facebook.com/groups/christellecrepin/?ref=share
[251] https://www.ffaair.org/federation/equipe/

Il reçoit les informations des périphériques et autres organes de mesure mis sous pilote automatique. Notre système nerveux central ne reçoit-il pas les informations du système nerveux autonome ? Qui remonte la source du défaut d'expression pathologique du SNC en analysant nos organes de mesure, tels les organes neuro-tendineux de Golgi placés sous le contrôle du SNA par exemple ? Qui mesure la proprioception par la palpation, le mouvement et l'écoute ? L'ignorance ne justifie pas une telle certitude sur l'inexistence des faits que j'amène. Ces faits ne sont d'ailleurs majoritairement plus à prouver. La loi de Sherrington et la sensibilité dynamique de l'ONT sont bel et bien crédibles, à l'instar des recherches plus récentes comme sur la tenségrité biologique ou le syndrome général d'adaptation. Le système neurovégétatif est un système vivant qui s'adapte à son bénéfice, mais aussi à son propre détriment. Il est le pont entre les mémoires. Le lien entre le neurone WDR, l'acétylcholine et l'acide glutamique est évident.

Personne n'établit de lien en application par le réflexe de retrait des fléchisseurs pour un tendon (un membre), mais qui s'appliquerait théoriquement par la nociception à n'importe quel récepteur « Wasabi ou TRPA1 », qui va directement mobiliser les ressources de la mémoire perceptive pour débrider les mémoires sémantique et procédurale, c'est-à-dire provoquer un *reboot* d'un canal sensoriel entier. Les peptides sont les réels et uniques médicaments capables de guérison définitive des maladies chroniques par injection localisée (tissu conjonctif). Si le filtre de l'information perceptive est lui-même fautif, il est impossible que les axes rééducatifs actuels physique et psychologique puissent être efficients. Seule la mémoire perceptive calibrée du SNA permet l'intégration correcte proprioceptive par le SNC.

La persistance dans la production et l'administration de traitements médicamenteux totalement dépassés au vu des statistiques et la connaissance d'alternatives possibles est assimilable à de l'escroquerie industrielle. Le manque de réactivité par les institutions est déconcertant, mais aussi indirectement par les chercheurs qui sont soit sous-financés, soit contraints par la loi et les lobbys de ne pouvoir mener les recherches qu'ils estiment essentielles, alors que l'attente des citoyens dans ces avancés est intolérable. Tout ceci est équivalent à de la non-assistance à personne en danger. Les médecins qui prescrivent, sans inspecter par la palpation et l'écoute la source réelle du dysfonctionnement est comparable à du trafic de stupéfiants et de l'abus de confiance. De nombreux procès le prouvent. Ce cercle vicieux favorise la dépression, l'insomnie, l'exclusion (ex. perte d'emploi, divorce, etc.), des automédications potentiellement meurtrières similaires à de la mise en danger de la vie d'autrui quadruplées de déshumanisation, de suicide assisté et de torture. Le manque de sommeil, qu'il soit volontaire ou subi, est nocif pour le corps. La privation de sommeil est considérée à juste titre comme une torture. Dormir moins de 6 h par nuit pendant une semaine impacte de façon négative 700 gènes de notre corps[252]. En sensibilisation centrale, le SNA (qui est inconscient) n'est jamais en repos = fatigue chronique/troubles cognitifs et mémoriels. Pour les états, les cas sociaux produits par nos modes de vie trop éloignés de la nature saine de notre écosystème (équilibre personnel et environnemental) ne représentent que des dommages collatéraux. Nous sommes rendus malades, puis abandonnés à notre propre sort si nous refusons ces traitements inefficaces et inadaptés sans aucun recours : une vraie prise d'otage !

---

[252] https://www.comment-economiser.fr/effets-terrifiants-manque-sommeil-sante.html

Cet ouvrage ne retranscrit qu'une infime sélection de mes recherches. Toutefois, parmi les études et les articles que j'ai lus, je n'ai pas vu une seule fois des éléments de réponse ou une quelconque justification face à autant d'échecs thérapeutiques présentés aux patients. L'abandon est aussi bien administratif qu'humain, médical et scientifique. On constate l'échec, puis, de façon totalement naturelle, rien n'est entrepris pour le comprendre, l'expliquer et aider les patients prisonniers de leurs maladies chroniques. Pourtant, ce sont précisément ces échecs qui méritent l'analyse la plus poussée. La solution est dans l'échec, le poison est dans le remède. Le nœud même du problème pathologique est dans sa résistance.

Par élimination et modèles de reconstitution, j'ai étudié environ 5000 heures ces échecs dont je fais partie. Quand nous cherchons, nous avons statistiquement plus de chance de trouver et j'ai compris la cause de l'échec de ma guérison. J'ai constaté que le rôle de la pharmacopée n'est plus de vendre des solutions thérapeutiques, mais des abonnements. C'est la même chose avec les cures d'antidépresseurs prescrites obligatoirement pour six mois minimums. Les fabricants s'en lavent les mains. Au contraire, ils se réjouissent du bénéfice de ces ordonnances délivrées ad vitam aeternam par les médecins et psychiatres. Sans aide psychologique, ni aucune détermination du patient manifeste, comment comprendre les émotions qui nous submergent et deviennent difficiles à gérer ? Si l'on nous enseignait que la douleur est la meilleure professeure, cela serait salutaire dans bien des cas (si ce n'est tous) de maladies psychoémotionnelles et physiques. La maladie n'est qu'un autosabotage de l'organisme. Lorsqu'il est en désharmonie avec sa nature profonde, la proprioception participe à la synergie entre les mémoires et le vaisseau physique qu'est notre corps. Que la douleur soit incomprise aussi bien physiquement que psychologiquement, elle résulte forcément d'un processus de perception conscient ou non de la mémoire perceptive.

Nous pouvons tout supporter, mais parfois nous avons besoin d'aide externe pour retrouver les ressources primaires de notre survie mentale et physique. Nous n'avons pas besoin de béquille, mais plutôt de connaître la bonne direction. Notre corps sait mieux que nous ce qui est bon pour nous, il possède déjà sa boussole métabolique et s'est spécialisée au fil de l'expérience humaine dans sa survie. Comme tout système, notre système peut se dérégler à cause de multiples facteurs, qui auront dans tous les cas une résonnance proprioceptive. Le corps est une mémoire et cette mémoire ne communique que par réflexe. Le muscle n'a pas de marche arrière, le cerveau subit cette unidirectionnalité. S'ensuit la crise énergétique de l'ATP et l'arc réflexe spinal, qui se perturbe inconsciemment. Le corps est énergie, l'énergie est le potentiel d'action. La vie du corps humain est définie par un réflexe. Nous sommes un réflexe. Par définition, seul le potentiel d'action, la base de ce que nous sommes, peut restaurer notre mémoire originelle pour nous permettre de faire marche arrière pour stopper toutes les sur/hyper ou sous/hypo-adaptations et déconditionnements de nos programmes par défaut.

Le fait de ne faire volontairement aucun lien entre tous les systèmes du corps humain est criminel. Il semblerait que ce soit le résultat d'une course aliénante et illogique vers le progrès. Toujours plus vite, toujours plus loin, sans connaître la destination. Où sont les résultats promis par ce progrès technologique ? En 2021, nous sommes incapables de guérir la douleur, ni même de la soulager seulement. Les Dolipranes, bouillottes et cures thermales sont-ils représentatifs de la réponse attendue des états sur le challenge de la santé de l'Homme ? Où est la neurophysiologie ? Que comprenons-nous du rôle des neurones sensoriels, des réflexes, des traumatismes physiques et/ou psychoémotionnels alors qu'il est prouvé qu'ils ont tous un impact neurovégétatif et donc physique ?

Le neurone de la douleur est le WDR. Pourquoi aucun médicament n'est capable d'avoir une action sur ce neurone ? On sait qu'il réagit à tous les stimuli somatosensoriels et non à une distribution métabolique par voie digestive. Par conséquent, quels résultats espérer de ces traitements qu'on avale sans même savoir ce qu'ils contiennent ? La majorité des patients les prennent parce qu'ils ont confiance en leur médecin, mais cette confiance n'est certainement pas réciproque... La douleur, comme toute pathologie, possède une étiologie. Cette étiologie n'est vérifiable que par le contact. Elle se soigne que par la sensation et le contact lui-même ou la sensation de contact grâce à TRPA1/TRPV1. On sait que cette sensation de contact pourrait être obtenue par un venin thérapeutique nociceptif appliqué localement sur les points sensibles des tendons. Au sein même des muscles, les massages transverses profonds sont généralement suffisants (si le tonus a été normalisé sur l'ONT). Qui remonte cette étiologie ? Certainement pas GRÜNENTHAL ou ARROW. Si la douleur, qui emprunte toujours les mêmes canaux sensoriels, reste incomprise, comment pourrait-on comprendre des syndromes plus complexes, où des cellules reviennent à l'état embryonnaire ?

Nous envoyons des sondes sur Mars alors que nous ne sommes toujours pas capables d'écouter les autres ou soi-même pour pouvoir véritablement soigner. La biotechnologie qui nous habite rivalise avec toute la technologie que l'homme ne sera jamais capable de produire. Ne pas prendre en compte la nature du caractère vivant de notre espèce primate/mammifère que représente le réflexe, la définition même de la mort dans nos lois légales et le cycle de la vie est un crime contre l'humanité. Ce constat défie toute logique humaine et scientifique. Je ne cherche pas la controverse, mais la vérité. Tout est calculé pour que le serpent du caducée se morde la queue. Pourquoi tant de zèle avec les venins thérapeutiques ? La toxine botulique a été initialement utilisée comme arme d'attaque biologique, ce qui en a fait le plus puissant poison connu. Les venins sont aussi des armes de défense et/ou d'attaque biologiques. En quoi leurs usages thérapeutiques seraient-ils différents, plus difficiles ou plus dangereux que la chimie des médicaments ? Pourquoi s'élever farouchement contre les substances psychédéliques naturelles, alors qu'on sait que les opiacés sont des drogues de synthèse ? On sait qu'ils sont responsables de la première cause d'overdose mortelle en France et de plus de 81 000 morts aux États-Unis[253] ?

Définition : *une drogue est un composé chimique, biochimique ou naturel, capable d'altérer une ou plusieurs activités neuronales et/ou de perturber les communications neuronales.*

Notre corps peut lui-même sécréter une endorphine non artificielle d'une puissance inégalable, grâce au réflexe de retrait. De quel droit les lobbys pharmaceutiques brouillent les axes de recherches prometteurs[254] ? De quel droit les états alourdissent les procédures pour rendre impossible le développement expérimental et la volonté de survivre des patients ? De quel droit les chercheurs et médecins se cloisonnent-ils dans leur spécialité, quitte à être réfractaires à toute innovation et coopération ? De quel droit ces institutions, dont dépendent la santé et la sécurité des concitoyens, violent leur confiance en décidant de qui doit vivre et qui doit mourir ?

Ce spectacle ne peut qu'être déplorable. Le rôle de spectateur qu'endossent les acteurs de la santé n'est plus admissible. Il est temps d'arrêter d'essayer, il faut faire. Si la stratégie était bonne, les résultats seraient à la mesure de l'investissement financier de la communauté internationale. Le néant médical dans la branche vitale de la proprioception est criant de vérité quant à cette stratégie infructueuse. Il serait temps de revenir à l'essentiel. Notre capital santé et financier, tout comme notre

[253] Ce nombre de décès a été comptabilisé en 12 mois seulement, de mai 2019 à mai 2020, soit le nombre le plus élevé de décès par overdose jamais recensé selon le CDC : https://www.lefigaro.fr/flash-actu/etats-unis-les-morts-par-overdose-se-sont-accelerees-pendant-la-pandemie-20201218

[254] https://www.eurosfordocs.fr/

patience, n'est pas infini. D'après la loi KOUCHNER du 4 mars 2002, cette atteinte à la démocratie sanitaire est illégale. Les professionnels de santé ne mettent pas en œuvre tous les moyens mis à leur disposition pour assurer à chacun une vie digne jusqu'à la mort. Nous payons de notre qualité de vie cette inaction du système, du seul fait de notre naissance. Combien de temps allons-nous encore subir ces traitements qui n'en sont pas ? L'absence de résultats est à la hauteur de nos espérances et contraire à l'instinct de préservation envers notre espèce ? Il s'agit d'une insulte à l'intelligence Homo Sapiens. Le bénéfice ne justifie pas une telle illusion. Personne n'est immortel, pas même Jeff BEZOS. On sait qu'une personne malade est un gouffre financier pour la société. C'est totalement contraire à l'idée de croissance même.

Quelques chiffres du cancer en France :

- Les pertes sont évaluées à 9,7 milliards €, en hausse de 25 % depuis 2004.
- Au total, le financement public direct de la recherche sur le cancer s'élève à 694 millions d'euros, contre 670 millions d'euros en 2004[255].
- Quelle avancée majeure depuis 2004 vaut presque 10 milliards d'euros au contribuable et 694 millions annuel ?

La voilà :

> « tandis que le prix de ces traitements a augmenté de 47 % depuis 2004, les chercheurs n'ont pas trouvé depuis d'amélioration flagrante dans leur efficacité sur les tumeurs. Les remises secrètes négociées entre les compagnies pharmaceutiques et le comité de fixation des prix induisent un manque de transparence sur les prix réellement pratiqués et limitent ainsi les stratégies de coopération gouvernementale »[256].

En quelques minutes (non 17 ans) et avec quelques milliers d'euros (non 10 milliards), on pourrait prouver la véracité et le potentiel transversal de la théorie que j'avance ici. Cela fait trois ans que je répète que le réflexe peut soigner. Combien de patients auraient pu être soignés au lieu de les faire souffrir inutilement ? Combien de temps encore nos souffrances seront-elles laissées sans réponses ? Toutes les données que je livre dans cette étude sont vérifiables.

La fuite est la solution proposée par nos institutions, qui fuient elles-mêmes leurs propres responsabilités. Dans ce contexte, il n'est pas étonnant que l'homme assujetti n'ait pas la présence d'esprit d'aller à la rencontre de sa douleur, de la combattre et permettre en réalité son autoguérison par le « fight or flight ». « Connais-toi toi-même », disait Socrate. Comment se connaître si nous fuyons automatiquement nos sensations et les réponses néfastes ou bénéfiques qu'elles engendrent ?

---

[255] https://asteres.fr/site/wp-content/uploads/2020/02/ASTERES-CANCER-FEV-2020-compresse.pdf

[256] https://www.capital.fr/economie-politique/les-prix-des-medicaments-contre-le-cancer-senvolent-mais-ils-ne-sont-pas-plus-efficaces-1391993

3) Rétrospective

« L'école devrait toujours avoir pour but de donner à ses élèves
une personnalité harmonieuse,
et non de les former en spécialistes. »
Albert EINSTEIN

Dans ce monde où la santé semble capitale, le discours d'Hippocrate prend un tout autre sens. Né vers 460 av. J.-C. sur l'île de Cos en Grèce, Hippocrate est considéré comme le père de la médecine. D'après lui, l'homme doit s'émanciper par la connaissance médicale. La médecine hippocratique s'est confrontée aux mystères du corps en étant liée à son environnement. Les médecins de son époque s'interrogeaient sur les relations de l'homme et son milieu, ils réfléchissaient sur son histoire et s'interrogeaient sur l'« archéologie » de la médecine. La dimension humaine qui régissait les rapports du médecin/malade est l'une des facettes les plus remarquables du corpus hippocratique. Selon Hippocrate, l'homme ne comprendra jamais toutes les lois, mais seulement une partie. Le but est d'avoir une vérité qui permette de soigner l'homme. Grand observateur, ce penseur grec nous enseigne que tout ce qui découle de la nature répond à des lois universelles. L'homme est un produit de la nature, il doit donc répondre à des codes. Hippocrate a une vision cyclique de l'homme, comparable à la nature. À son échelle réduite, l'homme reproduit l'organisation de l'univers : il s'agit là des premières formulations de la théorie micro/macrocosmique de la littérature grecque. Nous sommes déterminés physiquement par notre corps. Le cerveau est la partie de l'homme qui possède la puissance la plus grande. Dans *Le Traité de la maladie sacrée,* il écrit que « même si le cœur éprouve la peine et le souci, de même que le diaphragme, aucune de ces deux parties ne peut penser. » En 2021, une personne sur cinq souffre de douleurs chroniques dans le monde[257], 70 % d'entre eux restent sans prise en charge. Lors de la Journée mondiale de lutte contre la douleur, France Assos Santé Nouvelle-Aquitaine disait : « Non, ce n'est pas que dans la tête ! »
L'ignorance est le profond combat d'Hippocrate. Connaître, c'est s'émanciper. Le savoir médical est dépendant d'une connaissance préalable de la nature de l'homme. Ce savoir doit être parfaitement acquis par celui qui a l'intention de soigner correctement ses semblables.
Hippocrate écrit :

> « Il est normal que celui qui prétend avoir une connaissance exacte des choses fasse toujours triompher sa thèse, si effectivement cette connaissance repose sur la réalité et si la démonstration est exacte. [...] Il est nécessaire, pour qu'il y ait des idées nouvelles, de ne pas partir d'un principe unique, il faut savoir remettre en cause ses connaissances. »

Hippocrate a montré la nécessité du pluralisme. Pour accéder à la connaissance, il faut partir d'un point avec les connaissances actuelles. La médecine d'Hippocrate a bien conscience que l'homme ne peut tout dominer. Se remettant perpétuellement en question, Hippocrate conçoit une médecine basée sur le doute. Le médecin hippocratique renouvelle sa vision des groupes humains, il voit l'intérêt du patient avant son statut social, il sacrifie son avantage personnel financier à celui du malade. Dans le serment d'Hippocrate, les devoirs du médecin sont exposés afin qu'il promette de toujours garder

[257] apmnews - une personne sur 5 dans le monde souffre de douleurs chroniques moderees a fortes

intacte son humanité. Le but premier de l'art médical est de respecter la vie sous toutes ses formes[258]. Ce serment est toujours d'actualité au conseil de l'Ordre des médecins en France. Dr Vincent ROYAUX fait partie de ce même conseil. Dans son mail du 14/09/2021, il écrit « regretter » que « mon cas n'entre pas dans le champ des compétences du conseil », sans autre forme d'explications ni assistance[259]. Cela témoigne de l'éthique qualitative actuelle envers le serment d'Hippocrate et de ce que les médecins d'aujourd'hui font de l'héritage laissé par le père de la médecine.

Lorsque mon kiné-ostéo m'avait manipulé, je me souviens dans les moindres détails du sentiment de stress et prostration où j'étais, de la façon dont était remonté le tendon (il s'est d'abord détendu en distale, puis le neuro-cadenas à sauter en proximale), de cette douleur neuropathique brûlante si caractéristique. Mon cerveau était saturé, du sang circulait dans l'aine en profondeur, un flux inhabituel. J'avais senti un décollement de la dermalgie réflexe et un soulagement inégalable. Mes psoas revivaient à la seconde près. Dix minutes de cette pratique suffiraient à affirmer ou infirmer ma théorie. Par le passé, j'ai guéri en cinq minutes par psoas paralysé. Imaginez mon désarroi aujourd'hui. Depuis trois ans, je crie partout que cette méthode existe, que j'ai déjà souffert de la même chose, que je dispose de la solution, mais personne ne m'écoute. Personne ne veut faire l'effort de comprendre ni même d'essayer, alors que cela ne nécessite aucun investissement financier énorme ni aucune grande technicité.
À présent, je suis capable d'appuyer mon discours, qui est resté inchangé depuis le premier jour de mon nouveau spasme, par des arguments médicaux et des preuves scientifiques. Si j'insiste, c'est parce que je veux guérir. Je ne lâcherai rien, je sais ce que j'ai vécu et ce que je ressens. Je ne peux pas aller à l'encontre de ma mémoire ni de la cohérence. Toutes ces recherches éclairent chaque manquement, chaque zone d'ombre dans la prise en charge de cette pathologie. J'ai voulu la comprendre depuis sa source jusqu'à son développement et sa solution et je l'ai comprise. Cette compréhension est actuellement inconsidérée par le corps médical et scientifique.

Osgood-Schlatter n'est pas une maladie de croissance, il s'agit plutôt d'un fort déséquilibre musculaire. C'est un syndrome rotulien. Enfant, j'ai eu Osgood-Schlatter. Cette maladie affecte l'enfant sportif en déséquilibrant une chaîne myofasciale par rapport à une autre. Depuis que je suis dans cet état, mes genoux me font de plus en plus mal. Comme lorsque j'étais enfant, mes noyaux apophysaires regonflent – preuve qu'il s'agit bien d'un déséquilibre entre fléchisseurs/extenseurs.
On sait que la maladie de Chiari, dite aussi malformation d'Arnold, a été signalée chez des personnes traumatisées (par exemple, des études ont été menées sur des vétérans de la guerre du Viêtnam). Il s'agit là d'une anomalie structurelle du cervelet. Or, la respiration influence la posture et il a été aussi avancé que le stress extrême pouvait donner suite à des points triggers. Plus il y a de points triggers, plus l'individu éprouvera un stress. Les circuits s'autoalimentent dans la dégénérescence et la chronicité. 15 à 50 %, des cas des malades de Chiari présentent d'ailleurs d'importantes scolioses. Une pathologie fonctionnelle peut devenir structurelle par adaptation impossible.
Le cervelet a trois fonctions : équilibration, posture antigravitationnelle et harmonisation du mouvement. Bien que ce soit connu, ces fonctions sont encore bien trop souvent occultées dans le traitement des maladies rares en 2021. La littérature médicale française sur la maladie de Chiari est

---

[258] **Matthieu VERRY**, *L'art de la médecine selon Hippocrate*, Sorbonne Université | UPMC · UFR de Philosophie et Sociologie, 02/2021 : https://www.researchgate.net/publication/349054433_L%27art_de_la_medecine_-_Hippocrate
[259] https://www.conseil-national.medecin.fr/medecin/devoirs-droits/serment-dhippocrate

quasiment inexistante. En aucun cas, les patients souffrant de cette maladie ne bénéficient d'une prise en charge ostéo-kinésithérapique automatique. La prise en charge standard opère simplement, sans intégrer les facteurs sous-jacents susceptibles d'auto-entretenir la chronicité.
La régénération est possible, mais tous les paramètres doivent être considérés à parts égales. Les exemples sont infinis avec la maladie de Lyme, Ehlers-Danlos, Sep, la fibromyalgie, la spondylarthrite ankylosante, cancer, etc.
De mon point de vue, la plupart des maladies ou douleurs résultent d'altérations cellulaires. Quel que soit le niveau, elles découlent d'une adaptation impossible via le liquide céphalo-rachidien, qui est de l'information pure. Bien sûr, la mémoire traumatique cellulaire réflexe reflète notre corps physique et émotionnel, elle représente notre microcosme et macrocosme, la tenségrité biologique et les atteintes multisystémiques.

Un patient vit la maladie et la souffrance de manière intolérable quotidiennement. De surcroît, si un patient, comme moi en l'occurrence, prétend avoir déjà guéri par le passé de cette même maladie soi-disant « incurable » si nous en croyons les protocoles symptomatiques, il serait temps de l'écouter. Des millions de personnes dans le monde sont concernés par les maladies neurologiques et neuromusculaires. Dix minutes de test suffiraient pour sauver ma vie et aider à en faire de même pour tous. Le risque est proche de 0, contrairement à une résection nerveuse, tendineuse ou une ouverture crânienne. Même s'il n'y avait ne serait-ce que 0,1 % de chance que j'ai raison, le bon sens se devrait de la saisir. On ne dialogue pas sur des convictions. Ce n'est pas parce qu'ils sont nombreux à avoir tort qu'ils ont raison. C'est pourquoi l'expérimentation existe, les résultats sont éloquents. Il serait judicieux que quelqu'un soit logique et agisse en conséquence...
Trop souvent en France, on se contente de la standardisation comme diagnostic médical alors que tous les êtres humains sont différents. Leurs dysfonctions sont singulières puisque les traumatismes d'une anatomie à l'autre produisent des cascades de pathologies différentes. Celles-ci s'expriment différemment à travers leurs morphotypes qui prédisposent d'une grande variabilité (structurelle/génétique) et leurs modes de vies, propres à chacun. Certaines fonctionnalités sont utilisées pour un mouvement spécifique et répété de manière différente en fonction d'un contexte particulier : sport, travail, choc, vie quotidienne, etc. entraînent la surutilisation d'une chaîne posturale (musculaire/nerveuse/osseuse, etc.). En fonction des conditions de vie (alimentation/activité/literie qui est essentielle pour le repos musculaire à cause du poids diurne constant et de la gravité), le manque de variation de mouvements peut alors créer un dysfonctionnement corporel.
Les pathologies sont multifactorielles. De ce fait, les protocoles de soin doivent être individualisés. Plus que n'importe qui, le patient sait pertinemment où et comment il souffre. C'est seulement à partir du moment où on comprendra pourquoi il a mal, qu'une réponse adaptée pourra être donnée.
Impossible de libérer une tension périarticulaire sans libérer une tension myofasciale, puisqu'elle met elle-même l'articulation en contrainte. De même, impossible de libérer une tension myofasciale sans libérer le système nerveux, puisqu'il met lui-même le muscle en surtension, et vice-et-versa.
À l'instar de deux aimants qui se repoussent, les tremblements dus à la dystonie correspondent à une crise énergétique du système nerveux. D'ailleurs, il s'agit bien de cellule végétative opposito-polaire. Les arcs réflexes ascendants n'étant plus freinés, ils remontent continuellement pour stimuler le cortex. Personnellement, je sens ces arcs, mon cerveau cherche désespérément la commande motrice. C'est épuisant. Le concept d'effet rebond et d'inversion de polarité énergétique trouve tout son sens. En faisant une infiltration (nociceptive) sur le tendon d'un patient, un radiologue, un rhumatologue confirmé ou un docteur en pharmacologie pourraient confirmer cela.

Actuellement, les résultats des études randomisées sont discordants. Un diagnostic n'est pas une étiologie. Ainsi, la même technique n'obtiendra pas le même résultat sur tel ou tel patient. Une lombalgie ou une pubalgie ne sont pas des causes, elles permettent une topographie. Les douleurs référées/projetées sont des résultats inconstants, car les zones sources sont généralement silencieuses. La douleur ne représente que la manifestation d'un problème sous-jacent beaucoup plus important. La meilleure des techniques ne vaut pas la meilleure compréhension d'action. L'isolation de technique n'est pas quantifiable qualitativement, car elle ne prend pas en compte la cause réelle de la douleur (déséquilibre postural et/ou musculaire par exemple). Les paramètres de randomisation sont trop aléatoires et soumis aux intérêts des laboratoires financés. Les clichés fixes apportent que peu de réponses, alors que les clichés dynamiques semblent plus efficaces. Cependant surviendrait un problème de reproductibilité. Effectivement, il faut des bases de posturologie et de science du mouvement pour avoir la bonne interprétation. Le mouvement s'écoute.
L'erreur demeure dans l'approche segmentaire. Pour pouvoir soigner un patient, il faut considérer une segmentation globale et l'allier à une approche multimodale, travailler de façon multidisciplinaire. Oublier que le système articulaire est dépendant du myofascial, et par conséquent du système nerveux et vice et versa (inhibition musculaire/articulaire/dominance des synergistes) est une erreur. La continuité anatomique est par définition cette transmission de forces musculaire, cinétique et énergétique.
D'un côté, certains chercheurs avancent, publient, répondent à des questions et en soulèvent d'autres, tandis que d'un autre côté les cliniciens n'appliquent pas ces avancées scientifiques tant qu'elles ne sont pas approuvées. Combien de patients souffrent jusqu'à en mourir pendant ce temps ? En attendant les délais légaux, administratifs, financiers et l'application de cette logistique, ainsi que d'autres consensus et dialogues de sourds, les malades sont délaissés et dépossédés de leur guérison. Les propositions actuelles sont risquées, inadaptées et surtout onéreuses (la stimulation cérébrale profonde coûte entre 50 000 € et 88 000 € par patient, sans promesse de résultat certain ou de guérison finale). Les solutions actuelles sont invasives (chirurgie ténotomie/neurotomie) et insatisfaisantes. Je propose une approche peu invasive, accessible, construite, fondée, déjà éprouvée (je parle en connaissance de cause), avec un risque (presque) absent, qui offre une véritable promesse de guérison rapide et totale, avec de multiples applications pour un grand nombre d'affections neurologiques et musculaires. Les ténotomies sont évitables, les médicaments aussi. La chirurgie et les antalgiques n'ont pas systématiquement leurs places. Cela semble évident.

4) De manière générale

« Quand on ne se base que sur la preuve pour avancer, on finit par être bloqué. On ne fait que ce qui est prouvé et on n'avance jamais dans ce qui ne l'est pas ».
Jean-Marie BRIAND

Il est statistiquement peu probable que ces 300 millions de personnes présentent tous des troubles psychosomatiques. La prise en charge multidisciplinaire est l'antithèse de l'hyperspécialisation. La

segmentation globale doit être le standard de la prise en charge et du diagnostic. Tout n'est que synergie.
Toute vérité est science. La gravité terrestre, la tenségrité biologique, ainsi que l'organisation anatomique métamérique demeurent des réalités. Les micromouvements vibratoires sont malgré tout traumatiques. Les chaînes biodynamiques myofasciales sont toutes autant réelles.
Le fascia est le chaînon manquant de l'anatomie. Le fascia thoracolombaire particulièrement, qui est le plus étudié, a prouvé un effet tampon dans l'apparition des maux de dos. Le psoas est le muscle le plus important, mais aussi le plus mystérieux, du corps humain. Quand nous sommes tristes, en colère ou heureux, nous percevons des sensations physiques : on parle de boule au ventre, de papillons dans le ventre, d'avoir la peur au ventre, etc.
La position assise est anti-anatomique, c'est un poison atrophiant pour les fessiers (hypoxie) et les psoas (raccourcissement). Qui n'a jamais eu envie de se lever de sa chaise ou de quitter l'école étant enfant, en pensant que ce n'était pas sa place d'être assis·e toute la journée ? Qui n'a jamais croisé les jambes pour stabiliser le manque d'ergonomie de son siège ?
Chaque contraction du diaphragme initie un cycle respiratoire. La respiration à elle-même une action sur notre posture. Un psoas hypertonique engendrera une respiration saccadée, et un sentiment d'oppression, en stressant le diaphragme par transmission de force permanente. Vice et versa, si le diaphragme est le premier à être incriminé, il faut investiguer la chaîne en sens inverse.
Les Orientaux pensent que « le souffle est la monture de l'esprit ». La réactivité et la sensibilité accrue du psoas à se spasmer de manière réflexe (en cas de tous traumas physiques et/ou psychoémotionnels) s'expliquent par l'instinct de protection des organes vitaux, qui sont dans le ventre (intestin 2e cerveau). La position fœtale est l'un des tout premiers réflexes de la vie humaine, peut-être même le tout premier du système nerveux autonome. Le psoas est le muscle de l'immunité. Le réflexe d'inhibition autogénique avec spasticité et paralysie médullaire est la résonnance du réflexe archaïque de la position fœtale. La sensibilisation centrale du réflexe de retrait est donc l'exagération du réflexe de la position fœtale, qui désynchronise le tronc cérébral du cerveau entérique, à cause de l'hyperexcitation face à un trauma physique inconscient du centre des réflexes autonomes.

L'instinct domine la raison. Nous sommes des machines de survie, nous possédons tous·tes cette capacité d'adaptation abritant la vie. La vie-s'exprime à travers le mouvement. Notre corps peut se mouvoir grâce aux signaux électromagnétiques, relayé automatiquement par la volonté et/ou l'inconscience jusqu'aux terminaisons nerveuses des muscles.
Cette automation découle d'un programme humanoïde homéostatique avec une fonction motrice et son schéma moteur incorporé. La reprogrammation posturale prend alors tout son sens, ses possibilités sont immenses. Aucun schéma moteur n'est figé dans le temps. La résilience tissulaire prouve les capacités d'autorégénération innées. Allouant une place particulière aux techniques de fasciathérapie, inspirée entre autres par la méthode Niromathée (Reiki, et tant d'autres) et son lien de la polarité +/- des mains, qui agissent directement sur l'énergie, les neurones sensoriels et donc la proprioception. À l'instar de Frankenstein, nous sommes vivants grâce au courant électrique qui circule dans notre corps. Les kinésithérapeutes se cachent derrière l'agence EBP, Greg LEHMAN, Eyal LEDHERMAN et autres négationnistes anatomiques, qui n'ont certainement jamais dû souffrir autant que leurs patients, à qui ils imposent insidieusement une résignation thérapeutique. La communication pro-opioïde de *retrain pain* montre un magnifique aperçu de l'unique solution proposée, qui ne s'intéresse jamais à la source de la douleur et sa correction par le canal sensoriel lui-même. Un canal

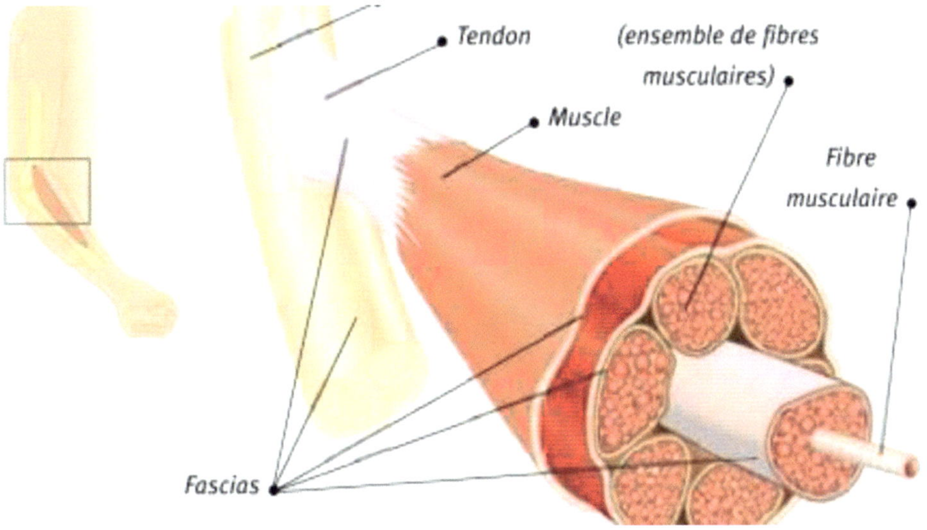

Le fascia

possède une innervation et une terminaison. Sans réguler le signal de la porte d'entrée qu'est le seuil d'excitation synaptique du système tendino-myofascial supervisé par les nocicepteurs et les neurones sensoriels, quel résultat espérer ?

De mauvaises informations provoquent de mauvaises réponses[260].

Dans la posture, les pieds ne représentent qu'une projection du bassin sur terre. Partie centrale du corps, il définit toute la posture. Le parallélisme des ceintures est donc primordial. L'utilisation de semelles orthopédiques verrouille la bascule pelvienne, qui généralement est enraidie et modifie le centre de gravité proprioceptif instinctif. Il faut obligatoirement faire la différence entre l'asymétrie positionnelle et d'hypermobilité. Le centrage articulaire n'est pas une notion abstraite. Le trust (craquement ostéopathique) a bien un bienfait qui ne s'apparente pas à du placebo, mais bien une correction d'un défaut de glissement de surface.
Le massage a des bienfaits proprioceptifs, qui ne sont pas considérés à leurs justes valeurs. Je pense notamment à la thérapie dorsale de DORN, aux méthodes BOWEN, BOUNINE ou NIROMATHÉE et bien sûr au massage transverse profond (inventé par CYRIAX). Tous les axes rééducatifs kinésithérapiques devraient viser l'endurance et non la puissance (force pure). En effet, une modification de raréfaction entre fibres rapides et lentes est observable, ainsi que les rôles qu'elles assurent distinctement (stabilisateurs globaux et locaux).

Il est certain que la médicamentation et la chirurgie ne sont pas à la hauteur, ces méthodes s'avèrent inefficaces et barbares et dissimulent bien trop d'effets secondaires. Il est primordial de considérer les sensations du corps comme des alliés thérapeutiques et non comme des ennemis à faire taire. Les médecins confondent souvent le champ psychosomatique et somatosensoriel. Le mot « psychologique » devrait être banni, il est bien trop réducteur et ne peut définir la perception subjective, consciente ou non, d'un individu. Il devrait être remplacé par « psycho émotionnelle », qui serait plus exacte et offrirait davantage de subtilité et de compréhension de l'aspect somatosensoriel. La sensation fait partie intégrante de notre humanité, de facto elle est l'essence même de ce que nous sommes : je sens donc je suis !

---

[260] https://www.retrainpain.org/
Le fascia : https://www.thierrysouccar.com/sport/info/les-fascias-quest-ce-que-cest-392

De même, il est absolument nécessaire de distinguer psychologie et neurologie. Lorsqu'un traitement s'avère inefficace, ce n'est pas toujours la faute du patient et de son contexte biopsychosocial. Le traitement est peut-être tout simplement inadapté. Comme le suggérait Sir William OSLER, médecin canadien de la fin du XIXe siècle : « si vous écoutez attentivement le patient, il vous donnera le diagnostic. »
Jusqu'à preuve du contraire, la médecine ne détient pas toutes les réponses. Si les diagnostics ne sont pas automatiques, le *post-graduate* devrait l'être. Écouter, c'est déjà soigné. Lors d'une auscultation, la palpation est impérative. La douleur (schéma) ou les crépitations (craquements audibles) signifient un excès de tonus et sont des renseignements cliniques. Par son manque d'adaptabilité et ses propres croyances, l'esprit rigide du clinicien est préjudiciable pour le patient. L'ostéopathie et la chiropraxie devraient être remboursées par la Sécurité sociale, le CBD, le Kratom et le lotus bleu d'Égypte également.
Le traitement véritable n'est pas le mouvement. Télécharger une application sportive n'est pas suffisant, il faut savoir faire des mouvements justes, corriger sa posture, acquérir une musculature et une ossature équilibrées pour assurer la bonne intégration du système nerveux central et préserver sa santé. Les stratégies d'évitement de la douleur mettent en place des schémas moteurs biaisés. Il faudrait s'acquitter de la fonction optimale sensori-motrice pour les corriger.
Une pathologie chronique est une urgence ignorée. Il ne faut pas confondre « psychosomatique » et « somatosensoriel ». La pensée peut moduler et influencer une sensation jusqu'à un certain stade, ensuite cela pourrait s'apparenter à un déni médico-sociétal. Notre société prône un négationnisme anatomique, qu'elle tente d'inculquer par sa passivité et sa résignation à un peuple réellement malade qui reste en attente de solutions durables et complètes.

La nociception est une interaction directe avec la modulation neurochimique et motoneuronique. Les possibilités sont immenses. Nous ne sommes pas des objets, nous sommes des êtres vivants et animés. Peut-on prendre en compte le paramètre écosystémique de la vie biologique ? Comme la médecine traditionnelle chinoise, vieille de plus de 5000 ans, la médecine conventionnelle occidentale dispose-t-elle d'études randomisées et d'une expérimentation équivalente en continu sur la temporalité de notre humanité ?
La base anatomique des méridiens chinois est le Fascia. N'oublions pas que le corps possède une mémoire traumatique cellulaire réflexe, et qui dit mémoire dit amnésie. Une fois encore, les sensations rentrent en jeu comme des outils merveilleux pour fonder de solides diagnostics et thérapies d'applications. Le terme « mentalisation », trop réducteur. Serions-nous trop « humains » pour appréhender le corps humain ? Nous sommes des êtres de vie, avant d'être des êtres de pensée. Les sensations, les émotions et les sentiments, comme la douleur, se ressentent. Notre vocabulaire est souvent bien pauvre pour décrire nos sensations, ce qui prouve que nous avons délaissé les sensations au corps. Le Bouddha conseille de ne pas réprimer nos émotions, de ne pas les laisser prendre le dessus et de les analyser pour trouver le *bug* qui est à l'origine de notre colère[261].
Le système neurovégétatif doit être intégré pour son rôle d'horloge métabolique binaire et de ce fait modulable artificiellement par les réflexes donnant accès aux zones les plus primitives de notre biotechnologie innée. C'est pourquoi les techniques de normalisation du seuil de charge des neurones sensoriels par les réflexes représentent l'avenir. Elles sont essentielles pour agir sur tout ce qui est

[261] https://studybuddhism.com/fr/les-fondamentaux/comment/8-pepites-du-bouddhisme-pour-gerer-la-colere

idiopathique. La dystonie porte bien son nom, en grec ancien le préfixe « dys » signifie « difficulté » et « tonie » la « tension ». La plus grande difficulté reste de se faire entendre...

La gratuité des soins médicaux en France n'a aucun intérêt, si la qualité n'est pas présente. La diversité des soins n'est pas synonyme d'efficience et encore moins de guérison. Pauvre ou riche, on a tous intérêt à veiller sur notre état de santé. Toute personne de bon sens n'en ferait pas l'économie. On entend trop souvent que « la santé n'a pas de prix », elle coûte très cher au principal concerné, mais aussi à la société : le trou de la sécurité sociale est de 38 milliards d'euros[262].

La Big Pharma ne devrait pas détenir une place aussi importante dans le secteur de la santé. Au détriment du patient, les lobbies font leur beurre :

> « Le marché pharmaceutique représente 920 milliards d'euros de chiffre d'affaires en 2019. Les cinq premiers groupes à l'échelle mondiale (Johnson & Johnson, Roche, Pfizer, Bayer et Novartis) représentent environ un quart du marché, et seule une vingtaine d'entreprises du secteur dépasse les 10 milliards de chiffre d'affaires. Les dix premières entreprises disposent de 800 000 salariés »[263].
>
> « En juillet 2021, accusées d'avoir contribué à la crise des opiacés, qui ravage les États-Unis, quatre sociétés pharmaceutiques américaines sont prêtes à payer 26 milliards de dollars pour solder des milliers d'actions en justice intentées contre elles par de nombreux États américains. Le laboratoire Johnson & Johnson a accepté de payer 5 milliards sur neuf ans, et les distributeurs McKesson, Cardinal Health et AmerisourceBergen, 21 milliards sur dix-huit ans, avec l'espoir de solder près de 4 000 actions en justice intentées par des dizaines d'États américains et collectivités locales »[264].
>
> « En mars 2021, la France n'a pas encore réussi à valider un vaccin contre le SARS-CoV-2. Pour certains analystes, cet échec est le signe du retard pris par la recherche française depuis plus d'une décennie, n'ayant pas pris suffisamment en compte l'évolution de la chimie vers la biotechnologie dans le domaine de la santé »[265].

La crise des opiacés fait les gros titres aux États-Unis quand une autre crise se joue au Cameroun. Là-bas, le Tramadol de rue fait des ravages et tue de nombreuses personnes par overdose. Ces décès sont encore mal répertoriés par les autorités sanitaires. Les rares statistiques font état de ravages chez les plus jeunes : au moins 12 000 mineurs scolarisés, âgés de 13 à 15 ans, consomment du Tramadol au Cameroun. »[266] Plutôt que de se pencher sur la source du réel problème, qu'est l'étiologie de la douleur, la France a simplement limité les ordonnances de Tramadol à une durée de trois mois[267] pour solutionner le problème des morts par overdose et autres addictions légalement prescrites dans son pays.

Le Professeur Bruno HOEN est directeur de la recherche médicale de l'Institut Pasteur. Il présente 82 610 € de liens d'intérêts avec l'industrie pharmaceutique, dont 52 012 € provenant de Gilead

---

262 https://www.lemonde.fr/politique/article/2021/06/23/le-deficit-de-la-secu-ne-devrait-pas-reculer-en-2021_6085417_823448.html

263 **Mathilde DAMGÉ**, *« Derrière l'expression « Big Pharma », des milliards de dollars, mais une réalité plus complexe »* [archive], *le monde*, 26 novembre 2020

264 *« États-Unis : quatre laboratoires, accusés d'avoir alimenté la crise des opiacés, prêts à payer 26 milliards de dollars pour solder les litiges »*, archive, *LeMonde.fr avec AFP*, 22 juillet 2021

265 **Philippe ESCANDE, Marc BETTINELLI, Solène BUREAU,** *« Vaccins contre le Covid-19 : pourquoi la France accuse-t-elle un tel retard ? »* [archive], *Le Monde,* 21 février 2021

266 **Laurence SOUSTRAS et Séverine CHARON** (avec le soutien de l'European Journalism Centre), La Croix, 2020 : https://www.la-croix.com/Sciences-et-ethique/Sciences-et-ethique/Au-coeur-lAfrique-lautre-crise-opiaces-2020-01-27-1201074470

267 https://www.vidal.fr/actualites/26540-tramadol-par-voie-orale-l-ansm-rappelle-les-nouvelles-regles-de-prescription-et-delivrance.html

Sciences. En 2019, le budget de son lobbying auprès des instances européennes est d'environ 800 000 euros. Gilead Sciences est célèbre pour son échec cuisant du promédicament, Remdésivir. BlackRock Fund Advisors (firme américaine) représente 2,32 % des actionnaires de Gilead Sciences. En novembre 2018, la police allemande perquisitionne les bureaux de BlackRock. Le fonds est soupçonné d'être impliqué dans la gigantesque fraude CumEx, système pratiqué par des fonds de placement et des banques consistant à se faire rembourser des impôts non payés sur les dividendes des actionnaires. BlackRock est connu comme étant le plus grand investisseur aidant les fabricants d'armes, à travers ses iShares U.S. Aerospace and Defence ETF. Le CNRS présente 7 286 747 € de liens d'intérêts avec l'industrie de la santé dont le plus grand montant est de 5 031 781 € par MSD (Merck and Co), une entreprise américaine. Nous lui devons le Vioxx, prescrit dans le traitement de l'arthrose et retiré du marché en septembre 2004 lorsque la Food and Drug Administration a estimé que ce médicament était responsable de 88 000 à 139 000 crises cardiaques, dont 27 785 décès entre 1999 et 2003. La firme Merck a payé un montant tenu secret à Elsevier, l'une des plus grandes maisons d'édition scientifiques au monde pour que la société Excerpta Medica qu'il détient édite une fausse revue médicale intitulée *The Australasian Journal of Bone and Joint Medicine*. Le *British Medical Journal* en a rendu compte dans un article paru le 28 avril, l'article s'appelle *« Merck disguised "marketing publication" as medical journal to help promote Vioxx, court hears »* (*Merck a fait passer une « publication publicitaire » pour une revue médicale, afin de consolider la promotion du Vioxx*).

En 2018, Dr Jean-Christophe GARRIGUES, ingénieur de recherche au CNRS, devait tenir une conférence à Toulouse pour présenter une découverte, qui pourrait laisser supposer que la formule du Levothyrox a été modifiée par les laboratoires Merck et entraînerait des impuretés. Le CNRS et l'université Toulouse III Paul Sabatier ont demandé l'annulation de cette conférence de presse. Merck rejette en bloc ces accusations et se défend de ces soi-disant « allégations sensationnalistes et sans preuve ». Trois ans après, le docteur Philippe SOPENA, qui s'est longuement penché sur ce dossier, affirme que :

> « avec les nouveaux excipients, le rapport nous montre bien des interactions multiples, et les impuretés qu'elles produisent n'ont même pas été explorées. Les experts notent que Merck n'a même pas tenu compte de certains résultats discordants entre l'ancienne formule et la nouvelle formule. Au final, c'est un exemple caricatural de ces liens confus entre les Big pharma et les autorités sanitaires. L'Agence n'a pas joué son rôle. La ministre a soutenu l'Agence, et au final ce sont les malades qui trinquent. Quant aux grands médecins qui ont dit que tout cela n'était dû qu'à un effet nocebo, ils feraient bien de reconnaître leurs erreurs. »

En 2020, Brandy VAUGHAN, ancienne cadre des laboratoires Merck, dénonce vigoureusement l'obligation vaccinale aux USA avant de décéder subitement à l'âge de 47 ans. Si la mort naturelle par embolie pulmonaire est avancée par les autorités, l'assassinat reste une piste vivace pour l'entourage de la lanceuse d'alerte. L'INSERM présente 18 677 666 € de liens d'intérêts avec l'industrie de la santé dont le plus grand montant est de 5 177 509 € par MSD (Merck and co). Un net pic des avantages de 2 289 057 € est visible en 2021.

En 2020, l'AFM-Téléthon a engagé 68,2 M€ pour ses missions sociales, auxquels s'ajoutent 9,2 M€ d'avances et investissements pour la mission Guérir[268]. Une partie a été investie dans l'Institut de Myologie (Recherche sur le muscle). Où sont les résultats de ces recherches ? Où sont les applications réflexes, les connexions holistiques, et surtout l'étiologie du point trigger, la contracture permanente localisée ?

[268] https://www.afm-telethon.fr/association/nos-comptes-635

En médecine, la vérité ne peut qu'être provisoire. Le futur représente la médecine intégrative. Nous sommes beaucoup plus sensoriels que psychologiques, parce que nous ressentons avant de penser. La proprioception est notre 6e sens. Les sensations codifient nos schémas moteurs, relationnels, psychologiques et neurophysiologiques. Une sensation erronée peut alors altérer une commande motrice et par-là même un schéma moteur entier. Où sont les thérapeutes de la neuroscience aptes à s'intégrer à la biomécanique humaine ? Le *dryneedling* et les neurosciences sont à la mode, faut-il les intégrer dans la globalité ? Il n'y a pas de spécialiste du corps humain en tant que telle. C'est justement mon parcours atypique et mon caractère « électron libre » qui a pu tisser ces liens de causes à effets évidents entre diverses spécialités, qui n'ont à première vue aucun lien. Le système médical est comme l'approche thérapeutique : cloisonné. Un centre multidisciplinaire ne suffit pas, d'autant qu'aucune spécialité n'a le rôle d'harmonisation des spécialités, alors que cela devrait un métier à part entière. Rappelons que le fascia unifie les cellules.
Il est impératif que les chirurgiens orthopédiques soient d'emblée formés en neuro-orthopédie et science du mouvement, que la France s'ouvre au monde, et ce aussi bien dans la pensée que dans l'action. L'hypercentralisation de la recherche médicale est défavorable, puisqu'elle est faite au détriment de la liberté des chercheurs. Sans partage, pas d'évolution ; sans recherches, pas de traitement...
Les neurotoxines (infiltrés par voie sous-cutanée ciblée et non par voie orale sous forme de médicaments) seraient d'une efficacité redoutable, mesurable, durable, voire définitive. Ils sortent totalement du protocole traditionnel médicamenteux. Ici, nous agissons avec des « potentiels » et des « actions ». Prendre des antalgiques à vie n'est pas une option envisageable, sauf pour l'Industrie, pour qui la souffrance des patients est rentable.
Nous connaissons les limites de la pharmacocinétique (absorption, métabolisme, distribution, élimination). Les substances psychédéliques naturelles semblent voir un potentiel un million de fois plus exponentiel que les traitements médicamenteux grâce à sa capacité à rompre l'égo, dissocier la réalité et favoriser la proprioception. Elles permettent donc un *reset* du SNA. Il est certain que mère nature possède tous les soins nécessaires à notre survie. Le corps n'appartient pas à une spécialité unique, mais plutôt une synergie unifiée (par exemple, une maladie orpheline n'a pas de spécialisation). Le cerveau n'est pas un capitaine sans matelots, il ne peut pas naviguer indépendamment du reste. Il a besoin de boussoles pour ajuster le cap tel que les nerfs, la peau, les tendons et les neurones sensoriels qui sont le prolongement de son système.

Un syndrome est un ensemble de symptômes. Le doute est le moteur de la science, une vision élargie des possibilités de guérison ne doit pas passer par un seul prisme.

« Le corps est la pharmacie de Dieu. »

Andrew TAYLOR STILL

En tant que patients, peut-être que certains docteurs ou professeurs pourront le confirmer, nous sommes tributaires de lobbys médicaux partisans et réticents à mener des essais cliniques qui ne prennent pas en compte le caractère urgent de la situation innommable de la souffrance humaine actuelle. Sans tomber dans le mysticisme, la physique quantique n'est qu'à ses débuts (cf. ordre implié et holomouvement de BOHM). La conscience est créatrice, tandis que la théorie ne présente d'intérêt que dans la pratique. Sans la théorie, elle ne présente aucun intérêt. Le seul moyen d'éprouver une théorie reste de la mettre à l'épreuve. Il faut davantage de tests cliniques et ouvrir la porte de la neuro-réflexothérapie. L'apprentissage passe également par l'expérimentation et l'échec. Souvent, le problème ce n'est pas lié à l'âge, la vieillesse ou la croissance : c'est le mouvement. Si la vie est faite d'énergie, l'énergie crée le mouvement.

La neuro-réflexothérapie (proprioception) est la thérapie manquante et pourtant essentielle à toutes les médecines physiques. Le point trigger devient un inhibiteur motoneuronique sous la forme d'une dermalgie réflexe. Les thérapies médicales délaissent bien trop le potentiel de la peau, qui compte parmi les meilleurs champs d'application thérapeutique. Les venins dépolarisants/déchargeants ou les substances naturelles psychédéliques représentent également un potentiel inexploité et prometteur à travers la médication naturelle par système d'activation et de *reset*, bien plus efficace que l'antalgie pharmaceutique qui agit par métablocage ou déni. Les psychédéliques sont des neuro-stimulations non onéreuses ultra-efficaces et ciblées.

Le neurone WDR est la clé. Le tendon est le « cerveau » du muscle. Les canaux sensoriels sont toujours multiples. Le réflexe de retrait lance une décompression cérébrale par une action/réponse rapide. La nociception est un outil permettant la réinitialisation des capteurs d'activation neuromusculaires, capables de soigner de manière peu coûteuse, immédiate et définitive la dystonie spastique ou la paralysie spastique d'origine médullaire dans beaucoup de cas (voire céphalique ; on pourrait peut-être même guérir Parkinson : la dystonie parkinsonienne), les douleurs chroniques et beaucoup d'autres affections d'ordre neurologiques et/ou neuromusculaires comme l'épilepsie, Alzheimer, la schizophrénie, l'autisme, la dépression, troubles du sommeil, fatigue chronique et la fibromyalgie. Par son action réinitialisatrice du niveau de référence neurochimique, le réflexe de retrait stimule l'autosécrétion médullosurrénale d'adrénaline et noradrénaline, qui jouent un rôle dans l'attention, la vigilance, l'apprentissage, les émotions, le sommeil, les rêves et les cauchemars. À la suite de l'épuisement de ces glandes, une phase de choc spinal se déclenche et entraîne également la sclérose en plaques. La dystonie est une dissociation syringomyélique indirecte. De plus, les personnes atteintes de la Sep ont souvent des démangeaisons. Or, le neurone WDR est le neurone de la démangeaison.

Les maladies neurodégénératives sont des formes de dystonie, comme les maladies psychiatriques. Simplement, nous avons une hypoperfusion ou une hyperactivité, mais dans tous les cas, il s'agit d'un déséquilibre du système nerveux autonome. L'énergie ne circule pas ou circule trop.

Il est donc indispensable de conceptualiser la place du cerveau unifié avec son corps en passant par le canal sensoriel ou la sensation elle-même, en tant qu'application thérapeutique. La sensation définit l'Homme. Pour soigner tous les processus physiques et/ou psychoémotionnels, la sensation doit être écoutée et prise en considération. L'énergie n'est pas mystique, elle est seulement le prolongement d'unicité de notre entité véritable. Les maladies ne sont que des dysfonctionnements et en aucun cas des fatalités. Plutôt que de perdre son temps à les nommer distinctivement, à les mettre dans des cases, corriger la source de ce dysfonctionnement multifactoriel semble plus urgent. Chaque dysfonctionnement possède un point 0, un début et une fin. S'il y a une altération segmentaire neuro-sensitive, il y a ensuite une altération globale à cause de la crise énergétique de l'ATP (qui entraîne un déficit de l'acétylcholine, qui lui-même entraîne une confusion corticale par le neurone WDR altéré saturant les récepteurs TRPA1/TRPV1, puis l'insula). Si l'insula module la réponse immunitaire du SNC, TRPA1 détecte le seuil d'immunité du SNA avec le psoas comme frein anti-trauma unidirectionnel de protection. La considération des récepteurs TRPA1 et TRPV1 est essentielle, elle atteste de ce lien concret et des échanges entre la conscience et l'inconscient, possédant un centre physiologique qui prolonge le système nerveux au-delà de ce que la médecine actuelle propose comme option thérapeutique (antalgiques, psychologie ou chirurgie). Un trouble proprioceptif est une amnésie de la mémoire perceptive, puis procédurale, elle en devient sensori-mémori-motrice. Le trouble proprioceptif est une distorsion cognitive neuro-médiatrice entre le SNA et le SNC. Cela finit certainement par produire une perte de synthétisation de l'acide glutamique ou une perturbation de la neurotransmission dans le système glutama-ergique. C'est le syndrome pyramidal, qui associe le trouble de la commande motrice. La spasticité et son tremblement anormal sont la résonnance d'un réflexe de protection, qui se manifeste par la sensibilisation centrale du réflexe de retrait. Quand nous avons peur et sommes réellement surpris, comme tétanisés, c'est ce même tremblement nerveux qui est visible sur nos mains. L'expérience traumatisante, qui est censée être éphémère, devient permanente à cause de l'effondrement physiologique, si sa durée et son intensité débordent la capacité d'adaptation du SNA. Encore une fois, il est intéressant de noter qu'aucun antalgique ni médicament dans le traitement de toutes les maladies douloureuses et/ou provoquant des mouvements anormaux, de la spasticité ou des paralysies n'intègrent le neurone WDR (le neurone de la douleur elle-même), ni le récepteur TRPA1 (le capteur de la douleur elle-même) sachant que ce récepteur ajuste indirectement les commandes motrices inconscientes par l'intermédiaire des neurotransmetteurs dont l'Ach piégée par la saturation du tronc cérébral due au neurone WDR hyperexcité empêchant ainsi sa libération. Seul le *reset* du trauma par le réflexe de flexion nociceptive permet de remonter le temps en repassant par une phase de syndrome général d'adaptation, c'est-à-dire en situation de combat/fuite en vue de sortir de la phase de stress post-traumatique. Enfin, la désensibilisation centrale est possible en normalisant la sensibilité de la fibre C du réflexe de retrait en passant par un PA artificiel à destination de stimuler le récepteur TRPA1, qui ouvrira les canaux ioniques Na+. TRPA1 doit probablement alerter le neurone WDR, qui fera intervenir à son tour les motoneurones alpha inhibés qui maintiennent la désynchronisation du fuseau neuromusculaire. Les motoneurones participent à l'oxygénation du corps par le mouvement. Le mouvement à échelle d'abord cyto-squelettique, puis musculo-squelettique à l'état naturel et effectif étant une information vitale pour assurer la fonction normale du feedback neurologique. Le cytosquelette d'actine générant et transmettant des forces dans les cellules et les tissus joue un rôle mécanique important. Le cytosquelette permet à la cellule de sentir son environnement physique, il est directement impliqué dans la conversion d'informations mécaniques en signaux chimiques. Les contraintes mécaniques modifient la dynamique de l'actine et la tenségrité biologique d'abord au niveau mécano -neuro-sensitif, puis myofascial et enfin articulaire[269]. Les bienfaits des massages et des étirements pas encore prouvés « scientifiquement » sont proprioceptifs. Ils fonctionnent sur l'ouverture de ces mêmes canaux ioniques par focalisation neuro-sensitive. La vitesse constante des systèmes est l'homéostasie. Selon NEWTON et sa loi de l'inertie, l'état naturel des corps, c'est de continuer de faire ce qu'ils sont en train de faire (c'est pourquoi le réflexe d'inhibition autogénique se déclenche à la suite d'une résistance à la flexion. La spasticité continue alors, en s'exprimant comme une résistance à la flexion). Si vous avancez et que vous ne pouvez plus, c'est qu'il y'a une force de frottement qui vous y contraint. La tenségrité biologique est un modèle autocontraint. Selon EINSTEIN, les lois de la physique sont les mêmes dans tous les référentiels. Une expérience contrôlée sur le réflexe de flexion nociceptive induit par un potentiel d'action artificiel (ex. poneratoxine ou compression mécanique) dans le tendon d'un fléchisseur d'un membre spastique mettrait à l'épreuve le modèle de la tenségrité biologique et l'affirmerait de manière définitive et incontestable pour tout le système Homme. Les médicaments sont limités dans le système nerveux, parce qu'ils ne sont pas vivants. Il faut une information

---

[269] **Thomas W. MYERS**, *Anatomy Trains*, Elsevier Masson, 2018, p. 59.
https://www.ijm.fr/858/equipes/regulation-assemblage-actine.htm

interactive perçue artificiellement vivante, comme un danger potentiel, pour que le cerveau puisse y répondre et se réadapter en fonction. Le réflexe est l'ultime interaction pour vaincre la désadaptation. La nociception est la plus puissante de toutes les sensations. Elle possède par le réflexe de flexion nociceptive l'unique capacité de réorganiser les sensations par association cognitive focalisante du récepteur à l'insula : réflexe musculo-cutané viscéral. Les maladies neuromusculaires et neurodégénératives sont des défauts homéostatiques, immunodéficients et tenségraux. Elles sont des syndromes de sensibilisation centrale. Le stress mécano-chimique de la contraction isométrique submaximale, qui induit la spasticité, la paralysie et la douleur atteste de la véracité du modèle de tenségrité biologique pour le système musculo-squelettique. La cellule comme le corps possède une posture, cette posture est l'homéostasie. La compression mécanique, l'électricité et les venins thérapeutiques (Na+) seuls par contact direct sur le tendon du fléchisseur peuvent décharger le récepteur TRPA1 saturé responsable des troubles cognitifs et métaboliques en réponse de l'insula. Je soupçonne la saturation nerveuse du psoas d'être impliqué dans beaucoup plus de pathologies neuromusculaires et neurodégénératives, neurologiques, voire immunitaires. Actuellement, le psoas n'est jamais cité comme étant la source d'aucune pathologie, sauf en cas d'abcès et tendinites. Il présente pourtant le plus grand nombre de nerfs sympathiques impliqués dans les réactions de combats ou fuite, c'est-à-dire l'immunité. Son rôle hyper-réactif-vigilant protecteur n'est plus à prouver comme sa sensibilité accrue au stress. Il est directement relié au diaphragme, maître de la stratégie défensive. Si l'insula est le lien entre l'esprit et le corps, le psoas est le muscle de l'âme entre le corps et l'esprit. Il est inenvisageable de ne pas établir ce lien de stress nociceptif inconscient physique = réaction inconsciente métabolique post-traumatique. Le mot « métabolisme » vient du grec et se traduit par « changement ». À l'instar de notre métabolisme, la réalité de la médecine doit changer de paradigme.

Si personne ne m'opère (en pratiquant une simple ténotomie) ou ne m'aide à réveiller mes psoas par le réflexe de flexion nociceptive, on me condamne. Je regrette que personne ne veuille essayer, alors que je suis le seul à habiter mon corps. Ce qui compte pour moi, c'est le résultat. Voilà toutes les pièces du puzzle ! Je sais que ma guérison est réalisable et accessible, j'ai besoin d'aide pour prouver mes dires et avant tout sauver ma vie. S'il n'y a plus la santé, il n'y a pas de vie.

5) La mémoire traumatique réflexe

> « La nature est une bibliothèque, lisons-la au lieu de la brûler,
> pas parce que c'est bien, mais parce que c'est rentable. »
>
> **Idriss ABERKANE**

Nos vaisseaux physiques ne se complaisent pas dans l'ignorance ou l'orgueil. Nos cerveaux ne s'encombrent pas de certitudes sociétales inhumaines, qu'elles soient culturelles ou scientifiques. Nos corps fonctionnent de manière radicale : danger = action/réponse. L'adaptation est notre essence. L'adaptation repose sur notre système nerveux autonome, qui est binaire. L'homme semble trop unique pour accepter le fait de reposer sur un système binaire. Certainement, il est aussi trop dominateur pour penser que la multiplication des technologies inorganiques et des spécialités

médicales permettra de contrôler sa santé et sa vie. Tout en réussissant l'exploit de ne pas tirer parti de sa propre biotechnologie, le système nerveux autonome possède un rôle aussi bien défensif qu'offensif dans son temps réel. Comme son nom l'indique, il est autonome. Il fonctionne sans notre volonté, son temps et sa réalité sont perçus inconsciemment et ne sont pas nécessaires aux nôtres, qui sont conscientes.
Seul le réflexe possède cette capacité d'hacker le SNC en passant par le SNA. Lui seul peut resynchroniser la fin de l'expérience traumatisante dans le temps présent pour les deux systèmes interdépendants, que constitue l'unité finale du système nerveux. Le système nerveux est responsable de nos maux. Sa responsabilité l'oblige de facto à être capable de solutionner son excès anti-homéostatique, c'est le principe de l'interdépendance. L'inaction et le camouflage de symptômes sont contraires à nos capacités physiologiques humaines, qui sont en nous depuis notre naissance.
La prise en charge n'est pas humaine, aussi bien en théorie qu'en pratique. Nous sommes sous la directive paternaliste d'entreprises et d'institutions coupées de la réalité de l'être humain. Un mécanisme complexe est un assemblage de composants simples. Nous n'avons pas besoin de tout comprendre pour soigner l'homme. Nos connaissances sont suffisantes, mais personne n'a jugé judicieux de les mettre en lien, comme l'aurait fait un élève de la Grèce antique, sans aucun apriori ni quelconque limitation.
J'ai pris cette voie en combattant mon ignorance et je suis devenu ma propre école. L'Homme n'est pas un produit ni une certification. L'acceptation du sort de la moyenne des patients en souffrance est due à l'ignorance passive qu'on leur vend comme étant la plus high-tech des connaissances. Aucun nouveau médicament pour lutter contre Alzheimer n'est arrivé sur le marché en dix-huit ans. En cause, l'absence de certitudes sur les mécanismes qui provoquent la maladie[270]. Le laboratoire américain Biogen indique avoir vendu au troisième trimestre de cette année « seulement 300 000 dollars » de son nouveau médicament controversé contre Alzheimer. Or, il s'agit du premier traitement approuvé contre cette maladie depuis 2003. Ce laboratoire reconnaît sa « déception ». L'autorisation de la mise en vente sur le marché de ce produit commercialisé sous le nom Aduhelm avait fait polémique en juin 2021. L'agence américaine du médicament (FDA) avait été à l'encontre de l'avis d'un comité d'experts, qui avait jugé que ce traitement n'avait pas suffisamment fait preuve de son efficacité lors des essais cliniques. Son prix, environ 56 000 dollars par an, avait aussi fait des vagues, car il pourrait peser lourdement sur les finances publiques. Biogen avait même écoulé pour 1,6 million de dollars de traitements au deuxième trimestre. Malgré les résultats inefficaces, ces essais cliniques ont eu lieu et la commercialisation aussi, malgré l'avis défavorable de la FDA[271].

Les patients, familles, amis et citoyens seraient-ils aussi dociles si cette théorie d'application par le réflexe venait à être démontrée ? Je ne pense pas qu'ils apprécient d'être exposés de pôle « d'excellence » en pôle « d'excellence », comme des bêtes de foire, et de rentrer chez eux toujours un peu plus désemparés, en se sentant être un poids pour leur famille. Il existe le pôle « neurologie tête et cou », quelle absurdité ! L'influx nerveux est fluctuant, si ma main gauche tremble, cela est dû à mon psoas gauche qui sature mon hémisphère gauche. Il existe un pôle « neurologie membres inférieurs » et un autre « membre supérieur ». Or, aucun pôle ne relie ces deux parties du corps, à moins que le pôle « maladie neuromusculaire » ne s'en charge.

---

[270] La rédaction d'Allodocteurs.fr France Télévisions, 2018 :
https://www.francetvinfo.fr/sante/maladie/alzheimer-pourquoi-la-recherche-pietine_2950967.html
[271] https://www.zonebourse.com/cours/action/BIOGEN-INC-4853/actualite/Debuts-difficiles-pour-le-medicament-de-Biogen-contre-Alzheimer-36733984/ 20/10/2021

Une maladie neuromusculaire est à la fois une maladie neurologique et musculaire. Tout est neuro - vasculo-endocrino-myofascial quand il s'agit de mouvement. Pourtant, le pôle « maladie neuromusculaire » n'a aucune considération des états intrinsèques et extrinsèques d'un muscle (expériences de Sherrington), autrement il prendrait en compte le FNM que nous pouvons positivement modifier par l'état de raccourcissement du muscle et la paralysie neuromusculaire transitoire grâce à la nociception et son réflexe associé, qui inhibe l'antagoniste. Même la biomécanique physiologique basique n'est pas intégrée. Personne ne se demande qui a fait quoi pour déclencher la maladie. Pourtant, cela semble si évident. Nous traitons les symptômes sans comprendre ni en chercher la source. C'est contraire à toute logique mathématique. Les mathématiques ne sont-elles pas une science exacte ? Le plus bel exemple repose sur la clinique du motoneurone du CHU de Montpellier, qui se veut ultraspécialisé dans le motoneurone depuis 2002[272]. Il n'est pourtant pas au courant qu'un tendon tendu inhibe les motoneurones alpha[273]. Il ignore ce qu'est un point trigger et donc que l'apport nociceptif persistant provoquerait la formation de trigger points par la sensibilisation centrale du réflexe de retrait nociceptif de la fibre C et la dépolarisation du plateau des alpha-motoneurones antagonistes du sevrage. Dans leurs essais cliniques ou leurs recherches, la clinique du motoneurone n'a qu'une seule solution à proposer : le médicament. Le réflexe, la synchronisation alpha/gamma-adrénaline/opioïdes et le canal d'entrée nociceptif comme toujours n'existent pas. Pourtant, cette clinique est associée aux Docteur RAOUL (neurobiologie), Professeur LUMBROSO (biochimie et génétique moléculaire) et Professeur VINCENT (immunologie). Par ailleurs, Pierre LABAUGE, professeur neurologue à Montpellier, présente 273 321 € de liens d'intérêts avec l'industrie de la santé, dont 129 183 € d'avantages, dont Novartis se trouve en tête. Selon le département de la justice américaine, Novartis a écopé en 2020 d'une amende de 678 millions d'euros pour corruption aux EEA.

Certains CHU ne sont pas au courant qu'ils disposent eux-mêmes d'un pôle « neuro-orthopédie », bien qu'il soit bien visible sur leurs propres sites internet. Les écoles du dos devraient s'appeler les écoles de la hanche. Elles ne sont pas au courant de l'intégration du SNC préalable est requise pour rendre effectif la rééducation. Le SNA n'existe pas. Comme le complexe LPF (lombo-pelvi-fémoral) composé de trois articulations interdépendantes (avec trois mouvements interdépendants). Pour retrouver une bonne statique, le recentrage de la tête fémorale est donc obligatoire par postériorisation et infériorisation. Elles n'intègrent pas non plus le verrouillage pubien défaillant et l'amnésie des fessiers. Si les triggers points ne sont pas supprimés, ils persisteront indéfiniment et limiterons l'extension de hanche. La hanche est responsable de la plupart des maux de dos à cause de son manque de souplesse, ce qui poussera des lordoses (cervical effacement/lombaire en excès) à compenser et les épaules à s'enrouler par hypercyphose et décentrage de la ceinture scapulaire comme les hanches. Aucun pôle ne relie les systèmes et le rôle de la tenségrité biologique dans la posture, malgré la liste infinie des pôles tout en étant limités dans leur propre spécialité du fait de ne pas intégrer les autres qui interinfluencent la leur. Aucun d'entre eux ne semble s'apercevoir que certains symptômes sont similaires d'une pathologie à l'autre. L'étiquetage de pathologie est contraire à l'étiologie. L'étiologie nous prouve que beaucoup de pathologies sont en réalité les mêmes, seulement une expression variable. L'expression pathologique est une information pour remonter la chaîne de cause à effet. Personne ne remonte la chaîne source d'origine pathologique d'aucune manière que ce soit.

---

[272] https://cliniquedumotoneurone.fr/

[273] **CLARAC, TERNAUX**, directeurs de recherche du CNRS dont un prix de l'Académie des sciences, prix Academia Europea, prix de la Fondation IPSEN. Cela est également relayé par Irvin KORR, Dr BONNEAU et plein d'autres

Par exemple, j'ai échangé avec Mme Tiphaine PIRON, du réseau Neurosphinx au CHU Necker, le 7/09/2021. Voilà ce qu'elle m'a répondu : « Notre filière étant spécialisée dans la prise en charge des malformations pelviennes et médullaires rares, je suis au regret de vous informer que votre pathologie ne couvre absolument pas le spectre de notre champ de compétences. » Ce à quoi j'ai répondu : « La dermalgie réflexe est un phénomène neurologique localisé prenant naissance au niveau médullaire, il s'agit d'un circuit parasite agissant sur un arc spinal, ce filtre perturbé créer une réelle dissociation syringomyélique lors de l'influx nerveux de la corne postérieure. » Pas de réponse.
Plus récemment, le 4/10/2021, Dre Anne-Marie MARTEIL-OUDRER, endocrinologue dans l'équipe de recherche du CHU de Montpellier m'a répondu : « Vous faites erreur, je ne suis pas le bon correspondant, bonne journée ». Ce à quoi j'ai répondu : « La spasticité se déclare à la suite d'un réflexe d'inhibition autogénique. C'est-à-dire un épuisement des glandes médullosurrénales. Le cerveau, s'est autoanesthésié. Donc si, c'est bien un problème hormonal initial. » Pas de réponse.
Pourtant le cerveau est considéré comme une glande endocrine. Je dispose d'une centaine de messages similaires, du cabinet du Premier ministre aux professeurs des CHU de tous les services de tous les pôles au niveau national. Le taux de réponse doit être de 1/40, réponse qui sera profondément factice, égale à une insulte formulée avec politesse et condescendance, vide du contenu scientifique et argumentatif attendu.

Le corps est un seul et même système. Cela est si évident que j'ai honte de devoir l'expliquer à des spécialistes de la santé. Santé dont dépend l'organisation anatomique métamérique. J'imagine que la honte est relative venant d'un système qui laisse mourir les gens comme s'il s'agissait de vulgaire numéro et persiste indéfiniment dans l'échec sans changer son fusil d'épaule. Le dédouanement de la médecine conventionnelle est de dire que tout est multifactoriel dans la maladie. Cet argument est agité comme arme de propagande incontestable. Oui effectivement, cela permet de multiplier les recherches sans parler au public de la source première de douleur et de troubles aussi variés qu'ils soient : le trigger point connu depuis JFK. Dans la fin du paragraphe où Hocking nous met en lien l'apport nociceptif et la sensibilisation centrale du réflexe de retrait, il se termine par la phrase : « Des recherches futures sur les mécanismes sous-jacents du TrP sont très nécessaires. » Et bien 10 ans après, où sont-elles ? Rappelons que cette hypothèse est connue depuis 2010. Hocking MJL la relate dans *Points de déclenchement et modulation centrale — une nouvelle hypothèse*, où il est constaté que :

> « Les signaux nociceptifs afférents proviennent à la fois des TrPs latents et actifs. Cependant, les TrPs latents ne sont pas spontanément douloureux, en raison de l'inhibition complète de la transmission nociceptive aux niveaux de la moelle épinière ou du noyau trijumeau [SC/TN]. La sensibilisation marquée à la SC/TN [en particulier avec une réserve fonctionnelle antinociceptive réduite] peut submerger le mécanisme anti-nociceptif du tronc cérébral, allant au-delà de la MPS dans l'allodynie généralisée du syndrome de fibromyalgie [FMS]. Les principaux noyaux du tronc cérébral impliqués dans la modulation sensorielle et motrice des TRP ont d'autres rôles homéostatiques divers ; par conséquent, le dysfonctionnement du tronc cérébral induit par le TRP peut contribuer à la pathogenèse d'une variété de troubles sensoriels, moteurs et autonomes. Le traitement implique une inhibition transitoire des mécanismes du SNC induite par un stimulus nocif qui soutiennent les TRP. Cela permet d'étirer les fibres musculaires contracturées pour résoudre la crise énergétique locale et inverser la sensibilisation aux nocicepteurs musculaires et au SNC. L'inhibition descendante garantit normalement que la plupart des TRP restent latents, mais le FMS

(fibromyalgie syndrome) provoque la surcharge si ce mécanisme inhibiteur est submergé. »[274]

Cet article ne compte au 06/11/2021 que 139 vues sur le site d'origine, j'imagine que c'est sans doute parce que le Dr MARK ne dispose que d'un doctorat en sciences vétérinaires de l'Université de Sydney. Sa proximité avec les animaux expliquerait peut-être cette clairvoyance. Pourtant, il paraît évident de ne pas mentaliser la « vraie » douleur, mais bien de la réduire à ce qu'elle est, un signal électrique « normal » qui répond à une activité anormale au sein d'un récepteur réflexe serait une meilleure option. La source est bien sûr l'étiologie de la douleur, ce qui implique principalement le neurone WDR et les réflexes myotatiques (FNM). C'est pourquoi le réflexe de retrait est une paralysie neuromusculaire transitoire si le signal inhibiteur est suffisamment fort sur l'entrée du canal sensoriel (TRPA1/TRPV1) pour en corriger le tonus (feedback neurologique) par augmentation de seuil (apogée du seuil d'excitabilité). Les syndromes ne sont que des noms, ils ne veulent strictement rien dire en terme d'étiologie. Les symptômes ne sont que des manifestations, ce ne sont aucunement des causes. Le neurone WDR est impliqué dans toute pathologie douloureuse et le trigger point est l'altération neuro-sensitive potentiellement responsable de toutes pathologies, incluant des troubles proprioceptifs qui comprennent des troubles d'abord sensoriels, puis autonomes et en enfin de facto-moteurs. Nous naviguons dans nos mémoires psychocorporelles. Puisque nous l'avons vu par l'analyse d'Hélène LANGEVIN, les triggers points compriment les facettes articulaires et empêchent l'étirement complet d'un muscle. C'est ce qu'on appelle la spasticité. Le Dr Hans KOCH nomme cela des points de pression pour définir la douleur ressentie par la paralysie médullaire et la spasticité qu'elle implique. C'est ce qu'on appelle l'arthrose, qui n'est rien d'autre qu'une usure prématurée par compression articulaire. L'ouverture d'esprit n'est pas optionnelle. Elle est vitale, flagrante et urgente. Aucun médecin de France, qu'il soit issu des CHU, écoles du dos ou centres antidouleurs, ne sait palper un psoas, ne sait ce qu'est un point trigger, l'étiologie d'un déconditionnement, la différence entre une asymétrie positionnelle et de mobilité, le parallélisme des ceintures, le test de la douleur en verrouillage pubien ou en flexion de hanche active, sauf peut-être les chirurgiens orthopédiques ; et même quand la douleur est présente, ils ne l'intègrent pas si le cliché est négatif. Or, nous l'avons vu la douleur n'a strictement rien avoir avec l'endommagement des tissus et encore moins des cartilages. Ils ne sont pas innervés. On se demande donc à quoi sert ce test, s'ils ne l'interprètent qu'en vue d'un examen complémentaire, davantage complémentaire qu'utile.

L'abrasion est un symptôme pas une cause, le souci réside dans les tendons, les muscles et les ligaments trop tendus qui compriment les jonctions articulaires. Ils ne savent pas ce qu'est la tenségrité biologique, une dermalgie réflexe, ni ne possède la moindre notion de posturologie (la podologie n'est qu'un aspect minime de la posturologie) ou de mouvement qui ne prend son sens que si nous prenons en compte les éléments précédents. J'ai vu beaucoup de souffrance et j'ai recensé beaucoup de témoignages, via mes patients, mon groupe Facebook intitulé *Reset Trauma* et ma chaîne YouTube qui porte le même nom. Tout ne repose que sur les examens complémentaires, pourtant comme son nom l'indique, ils sont censés n'être que complémentaires. Le mieux qu'ils puissent faire, c'est confirmé ce qui dans beaucoup de cas est presque toujours en inadéquation avec la douleur ressentie. L'errance thérapeutique normalisée en est la preuve. Confirmer sans palpation est un suicide diagnostic et social à l'encontre du patient, qu'on enferme dans une case qui n'est pas la sienne. Cette normalisation de l'échec est mondiale et n'appartient pas à une spécialité particulière. La somesthésie existe.

---

[274] **MJL HOCKING**, *Points de déclenchement et modulation centrale — une nouvelle hypothèse*. Journal of Musculoskeletal Pain, 2010 ; 18:186-203 :
https://www.tandfonline.com/doi/full/10.3109/10582452.2010.483964

Je pratique en tant qu'autoentrepreneur la fasciathérapie en rapport avec l'idée d'unité et synergie du corps humain, profitant du vide juridique et conventionné dans la médecine remboursée. La moyenne pour diagnostiquer une pubalgie est considérée entre six semaines et cinq ans, alors qu'il faut concrètement prendre cinq minutes pour la suggérer. La moyenne pour diagnostiquer une dystonie est de neuf ans, il faut une heure pour la suggérer. Si c'est une pathologie musculo-squelettique, mes mains suffisent, peu importe la profondeur du muscle concerné, pour déceler une zone douloureuse, trop souple ou trop raide. Si on m'amenait des patients souffrant de douleurs chroniques, qui ne sont donc pas « soignés » par leurs traitements, ils représenteraient de ce fait 100 % et non 33 %. Je suis certain que beaucoup comprendraient des diagnostics « poubelle » comme Lyme, fibromyalgie, dépression ou dans la plupart des cas où aucun diagnostic n'est prononcé. Je trouverais sur un grand nombre, un syndrome myofascial douloureux du psoas, une amnésie des fessiers, des ischios raides, un verrouillage pubien défaillant, un syndrome de l'essuie-glace/rotulien, des adducteurs faibles, un effacement de lordose cervical, une hanche trop raide et une autre instable, une hyperlodose et un enroulement des épaules avec une scoliose ou une attitude scoliotique puis des talons douloureux. De facto, le déconditionnement qui va avec serait visible par des troubles proprioceptifs par association de ceintures, une perte d'équilibre, un manque de coordination et d'amplitude, le ratio anormal muscle superficiels/profonds, une position de déclenchement de la douleur, etc.
Pour rappel, l'hypermobilité résulte de micromouvements traumatiques d'instabilité résultant d'un défaut tenségral. Quelques millimètres sont suffisants pour faire mal, nous supportons jusqu'à 3 cm d'asymétrie de naissance. Le but recherché est la symétrie pour permettre la fluidité et la contrainte la plus réduite sur toutes les structures (cytosquelette/musculo-squelettiques). Nous parlons de posture économique et d'un système du mouvement par nature autocontraint. Tout passe dans le bassin, si personne n'analyse son mouvement ni ne suit la douleur qui est une compensation par le mouvement, soit en réponse à une rétraction à distance (hypermobilité), soit un étirement d'une zone hypo-extensible. À quel genre de médecine s'attendre ? La seule réponse est la prescription qui ne résout strictement rien. Nous augmentons la dose et nous tuons. Les gens ne disparaissent pas, on les assassine et nous savons très bien comment. Ce que nous appelons « opioïdes », la révolution du traitement de la douleur, est un génocide. Ces camouflages ne devraient pas avoir leur place. Ils peuvent être utiles seulement sur certaines douleurs passagères et non chroniques ou postopératoires. Quand tout a été mis en œuvre par la palpation pour faire le schéma neurophysiologique de douleur (ce qui comprend un examen de testing proprio-tendino-musculaire et posturologique complet, ce qui n'est jamais le cas), ils peuvent être envisagés uniquement après cela et certainement pas avant.
Je palpe tous mes patients de la tête aux pieds, ce qui est rarement agréable, mais relativement efficace. Ce sont presque toujours les mêmes points de tension, seuls les schémas divergent d'un patient à un autre. La plupart découvrent des douleurs dont ils n'avaient pas conscience parce que personne ne les avait palpés avec autant de rigueur. La douleur est pourtant bien présente, ce qui n'est pas normal. Elle informe alors sur un manque de souplesse ou un excès de tonus. La faiblesse ne provoque pas de douleur, mais elle provoque des troubles de statique. Elle peut aggraver les douleurs de compensation dans les étages inférieurs ou supérieurs. La faiblesse première se trouve surtout dans les antagonistes. Par leurs affaiblissements, ils contribuent au spasme protecteur et à l'excès de tonus des fléchisseurs. Les fléchisseurs s'affaiblissent secondairement par déconditionnement. Cela reste indirect. Il paraît donc essentiel que les praticiens rattachés à la rééducation humaine, la douleur et n'importe qu'elle maladie intègrent le fait qu'un couple de force comprend un équilibre nécessaire entre tension/souplesse. Renforcer sans assouplir ni rééquilibrer les chaînes et les ceintures

préalablement expliquent de nombreux cas d'échecs thérapeutiques.

Ce réflexe de retrait tendino-musculaire pourrait également éviter certaines opérations chirurgicales, telle que la ténotomie (allongement tendineux) sur les porteurs de prothèse totale de hanche, les sportifs de haut niveau (pubalgie) ou les patients atteints de tendinites chroniques et autres ressauts douloureux.

Le réflexe associe également une autosécrétion d'endorphine non artificielle. Elle est un antalgique durable et d'une puissance inégalable, voire définitive. Elle coupe de manière transitoire tous les signaux ascendants le long de la colonne vertébrale. Cela permet une reprise de modulation inhibitrice du système nerveux central assurant sa resynchronisation sur le système nerveux autonome. Aucune application n'existe visant à rendre effectif ce lien synergique entre ces deux systèmes. Un mécanisme ne dépend que des rouages de son environnement. Comment pourrait-on enlever notre main du feu si on ne percevait plus le muscle fléchisseur permettant le retrait ? La spasticité est une mauvaise perception, seule la douleur permet de percevoir à nouveau ce muscle figé ou dissocié (mouvement anormal). Le tendon étant en hyper-réflexie, les fibres proprioceptives doivent être stimulées par la nociception que provoque l'étirement et la déformation des membranes noci-flexi réceptrices. Seul ce réflexe est capable d'agir sur toutes ces inobservances. Pour la première fois, nous pourrions prouver qu'il est capable de produire le *reset* d'un canal sensoriel entier en quelques minutes. C'est une véritable décompression cérébrale. Il nécessite peu d'investissement financier, de temps pour l'affirmer ou l'infirmer (loi du tout ou rien) en vue d'un protocole viable et aisément reproductible. La transversalité et le potentiel thérapeutique de cette manipulation sont immenses. Cette démarche participerait indirectement à la préservation des gisements thérapeutiques à haut potentiel que sont nos écosystèmes. Il s'agit d'un levier de pression supplémentaire pour concilier transition écologique et relance économique. La prise de conscience par l'opinion publique pourrait être motivée par les résultats de cette étude. La croissance et l'innovation dans l'industrie pharmaceutique ont toujours été animées par des médicaments « blockbuster ». Si ma théorie s'avérait exacte, le laboratoire qui commercialiserait la bonne neurotoxine par prélèvement ou par synthèse (capable de déclencher artificiellement le réflexe de flexion nociceptive) produirait probablement le médicament le plus vendu depuis l'aspirine.

Le médicament n'est qu'un outil, c'est l'interaction qui donne le résultat. La molécule ne fait pas tout, le but recherché donne le sens. Soulager n'est pas un but, soigner oui. L'intention est équivalente à l'action. La médecine est un art, ce n'est pas l'usine. Une méthode insatisfaisante est une mauvaise réponse. Pour répondre justement, il faudrait savoir écouter les mauvaises adaptations. Resituer cette priorité dans la voie de guérison est nécessaire. Les traitements actuels ne sont rien d'autre que des procédures sans conviction, c'est pourquoi les effets secondaires des médicaments restent absents des publications scientifiques[275].

On peut penser que je suis hors sujet par rapport aux codes rédactionnels académiques. Or, cette prise de recul, le fait de revenir idéologiquement à la source de la médecine et sur la nature « vivante » de l'homme, démontre qu'à force d'aller trop loin nous ne voyons plus l'essentiel. La Science elle-même est une représentation de notre monde. La logique est basée sur la raison, sauf que la raison

[275] https://www.ledevoir.com/societe/science/480778/des-effets-secondaires-des-medicaments-restent-absents-des-publications-scientifiques
Luc HERMANN, Claire LASKO, *Big Pharma — Labos tout-puissants*, Arte, France, 2018 : https://boutique.arte.tv/detail/big_pharma_labos_tout_puissants

n'est pas démontrable. Il faut de l'humilité pour faire de cette raison une lumière. La nature a déjà tout inventé avant nous, les découvertes ne sont que des découvertes à échelle humaine : une espèce jeune, non omnisciente, ni omnipotente. Mon jugement scientifique n'est pas parasité par mes émotions. Je reste impartial, j'ai suivi le système de la médecine contemporaine pendant deux ans, alors que je savais pertinemment ce qui n'allait pas. J'ai toujours écouté le message de mes sources avant de me pencher sur leurs origines et leurs parcours. Il est clair que la médecine actuelle n'est pas à la hauteur et refuse d'avouer ses limites, ainsi que son ignorance. Elle les comble par un profond déni idéologique, qui consiste à réduire la souffrance humaine à une pensée modulable. Les pouvoirs médiatiques, le lobbying et la politique assoient leur culture matérialiste occidentale au détriment des sagesses ancestrales dans lesquelles l'homme est toujours représenté comme un élément faisant partie d'une unité, que ce soit dans les principes d'équilibres taoïstes, l'image de Ganesh ou par des analogies dans les discours de Platon ou Pythagore. La théorie du chaos illustré par l'effet papillon (le battement d'ailes qui déclenche la tempête) est obsolète. Elle ne prend pas en compte, le seuil d'excitabilité du phénomène et donc l'aspect mouvant de tout phénomène dynamique.
À titre personnel, lors de mon expérience de mort imminente, je me suis trouvé dans des états de conscience très altérés. J'ai visionné une galaxie lors de la phase de la mort de l'égo. Je pense sincèrement que la conscience d'une certaine manière doit ressembler à une galaxie dans sa structure et des astres gravitant autour de son centre. Ces astres ne seraient que des sous-systèmes, les mémoires seraient d'abord des planètes, les systèmes biologiques seraient ensuite des étoiles par exemple. Cette métaphore sous-entend que les systèmes biologiques sont destinés à vivre, puis à s'éteindre. D'ailleurs, le Pr Jennifer JOHNSON, astronome, a cosigné une étude confirmant que tous nos atomes sont à 97 % d'origine stellaire : « Grâce à ces données, nous pouvons déterminer quand et où la vie a eu les éléments nécessaires pour émerger dans notre galaxie. Nous disposons maintenant d'une frise temporelle des zones habitables de la Voie lactée. » Autrement dit, nous sommes faits de poussières d'étoiles. C'est ainsi au centre de la Voie lactée que les éléments indispensables à la chimie de la vie générée par des étoiles comme notre Soleil sont le plus concentrés[276].

La lumière est certainement l'énergie de la forme vitale sous sa forme la plus brute qu'il existe. D'ailleurs, le spectre bolométrique à son importance. Les rayons UVB provenant de la lumière solaire permettent la synthèse de la vitamine D par notre organisme[277]. Des chercheurs de l'université de Purdue et de l'université de Boston (États-Unis) ont découvert qu'une exposition à la lumière bleue rend le Staphylococcus aureus résistant à la méthicilline (SARM) sensible aux antiseptiques les plus classiques comme le peroxyde d'hydrogène. Le SARM est une bactérie qui peut être responsable de diverses infections. On la qualifie de « superbactérie », car elle résiste à la plupart des antibiotiques courants. Même si, le plus souvent, les infections restent bénignes, elles peuvent parfois conduire à une amputation, voire à la mort[278]. Les LED rouges et jaunes essentiellement ont un effet anti-âge et cicatrisant efficace sur les vergetures, la repousse des cheveux et les douleurs articulaires. Leurs effets physiologiques positifs sont multiples : stimulation du métabolisme cellulaire, activation des fibroblastes à produire du collagène et de l'élastine, oxygénation tissulaire, renforcement de

---

[276] https://www.futura-sciences.com/sciences/questions-reponses/astrophysique-sommes-nous-faits-poussieres-etoiles-7275/
[277] https://www.topsante.com/nutrition-et-recettes/les-vitamines/vitamine-d/exposition-soleil-vitamine-d-639814
[278] https://www.futura-sciences.com/sante/actualites/medecine-lumiere-bleue-mauvaise-coeur-mais-efficace-superbacteries-75621/

l'immunité de la peau et détoxification[279].
Très récemment, le 28 juillet 2021, une équipe de scientifiques a rapporté une nouvelle impressionnante : les tout premiers enregistrements de rayons X extrêmement brillants, provenant de l'envers d'un trou noir. Pour la première fois dans l'histoire de l'astrophysique, des chercheurs ont pu observer de la lumière provenant de l'envers d'un trou noir, d'où rien ne ressort (en théorie). Ces observations correspondent aux prédictions d'EINSTEIN sur la façon dont la gravité courbe la lumière autour des trous noirs, comme elle est décrite dans sa théorie sur la relativité générale[280]. Je lis cet événement avec la théorie des cordes, qui suggère que notre monde dont l'espace semble tridimensionnel, serait non pas constitué de 4 dimensions d'espace-temps (3 d'espace et 1 de temps), mais plutôt de 10, 11, voire 26 dimensions. La relativité est l'œuvre d'un seul homme, Albert Einstein. La mécanique quantique est l'œuvre collective des plus grands physiciens de tous les temps. La relativité générale offre une explication de la gravité et de la forme de l'Univers à grande échelle. Elle s'intéresse aux très grandes distances, aux très grandes masses. C'est la théorie de la relativité qui prédit l'existence des trous noirs, par exemple. La mécanique quantique décrit l'infiniment petit, les atomes et leurs constituants élémentaires. Ces deux théories sont les plus précises jamais inventées par l'homme. Ainsi, les prédictions de la mécanique quantique sont confirmées par les résultats expérimentaux avec une précision de neuf chiffres après la virgule. Ce sont ces deux théories qui font de la physique la « reine des sciences »[281].

Il y a cent ans, le monde médical était déjà trop arrogant pour reconnaître le lien entre les germes et le lavage de main. Le destin de SEMMELWEIS fut d'être un « Galilée du savon ». Persécuté pour ce conseil étrange, il mourut à l'asile pour avoir suggéré à ses contemporains de se laver les mains. À cette époque, on ne s'interrogeait pas beaucoup. Les femmes mouraient en couche et six nouveau-nés sur dix ne passaient pas la première année. On était dans un monde où les grands pontes d'Europe (France et Angleterre y comprises) acceptaient cette fatalité[282]. Dois-je également être sacrifié pour satisfaire la médiocrité et le retard du protocole alors qu'une solution efficace dont j'ai connaissance depuis plus de douze ans est établie ?
Si j'avais la possibilité de me procurer un échographe ultra portable, je me formerais en autonomie pour procéder à une auto-infiltration écoguidée. Il m'est impossible d'attendre indéfiniment. Depuis trois ans, je meurs un peu plus chaque jour. Par manque d'écoute, on a sacrifié mon temps et ma santé, n'est-ce pas suffisant ? Mon cerveau marche en mode survie, comme la nature, ce qui me rend très innovant. La preuve étant qu'aucune étude, ni aucun autre humain n'a couplé les données que j'ai couplé pour élaborer cette solution inédite (solution que je disposais sans avoir les calculs). Les médecins et les scientifiques ne sont pas en stratégie de survie. J'imagine que dans ces conditions, nous n'avons pas le même fonctionnement cérébral ni les mêmes codes fictifs ou cadres légaux et sociaux. L'égo n'a plus la même emprise sur notre potentiel intellectuel, qui est instinctif en réalité.
Je retrouve beaucoup d'écho avec le biomimétisme. Le biomimétisme désigne un processus d'innovation et une ingénierie. Il s'inspire des formes, matières, propriétés, processus et fonctions du vivant. Il peut concerner des échelles nanométriques et biomoléculaires avec par exemple l'ADN et l'ARN, jusqu'à des échelles macroscopiques et écosystémiques, incluant les services écosystémiques.

---

279 Https://www.docteur-gilles-korb.com/fr/medecine-esthetique/techniques/traitement-led/
280 https://www.nationalgeographic.fr/espace/inedit-de-la-lumiere-detectee-derriere-un-trou-noir
281 **Brian GREENE**, *L'Univers élégant : une révolution scientifique, de l'infiniment grand à l'infiniment petit, l'unification de toutes les théories de la physique*, Paris, Robert Laffont, 2000
282 https://www.franceculture.fr/sciences/semmelweis-le-medecin-qui-tenta-dimposer-le-lavage-de-mains

Le biomimétisme cherche ainsi des solutions soutenables produites par la nature, sélectionnées par de nombreuses espèces, éprouvées par l'évolution au sein de la biosphère. Je ne suis pas plus intelligent, mon cerveau ne veut simplement pas mourir et cherchent toutes les ressources pour résoudre un problème. L'intelligence émotionnelle est une intelligence analytique, ce qui prouve encore une fois que la sensibilité de notre perception est corrélée à nos capacités d'analyse et l'empathie en fait partie[283].

Dans la psychanalyse, il n'y a pas de place pour la réalité. La pensée freudienne est issue d'un esprit unique. Elle a fourvoyée nos écoles de médecine et notre société au détriment de notre corps physique qui pense à sa façon, avant même que notre conscience en soit capable (certainement avec beaucoup plus d'intensité comprenant un panel psycho-corpo-sensitif-émotionnel complet et plus élargi que le DSM, le *Manuel diagnostic et statistique des troubles mentaux*).
Les amnésies traumatiques sont un trouble de la mémoire que connaissent certaines personnes victimes de violences, notamment sexuelles. Cette perte de mémoire liée à l'événement violent serait un mécanisme de défense du cerveau visant à se protéger du stress engendré par l'agression subie. Les personnes touchées par ce phénomène peuvent parfois mettre plusieurs années avant de se remémorer les événements, rendant parfois difficile le recours en justice contre leur(s) agresseur(s). Ainsi, le graphique d'une étude de 2019 en France montre que 26 % des victimes ayant subi une amnésie traumatique ont enfoui le souvenir des violences sexuelles subies pendant plus de 20 ans[284]. Puisque le traumatisme psychoémotionnel peut provoquer une amnésie de la mémoire sémantique, le traumatisme physique nociceptif peut en toute logique provoquer une amnésie sensori-motrice. De la même manière, l'enfant ayant subi des violences sexuelles va devoir extraire ses traumatismes par l'hypnose, la parole, la psychologie ou toute autre méthode capable de libérer sa mémoire pour libérer ses émotions, qui le dénature dans ses liens sociaux, comportementaux et autres. Le réflexe de flexion nociceptive permet de libérer la mémoire perceptive pour libérer cette information, qui dénature les systèmes du mouvement. Un souvenir n'est pas mouvant, donc ce n'est pas la vie. C'est le principe de dissociation et distorsion cognitive que nous résumons par la confusion corticale. Nous avons besoin de scientifiques, pas de philosophes en psychologie se basant uniquement sur leurs expériences subjectives. La douleur n'est pas que subjective, ce n'est pas parce qu'elle est individuelle qu'elle n'est pas une précieuse alliée, un outil de diagnostic imparable par la palpation de la manifestation d'un défaut proprioceptif contraire à l'état naturel de sensation d'un individu qu'est la douleur. La nature est en permanence à deux doigts de mourir. La recherche qu'elle fait est uniquement motivée par la survie immédiate et à long terme. Elle n'est pas motivée par le confort ou la culture. La concurrence de la nature est déloyale envers Big Pharma, elle à quatre milliards d'avance.
Dans *1984*, le roman dystopique de George Orwell, le crime de pensée est « le crime essentiel, celui qui englobe tous les autres ». Il consiste à entretenir une croyance ou un doute contraire au parti du pouvoir, de quelque manière que ce soit. La médecine conventionnelle est semblable à la Police de la Pensée, elle est contre nature[285].
D'après Idriss ABERKANE, « les garde-fous ne peuvent pas émaner de l'industrie elle-même. Il faut de l'indépendance. Quand une stratégie de survie ne permet pas le maintien de la vie, elle s'adapte, elle

---

283 **Elizabeth A. BELLA, Patrick BOEHNKEA, T. Mark HARRISONA et Wendy L. MAOB**, « *Potentially biogenic carbon preserved in a 4.1 billion-year-old zircon* », Proceedings of the National Academy of Sciences, 4/09/2015
284 **E. Moyou**, Victimes d'abus sexuels dans l'enfance ayant subi une amnésie par durée, France, 2019 : https://fr.statista.com/statistiques/1227864/violences-sexuelles-enfants-france-duree-amnesie-traumatique/
285 **George ORWELL**, *1984*, Folio, Poche, 2020

cherche et ajuste ses recherches. »[286] La sélection naturelle est indépendante, d'où sa performance. En définitive, nous savons que le système conçu actuellement est l'ennemi de la vie sur Terre et nous l'acceptons. Nous sommes donc nos propres ennemis. Si j'avais pu prétendre à un doctorat, je ne m'époumonerais pas depuis trois ans à demander de l'aide pour prouver un fait de science (niveau lycée). C'est justement parce que je ne suis pas conditionné à penser d'une façon académique et protocolaire que j'ai pu arriver à constituer ce puzzle. Ma stratégie de survie est la seule pression que je subis. La nature est la meilleure dans tous les domaines. Mon instinct de survie n'a pas été à l'école. Le pouvoir médiatique lui aussi est stratégique. Il est difficilement justifiable d'expliquer comment être capable de passer à côté du soin par le réflexe. Cela paraît plus qu'élémentaire. L'observation héritée de nos ancêtres comme Hippocrate semble une fois de plus davantage innovante en connaissance que l'expérimentation sur des souris de laboratoire ou des cellules humaines en lamelle. La nature est déjà un laboratoire et a procédé à tous les essais cliniques. La technologie informatique progresse pendant que la recherche dans la santé piétine. Les statues qui l'animent rejettent le modernisme et la pensée critique. L'efficacité ne s'encombre pas de signatures, fausses croyances et modèles économiques. Pour guérir les autres, il faut écouter la maladie. La douleur permet de l'entendre, ses maux s'expriment par l'anatomie humaine. Par conséquent, il faut comprendre le langage de la vie qui l'a façonné, au lieu de s'attarder sur des molécules et des récepteurs qu'on ne met pas en lien. Se pencher sur la mise au point des algorithmes multisystémiques à plus large échelle et sous-systèmes aurait été plus logique. L'algorithme WDR/Ach-Alpha/Gamma-Adrénaline/Opioïdes aurait suffi. La simple définition du réflexe de retrait aurait suffi, sans explication. Un examen ENMG tout comme les blocs moteurs ne sont pas nécessaires pour savoir qu'un membre est paralysé. La personne concernée est au courant, elle connaît son corps, elle est née dedans. La paralysie est souvent associée à des points sensibles, douloureux, précis et décelables à la palpation. Nous parlons de sensation, la sensation douloureuse ou non définit l'état de seuil de décharge des neurones sensoriels. Il n'existe rien d'autre pour le faire de manière simple, précise et rapide. Seule la survie enlève les parasitages de nos lignes de médecines figées dans le passé comme un trauma. Il est essentiel de grandir pour avancer en anéantissant le fait que la nouveauté et la simplicité dérangent. Jacques VOLCKMANN, le directeur de la R&D de Sanofi en France, disait en 2021 :

> « il est fort probable que des check-up annuels faisant appel à des appareils sophistiqués seront massivement proposés au public. On comprendra de mieux en mieux ce qui se passe en regardant les caractéristiques génétiques des tumeurs et cela facilitera le choix des meilleures modalités thérapeutiques. Grâce à ces *Rolls* de l'imagerie, les fabricants de machines pourraient bien devenir les grands gagnants de la cancérologie du futur. »

Pas du luxe, quand on sait que le prix d'un traitement par immunothérapie peut dépasser les 300 000 euros par patient[287]. Le cancer est une manifestation d'un dysfonctionnement sous-jacent, il est souvent déjà trop tard quand on le voit à l'écran. Prévenir le terrain et connaître les connexions des réseaux holistiques semblent inintéressant pour le directeur de Sanofi, qui compte parmi les dix plus grands laboratoires. Les humains sont destinés dans le futur à être malades selon Sanofi.

---

[286] Interview d'**Idriss ABERKANE**, *L'industrie pharmaceutique et les toxines animales*, SILA Snakebite Institute of Latin America, 11 août 2021 : https://www.youtube.com/watch?v=Zkj5N5mLhP8
[287] Capital, **Jean Botella**, *Grâce aux évolutions technologiques, le cancer finira par être vaincu*, 12/10/2021 : https://www.capital.fr/economie-politique/grace-aux-evolutions-technologiques-le-cancer-finira-par-etre-vaincu-1416885

Pourtant, nous savons que les cellules cancéreuses ressemblent aux tissus d'un embryon précoce[288]. Il se trouve aussi que le premier mouvement autonome de référence de l'embryon consiste à plier la blastosphère sur elle-même (position fœtale) pour former un feuillet double, qui relie l'épiblaste et l'hypoblaste au sein de la membrane bilaminaire. Ce mouvement produit le premier feuillet double[289]. En 1925, GORTER et GRENDEL démontrent la capacité de certains lipides à former de simples et doubles couches. Ils montrent également que la surface des lipides extraits des globules rouges est égale à deux fois la surface de ces cellules. Ils sont ainsi les premiers à formuler l'hypothèse d'une membrane cellulaire formée d'une double couche de lipides[290]. La membrane sert de barrière sélective à l'information biologique. Cette information prend la forme d'une hormone, d'un sucre, d'une protéine, etc. Elle est captée par des récepteurs membranaires, des protéines capables de reconnaître spécifiquement un composé. Cette reconnaissance enclenche un mécanisme de signalisation cellulaire aboutissant à une réaction de la cellule face au signal qu'elle a reçu. Elle présente donc la propriété de perméabilité sélective, qui permet de contrôler l'entrée et la sortie des différents molécules et ions entre le milieu extérieur et celui intérieur[291].
Si les membranes sont des structures stables, elles ne sont pas pour autant statiques. Le transport de composés à travers la bicouche lipidique grâce à une protéine de transport et une consommation d'énergie sous forme d'ATP (contre le gradient électrochimique) est le mode de transfert actif. Comme toujours sur un système binaire, il y a également le transfert passif, sans consommation d'énergie (le long du gradient électrochimique) qui présente également deux types de diffusion distincts, l'un est simple et l'autre facilité[292]. Le mouvement est bien la cause de la douleur, à échelle membranaire ou visible. L'organisation anatomique métamérique, le transfert d'information sous le modèle de la tenségrité biologique, est donc bien l'hypothèse actuelle la plus crédible. Pour avoir déjà guéri une fois par le réflexe de retrait pour deux psoas paralysés et avoir ressenti toutes les compensations, se refaire avec le temps à la suite d'un nouveau spasme, je n'ai aucun doute. Les lobbys pharmaceutiques ne tiennent ni compte des théories les plus récentes ni des plus élaborées. Ils misent sur l'écran de fumée de la psychologie hérité de Freud et la multifactorialité pathologique. La source de la douleur chronique est bien l'apport nociceptif persistant provoquant la sensibilisation centrale du réflexe de retrait. Cela fait rentrer l'individu en pathologie par désynchronisation multisystémique, d'où la multifactorialité et la variabilité. La source de toute réponse erronée restera toujours une sensation consciente ou non, c'est-à-dire une information qui communique par la cellule à travers le fascia (potentiel d'action). En définitive, le corps est un fascia, un cerveau par abstraction de dogme médical restreint par la compartimentation nécessaire à sa représentation. Par conséquent, le fascia et le cerveau ne forment qu'un seul et même ensemble, dont les limites de communication ne sont limitées ni par la matière ni par le temps, mais plutôt par des états intrinsèques et extrinsèques comme la force gravitationnelle et la tension. La sensation est donc la base du fonctionnement de l'anatomie humaine. Cette sensation appelle bien entendu à un réflexe suivant cette perception.

Sauver une entreprise peut attendre, la vie, elle, n'attend pas. À quoi bon s'enorgueillir de grands

---

[288] https://www.cancer.be/lexique/c/carcinome-embryonnaire# : ~ : text=Tumeur%20canc%C3%A9reuse%20 (maligne) % 20qui%20prend, un%20embryon%20pr%C3%A9coce%20 (fœtus)
[289] **Thomas W. MYERS**, *Anatomy Trains*, Elsevier Masson, 2018
[290] **GORTER E. ET GRENDEL F.**, « *On bimolecular layers of lipoids on the chromocytes of the blood* », J Exp Med, vol.41(4) : 439-443, 1925
[291] **Peter AGRE**, « The Nobel Prize in Chemistry 2003 », sur www.NobelPrize.org
[292] https://planet-vie.ens.fr/thematiques/cellules-et-molecules/membranes/les-membranes-biologiques-des-structures-dynamiques

mots et démonstrations technologiques brevetées, si parallèlement le système nerveux et le code génétique sont installés dans le programme Homme et ne sont pas intégrés par les consortiums ? Faire taire les symptômes alors qu'il s'agit d'un cri d'alerte inconscient de notre corps est irrationnel. Lorsque quelqu'un appelle au secours, les équipes de sauvetage lui demandent-elles de se taire pour le repérer ? La douleur est permanente, car le métamère initial est perturbé. Cette perturbation se diffuse, ce qui provoque une dissociation cognitive (car le cerveau ne peut plus filtrer l'information), analgésique et thermo-algésique (TRPA1/TRPV1). Selon la légende, l'autruche met sa tête dans le sol quand la maison brûle. L'appel au secours que lance notre organisme par la douleur est notre système de survie qui n'arrive plus à s'adapter et finit par surcharger. Cette épidémie mondiale de souffrants qui se heurtent à des blouses sourdes et aveugles qui ne connaissent visiblement rien d'autre que des chiffres et des symboles de ce qu'ils appellent « douleur » doit cesser. Elles ne souffrent pas.
Or, la douleur est une expérience, la connaissance de cette expérience seule peut affiner la logique de compréhension de son processus. Une mise à jour est obligatoire. La douleur est une bénédiction, elle a permis la survie, fait partie d'un comportement de défense soutenue et éprouvée par l'adaptation que nos ancêtres ont sélectionnée. Il n'y avait pas internet ni le langage. Nous écoutions notre instinct et nous savions aussi nous écouter les uns les autres. Notre survie dépendait du partage de connaissance et donc de l'expérience des autres. Je partage mon expérience en tant que malade parce que j'ai déjà guéri et veux guérir à nouveau. J'ai eu la capacité d'écrire cette théorie sans aucune étude ni l'aide d'un professeur ou directeur de thèse. Statistiquement, mes chances étaient infimes pour réunir tous ces facteurs. L'évolution s'est certainement jouée sur des pourcentages aussi minimes que vitaux. La recherche de la survie par l'adaptation est inlassable jusqu'à obtenir la bonne stratégie innovante viable. Par conséquent, l'adaptation résulte de nombreux échecs. La sélection est naturelle. C'est le principe même des différentes techniques de chasse des prédateurs en fonction des proies qu'ils convoitent lorsqu'elles leur échappent. L'échec stratégique équivaut à mourir. Dans ces conditions, l'organisme ne peut être qu'en alerte. Nous parlons de stratégie d'évitement de la douleur, mais jamais de la compensation mécanique et homéostatique qui sont aussi des stratégies de survie. Que vaut Bigpharma à côté de l'évolution ? Nous n'allons pas nous contenter d'une mort lente et douloureuse prescrite sur ordonnance. L'art d'un médecin n'est pas juste d'être prescripteur. La jungle ou le désert ne sont pas un institut ou une académie. Je ne dénonce pas, je ne fais que dire ce que tout le monde sait. Un poste de bureau était occupé par quelqu'un hier et sera occupé par quelqu'un d'autre demain. Aujourd'hui, nous n'attendrons pas quinze ans l'autorisation de retirer notre humanité du marché. Personne ne décidera à la place de quelqu'un d'autre s'il peut guérir ou non, alors que je prouve que dans de nombreux cas cela est possible et réaliste. Nous devons enfin nous poser les bonnes questions, tant au respect, la maturité et l'écoute de notre société actuelle. Il faut arrêter de faire semblant d'aider les gens, mais les écouter vraiment et ainsi répondre à leurs besoins réels. Arrêtons les réponses automatiques et vides de sens. Nous aussi avons accès à l'encyclopédie, aux ouvrages médicaux et aux archives ouvertes. Nous ne sommes pas aveugles face au Charity business, quand l'humanitaire devient lui-même affaire. Les milliards investis dans la santé sont rentables, puisque nous sommes de plus en plus de malades, voire de morts de désespoir[293].
Au XXe siècle, la recherche est un métier institutionnalisé. Le chercheur doit être capable de se reconvertir en agence de communication. Ce n'est plus l'écoute de la découverte qui prime, mais son format et la présentation publicitaire de son modèle économique « clés en main » qu'on regarde. J'ai

---

[293] **Angus DEATON, Anne CASE, Laurent BURY**, *Morts de désespoir*, PUF, 2021 : https://www.lemonde.fr/idees/article/2021/03/12/morts-de-desespoir-les-ravages-du-capitalisme-predateur-sur-la-classe-ouvriere-americaine_6072835_3232.html

répété à plus d'une centaine de médecins, journalistes et chercheurs, que j'étais la seule personne à ma connaissance dans le monde à avoir guéri de spasticité et paralysie médullaire. Pas un seul ne m'a demandé plus d'informations, personne ne cherche à me rencontrer ou creuser le sujet davantage, cette réaction générale soulève de nombreuses interrogations sur l'intérêt de soigner les malades. Si quelqu'un guérissait du Sida et disait « je sais comment faire », ne vaut-il pas la peine de prendre le temps de l'écouter et vérifier sa parole ?

Je connais parfaitement la douleur. Étudier la douleur sans l'éprouver reste un paradoxe. Peut-être si quelqu'un avait écouté les plaintes des principaux concernés, la solution que j'amène aurait été aisée à comprendre. Un canal sensoriel, comme tout canal, possède une entrée et une sortie. Si la porte d'entrée n'est pas vérifiée, je ne vois pas ce que la relaxation, la sophrologie, le yoga et encore moins la psychiatrie avec les antalgiques et autres couplages de neuroleptiques, antidépresseurs et sédatifs pourront aider à augmenter le seuil de décharge d'un neurone sensoriel. La vraie douleur physique n'est pas psychosomatique, mais somatosensorielle. Le manque de vocabulaire pour définir une sensation appartenant pourtant à la conscience atteste de la pauvreté de notre langage occidental dans ce registre. Le neurone WDR sature l'inconscient, qui est en réalité un pan insoupçonné de nos états de conscience actuels. Malgré tout, la volonté et l'état d'esprit n'ont aucun rôle à jouer dans l'origine de cette douleur, mais ne peuvent que l'amplifier. La modulation inhibitrice reste la modulation inhibitrice. Passer autant de temps devant des rats et des souris pour être incapables de se rappeler que nous sommes comme eux, instinctifs avant tout est inutile. Comment justifier de tels résultats avec autant d'années d'études. Nous sommes en droit de remettre en question l'intégrité de l'« establishment ». L'origine de cette interminable errance douloureuse est délibérée, le mal est systémique. La douleur n'est pas une maladie, elle est un symptôme. La vraie maladie est une désynchronisation multisystémique hormonale (adrénaline/opioïdes), fusale neuromusculaire (alpha/gamma), proprioceptive (TRPA1/WDR), vasculaire (O), neuromédiatrice (ACh) et enfin motrice (Insula/Glu/E). Le SNC n'est pas le plus haut dans la hiérarchie, c'est le système nerveux autonome suivi par la glande pinéale.

Ma théorie réunit la science fondamentale et les médecines traditionnelles empiriques. Je demande la mise en place d'une étude (avec une petite cohorte) pour rétablir la vérité et vérifier la faisabilité de ce que j'avance. Les métadonnées seules ont un pouvoir impartial de départage. Puisque rien ne peut fonctionner de façon définitive et qu'il est aisé de comprendre pourquoi, il y a statistiquement plus de chance que quelque chose de nouveau fonctionne. La biologie moléculaire ne mentira pas. Jamais personne n'a approfondi ce sujet à ce point ni même pensé aux liens que j'établis ici. Personne n'a amené une solution concrète et réalisable. En tant que patient, je peux témoigner avec expérience et convictions, qui sont des qualités cohérentes avec la recherche scientifique. Face au manque d'études et surtout de compréhension des raisons réelles de la douleur liée à la science du mouvement, la mentalisation semble bien trop facile, expéditive et infructueuse pour le patient. En matière de recherche, les convergences et les croisements de données sont plus susceptibles d'aboutir à de réelles découvertes. J'ai également mis au point un programme rééducatif complet de reconditionnement (souplesse, force et proprioception) comprenant toutes les ceintures et réalisable en huit mois, seulement si la spasticité par dermalgie réflexe a été supprimée par le réflexe de flexion nociceptive. Ce programme m'a remis sur pied il y a 12 ans (j'avais exactement les mêmes douleurs, la même déformation de posture et j'ai pu tout récupérer en lordose physiologique et en angle sacro-lombaire physiologique en huit mois).

Soixante-dix ans après la mort de Sherrington et quatre-vingt-quinze ans après celle de Golgi, aucun résultat ni aucune étude méthodologique ne peuvent prétendre que le réflexe de retrait des fléchisseurs appliqué artificiellement dans un but thérapeutique précis sur le tendon d'un fléchisseur est impossible. La dualité de la vie qui nous entoure est exprimée dans le SNA par le combat ou la fuite, le réflexe d'inhibition autogénique du spasme protecteur ou le réflexe de retrait activant la libération du tendon ou le potentiel d'action en loi du tout ou rien. S'il existe une porte de la douleur (*gate control*), il existe nécessairement une porte de sortie de secours (*escape door)*. La nature est bien faite et a parfaitement tout organisé. Elle a inscrit un *reset* de fuite dans notre programme bouclier (*shield/combat*). Le réflexe de flexion nociceptive, comme tous les réflexes, est irréfutable. Je suis confiant. Je sais que les résultats seront incontestables et l'étendue d'application sans limites : « le neurone sensoriel échange directement avec les neurones spinaux, qui se connectent directement aux motoneurones sans qu'il y ait encore eu retour d'information ou commande du cerveau. »

L'homme a oublié qu'il est un homme. L'intelligentsia porte l'entière responsabilité de ce déni et amnésie, généralisés et imposés à notre espèce. Elle doit en répondre. Qui peut réfuter un réflexe inné en chacun de nous. Nous le connaissons tous depuis que l'homme est homme. Par adaptation et donc innovation, ce réflexe a permis notre évolution. Sans lui, nous n'aurions pas survécu et notre civilisation n'aurait même jamais vu le jour.

En 2021, il est temps de poursuivre cette évolution et élever aussi bien nos consciences que nos connaissances. Nos intérêts communs résident dans la survie. Il est impératif de considérer ce que nous sommes réellement. Rendons ainsi honneur à la vie, qui nous a été octroyée par ce réflexe de flexion nociceptive. Cette preuve d'humilité serait certainement la plus authentique. Pour évaluer la probabilité thérapeutique de ma théorie, il suffirait de taper sur un tendon rotulien avec un marteau à réflexes sans déclencher le réflexe rotulien. La zone de doute s'estime dans cette vérité. Il est temps de faire un choix : rester l'ennemi de la vie ou la préserver. N'oublions pas que ce monde fait partie de nous, comme nous faisons partie de lui. L'homme n'est qu'un calque des lois physiques et biologiques qui l'entourent. En tant qu'espèce humaine, il est vital de se rendre à l'évidence que sans ces lois rien de vivant n'existerait sur Terre.

L'homme est un animal comme un autre. Par conséquent, il ne peut se soustraire à ses propres lois. Il doit s'écouter avant d'écouter une société capitaliste pourvue d'une éthique et d'une sagesse scientifique inexistantes. Cette sagesse existe parfois (notamment avec Aurélien BARRAU, astrophysicien, Pierre-Henri GOUYON, biologiste et Idriss ABERKANE, essayiste). Je l'ai entendu, mais le système politique impose une manière de vivre et conditionne nos modes de pensée pour que nous soyons le calque des caricatures réactionnaires qui le dirige. Nous ne vivons plus en démocratie. Autrement, les médias auraient défendu ma cause qui est juste, indirectement communautaire et légitime. J'ai gardé une trace de tous les échanges mails et appels avec France 3 Télévision (Sonia Conraux), Street Press, Marianne, l'Humanité, Konbini (Clothilde Bru), Le Canard enchaîné (Fanny Ruz), Le Figaro, France 5 ou Le Parisien (Elsa Marie). Certains docteurs cités en bibliographie ont été intéressés par mes travaux, mais disent explicitement qu'ils ne veulent pas avoir de problèmes. Comme Dre ******, ils déclinent mes offres de partenariat. Les gardiens du temple empêchent l'évolution, en refusant le fait que des moyens alternatifs existent. Leurs réponses indéfendables ne justifient pas la non-investigation, la non-vérification de mes sources ou le dédouanement total de leurs responsabilités. Tenter de sauver plus d'un patient sur cinq dans le monde ne rentre dans aucune ligne éditoriale, aucune éthique médicale, ni aucun programme politique. Le système n'est qu'une représentation de la fiction qu'il nous vend. Les citoyens, comme les institutionnaliser, ne sont que des

PNJ[294]. Cette vaste fumisterie théâtrale aussi robotique que mensongère devient grotesque. Quoi qu'il en soit, avec ou sans moi, tôt ou tard, le rideau tombera et laissera apparaître ce que le monde a réellement besoin d'être au lieu d'avoir : paix et harmonie.

Le médicament dont on a besoin ne s'achète pas, il a toujours été en nous. Il faut simplement réveiller notre autorégénération en nous rappelant ce que nous sommes. La mémoire soigne, la sensation aide à retrouver cette mémoire. Nous sommes tous des Hommes faits de forces et faiblesses. Notre corps et notre esprit sont en interaction, ce qui comprend intrinsèquement deux composants au minimum : l'homme et le monde sont une dualité interdépendante. La vie est le fil conducteur, appelé « potentiel d'action ». Le réflexe est la concrétisation de ce qui empêche la mort. La maladie chronique est une mort lente et quotidienne. Tous les acteurs de la santé et chercheurs devraient m'aider à aller jusqu'au bout de ma démarche pour tous ces gens qui meurent dans la plus grande indifférence, inquiétude et sous-évaluation. Cette mascarade n'est plus acceptable et doit impérativement finir. La résolution d'un problème consiste d'abord à trouver la cause d'une situation non conforme aux résultats attendus et mettre ensuite en place des solutions durables. Arrêtez de faire semblant d'écouter. Maintenant que les causes du problème sont identifiées, il faut prendre conscience que le réflexe est vécu et que nous n'avons aucune maîtrise dessus dans nos cas.

La vision technocratique est trop étroite et relativement erronée. L'homme est une globalité, on ne peut le soigner que si nous le percevons à travers une vision globale qui lui est propre, de manière holistique. Même l'ADN humain, qui intègre régulièrement du génome viral, est témoin de l'interaction, encore incomprise, entre l'homme et les microbes. Dans des conditions physiologiques normales, il en résulte heureusement une symbiose efficace. Les bactéries aident au fonctionnement de notre organisme, par exemple dans la synthèse des vitamines[295]. L'homme est un hybride mammifère-microbes. La flore microbienne peuplant ses surfaces cutanées et muqueuses (microbiote) comporte dix fois plus de bactéries que de cellules somatiques et germinales et trois cents fois plus de gènes que le nombre de gènes actifs dans le génome humain[296]. La viabilité de cette symbiose ne repose pas sur la pensée rationnelle ou la logique. Nous sommes dans la survie organique, basée sur un modèle homéostatique préservateur (binaire par essence et donc instable). Il s'agit de la plus profonde de toutes les couches de la vie. Je lance un appel à tous pour résoudre ce problème de santé humaine de façon durable. Cette concrétisation est nécessaire pour faire taire la promesse impossible de la technologie. Celle-ci est soutenue et plébiscitée par les institutions et l'industrie, dont le seul intérêt réside dans un pouvoir fictif et égoïste. Le progrès promet un soulagement, suivi d'un camouflage qui retarde l'inévitable, mais rien ni personne n'assure notre guérison. Dans tous les cas, la recherche n'est pas destinée à guérir, elle permet d'entretenir la vie, sans la tuer, quitte à faire mentir la douleur et souiller la dignité des hommes et des femmes dont la vie est déjà injustement brisée par le sort de l'environnement et/ou la génétique. La vie est un don que le monde nous a fait, mais notre temps est compté. Unanimement, la thérapie par le réflexe nous appartient de droit, ce fait est inné. Il prend donc effet de manière consciente et immédiate en vous informant.

---

[294] PNJ : personnage non joueur ou personnage non jouable : tout personnage d'un jeu qui n'est pas contrôlé par le joueur. Le terme provient des jeux de rôle et s'applique aux personnages contrôlés par le maître du jeu ou l'arbitre, plutôt que par un autre joueur, tel un figurant dans le contexte du jeu de scène.

[295] **Thomas HÜGLE, Cem GABAY**, *L'Homme et les microbes, les deux faces d'une même médaille*, revue médicale suisse, 597 Rhumatologies, 2018 : https://www.revmed.ch/revue-medicale-suisse/2018/revue-medicale-suisse-597/l-homme-et-les-microbes-les-deux-faces-d-une-meme-medaille

[296] **Philippe SANSONETTI**, *Des microbes et des hommes : une symbiose (presque) parfaite*, Le Collège Belgique reçoit le Collège de France 2016 : https://lacademie.tv/conferences/microbes-hommes-une-symbiose-presque-parfaite

La vérité est une notion abstraite, dont il existe cinq formes. Dans mon argumentaire, je m'appuie sur trois d'entre elles : la correspondance, la cohérence et le pragmatisme. Un énoncé est vrai seulement s'il correspond à la chose à laquelle il se réfère dans la réalité. Il fait partie d'un système cohérent d'énoncés. La propriété d'une croyance se révèle satisfaisante à la fin de l'étude.

La médecine moderne cherche à rendre le symptôme sourd et invisible. Elle se base sur les deux autres vérités : le constructivisme, pour qui la vérité est une construction sociale contingente, et la redondance, qui est caractérisé par la thèse d'équivalence. La contingence implique l'admission d'une cause indéterminée, elle n'explique pas plus un effet qu'un autre et ne fournit aucune solution déterminée à un problème. La redondance est visible par les statistiques, l'absence de traitement qui propose une rémission totale. Les résultats positifs sont absents à la fin de chaque étude. Prouver qu'une théorie est fausse, c'est déjà un résultat. Au lieu de les affronter, la médecine conventionnelle met sur le dos de la multifactorialité et la psychologie freudienne ses impasses thérapeutiques. Cette imposture ignore que la douleur est l'alliée thérapeutique la plus précieuse. Même si nous n'avons pas les mêmes pathologies, nous sommes tous vivants et nous allons tous mourir. Suivant l'état fonctionnel des réflexes du tronc cérébral, nous sommes tous, sans aucune exception ou différence anatomique, soumise aux mêmes lois invariables de la vie, la maladie et la mort. Par le réflexe de flexion nociceptive, les mêmes processus de guérison sont de facto, théoriquement et sans ambivalence, possibles pour chacun d'entre nous.

L'ayahuasca soigne la mémoire sémantique, tandis que les venins thérapeutiques soignent la mémoire perceptive. En revanche, la mémoire procédurale ne se guérit que par la répétition de mouvement et le reconditionnement mimant la procédure. Ces traitements sont naturels, accessibles et présents, ils sont sous nos yeux depuis le début de l'humanité. Initialement, ce sont des outils conçus pour nous soigner. La mémoire (souvenir) et le mouvement (sensation) sont la base de l'esprit et du corps. La médecine n'intègre aucun lien entre ces deux fonctions vitales et interdépendantes. Ces fonctions dépendent de la proprioception. La proprioception dépend du réflexe. Le réflexe dépend du potentiel d'action, qui est la base de l'influx nerveux. L'influx nerveux définit notre capacité à vivre. Prétendre apporter la santé au monde sans connaître la nature de la vie est la mort de tout espoir de guérison. Apprendre de l'expérience de la nature et des médecines traditionnelles ancestrales est un devoir de mémoire qui nous incombe à tous. La sagesse commence par l'écoute de son prochain. Quand il dit qu'il souffre, commençons par l'écouter pour savoir de quoi. Les médecines ancestrales ne sont pas les médecines alternatives, elles étaient là avant la médecine conventionnelle. Il serait plus juste d'appeler la médecine conventionnelle « médecine complémentaire ».

Alors qu'une solution existe, on laisse souffrir les malades. Si les états désirent faire semblant de ne pas pouvoir agir et préfèrent faire perdurer ce mensonge en toute connaissance de cause, ce silence sera perçu par les générations futures comme la plus grande escroquerie de tous les temps. Les vérités scientifiques sont mortelles. Actuellement, le modèle obsolète de la psychosomatisation et la vision segmentaire du corps sont à la hauteur du nombre de cas d'errance thérapeutique. Pourtant, toutes les maladies de notre époque sont « combattues » à coups de milliards technologiques et autres façades institutionnalisées robotisées. D'ailleurs le modèle actuel, n'est ni celui d'un être vivant, ni celui d'une machine, mais plutôt celui d'un porte-monnaie dépressif, qui rampe derrière les firmes pharmaceutiques et médicales américaines.

Le modèle de la tenségrité biologique possède une vision globale et synergique proposant une explication multisystémique de cause à effet pour les maladies qui sont précisément multifactorielles et multipathologiques. Les modèles concurrents ne fonctionnent pas. Le mouvement nécessite la mise

en place de tous les programmes de chaque système. Il est normal que cela explique la multifactorialité pathologique.
Cette théorie est actuellement la plus qualitative et offre des pistes de réponses solides que rien d'autre ne peut actuellement démentir. Elle est par définition cohérente et probable. Ma théorie est un croisement de toutes les théories déjà existantes de tous les domaines scientifiques les plus récents, crédibles et internationaux. En reposant sur le partage de connaissances, elle s'oppose à la médecine actuelle, qui est devenue un business codifié, où les titres et les profits écrasent la sagesse qu'imposerait une remise en question systématique face à l'échec.
J'avais mis trois minutes à guérir de l'incurable par cette fonction neurophysiologique innée. Faut-il encore que je supplie ceux qui ne veulent pas avancer pour l'intérêt commun, qui ne veulent pas comprendre et refusent d'entendre, qui est incapable d'écouter leurs patients malgré les cent trente ans de retard (de HEAD à EDINGER) qu'ils affichent ? Nos vies s'arrêtent et personne ne veut rien faire. La preuve est dans la réflexion et les moyens que j'ai dû mettre en œuvre pour produire ce document. Il offre des réponses inédites aux énigmes qui auraient dû être la priorité des professionnels de la santé. En 2021, c'est au patient de se soigner. Face à l'errance thérapeutique, est-il normal de devoir rédiger soi-même un mémoire de recherche, trouver un porteur de projet afin de subventionner une étude dont je suis à la fois directeur scientifique et cobaye ? À moins qu'il s'agisse d'un *bug* de la matrice ou d'une mauvaise parodie de *Retour vers le futur*, cela en dit long sur la qualité d'investigation, la coopération internationale et le lien inactualisé entre la recherche et les professionnels de la santé, qui sont malheureusement restés bloqués en 1891. Il ne faut sans doute pas disposer d'un prix Nobel pour comprendre que si je mets votre main dans le four votre inconscient décidera de la retirer par tous les moyens en faisant une totale abstraction de la résistance physiologique mise en place par le trauma. Pourtant, les certitudes de la médecine symptomatique ne semblent pas à la hauteur de ses résultats. Quand un patient répète 3000 fois la même chose à plus de 1000 interlocuteurs, écoutez-le ! Cela lui éviterait d'énoncer une théorie qui satisfait tous les critères de plausibilité. Ce que j'avance ici est faisable, expérimentable et reproductible. Les lois de la neuro-anatomie prouvent que nous pouvons déclencher artificiellement un potentiel d'action. Nous sommes effectivement nous-mêmes l'antalgique (sans Tramadol), le corps viscoélastique (sans ténotomie) et le générateur (sans Medtronic). L'humanité est en droit d'exiger de la médecine moderne qu'elle raisonne dans l'intérêt général de la Science, à moins qu'elle assume pleinement continuer à remplir son rôle de tortionnaire. Les citoyens ne sont pas au-dessus des lois, mais la médecine se permet allègrement de bafouer les lois de la physiologie et l'éthique humaine. Une loi injuste n'est pas une loi. Le réflexe est impartial et aucune croyance ni administration ne peut l'influencer, le contredire ou le falsifier. Dans ce cas précis, récuser cette théorie sera impossible puisque l'expression de la vie est la vérité, elle ne connaît pas la trahison. Son seul intérêt réside dans la survie.
J'ai passé en revue une quantité astronomique de métadonnées, strictement rien sur le *reset* d'un trauma physique par le réflexe n'est étudié. En plus d'un siècle, c'est tout ce dont est capable d'apporter le système bien-pensant. Tous les domaines nécessitent des solutions à la hauteur de leurs enjeux, qui sont parmi les plus vitaux du monde. Je vous invite à déconstruire mon modèle en passant par l'expérimentation. Nous serons ainsi certains qu'il ne résulte pas d'une illusion mentale que l'Occident affectionne tant et nous arrêterons enfin de subir cette médecine aussi dépassée que mensongère et délétère, dans laquelle personne d'autre que les actionnaires ne peut se satisfaire. Croire que l'industrie pharmaceutique lutte contre les maladies, c'est comme croire que les fabricants d'armes sont pour la paix. L'inutilisation et même l'idée absente du réflexe de flexion nociceptive induit

artificiellement dans le cadre thérapeutique sont frauduleuses. Quand on connaît l'importance bioanatomique du réflexe que j'ai surdéveloppé (au point d'anesthésier une partie du cerveau et désynchroniser un fuseau neuromusculaire), l'errance thérapeutique relève de la fraude déontologique et provient d'un désert intellectuel impardonnable. Cette élite méprise la condition humaine et la souffrance de ses patients, alors comment peut-elle comprendre une amnésie sensori-mémori-motrice subtile dans un tableau croisé dynamique ? Ce n'est plus une négligence, c'est une honte qu'aucun mot ne saurait exprimer. Je suis paralysé depuis trois ans, je comprends très bien comment, pourquoi et je sais ce qu'il faut faire. Ma parole est implacable, désintéressée et véritable, comme ce réflexe qui protège la vie. Nous verrons bien si le réflexe de flexion nociceptive appartient à la croyance limitante d'un esprit dépressif quand le tendon rentrera dans sa gaine et que chaque personne pourra à nouveau (je l'espère et le souhaite sincèrement) vivre normalement, reprendre possession de ses mouvements, de son corps, de sa vie, de son sourire et ce, sans aucune douleur, comme je l'ai déjà connu autrefois. Nous saurons alors ce que vaut vraiment la médecine antalgico-capitalo-technologique déshumanisée et déshumanisante. Nous désirons tous voir si le crédit que les institutions se sont accaparées est supérieur au bon sens de la vie, qui nous a programmées munit d'un réflexe antagoniste au spasme protecteur : la spasticité. Nous sommes impatients de constater si le neurone sensoriel échange directement avec les neurones spinaux, qui se connectent directement aux motoneurones (sans avoir besoin de commande du cerveau/amnésie ou d'un retour d'information /TRPA1) comme l'explique Pr émérite Kevin PATTON et Dr Thibodeau GARY, anatomiste.
De la paralysie neuromusculaire transitoire à la reprise de modulation inhibitrice, je sais parfaitement ce que j'ai vécu lors de mon premier spasme. Nous verrons bien qui est réellement fou, qui des patients ou de ce système tient à vendre son sketch, basé uniquement – comme tous ses résultats – sur une fabrique de l'ignorance politico-économique lobotomisante ? À l'instar des dégâts causés par l'industrie du tabac, il a fallu des décennies pour prouver son impact toxique sur la santé. Nous sommes tous les irrationnels de nos ennemis. Notre ami le plus loyal reste notre instinct de survie, qui désire nous maintenir en vie dans la condition la plus adaptée pour faire face aux agressions de l'environnement interne et externe. Cette condition n'est pas la demi-vie que la médecine politisée assène avec duplicité et complotisme. Compter sur elle est synonyme d'une mort lente et agonisante. Imaginez-moi à 27 ans et sachez que la médecine décide par son ignorance que ma vie s'arrête. Cette inconsistance qu'est la norme est choquante, l'humanité a été trahie. La douleur chronique est une hyper-réflexie. Passer à côté du réflexe semble impossible, pourtant ils l'ont fait ! Considérer la réflexologie comme une profession de bien-être antistress plutôt qu'une science semble avoir torturé l'humanité durant les cent dernières années et continuera si rien ne change.

L'examen de l'homme réalisé avec le même détachement que sur les animaux aurait été salutaire. Une ouverture d'esprit en prime n'aurait pas été de trop pour prouver qu'un défaut tenségral cyto-squelettique provoque un déconditionnement postural, qui sont la douleur chronique et le stress somato-sensoriel par défaut musculo-squelettique. Nos douleurs ne savent pas mentir, la médecine a été incapable de les entendre, mais le monde doit maintenant les écouter. Au vu des enjeux, l'expérimentation est cruciale et doit être effectuée en pleine transparence. Même si la théorie confirme la probabilité de ma parole, ce n'est pas en moi qu'il faut placer sa confiance, mais en la vie. Soyons libres de décider si nous voulons remettre notre santé entre les mains de cyberclowns acrobates aussi bien anthropo-égocentriques qu'ignorants et cupides ou bien dans les bras de la vie, qui les a fait naître gratuitement dans la plus optimisée des machines biotechnologiques. De par son ampleur et sa durée, cette ignominie prouve que les castes décisionnelles et élitistes sont néfastes et favorisent en toute connaissance de cause la mise en place au pouvoir d'incapables qui ne réfléchissent

qu'avec déni et passivité meurtrière.
L'école tue l'excellence parce que la société tue la liberté. La vérité est libre, elle ne rentre pas dans une case. Il en va de la responsabilité de chacun de m'aider à porter ce projet jusqu'au bout et au plus vite. L'ignorance n'est plus une excuse, mais une collaboration.

REMERCIEMENTS

Tout d'abord, je tiens à remercier ma grand-mère, Ginette MÉZANGES, pour son immense soutien. Depuis toujours et en toutes circonstances, elle a su être à mes côtés.

Je remercie sincèrement mon amie Virginie FAVORITI pour son esprit aiguisé et pour avoir mené ce combat commun, cette quête de vérité dénuée de tout égo.

Je pense chaleureusement à ma mère, qui a forgé ma force intérieure. Je pense aussi à mon père, qui se fait également souvent du souci. C'est aussi à lui que je dois l'illustration de la couverture de cet ouvrage.

Sans l'assistance indispensable de Laëtitia MONNIER, je n'aurais jamais pu rendre cette étude lisible. Je lui dois beaucoup.

Merci mes ami·e·s fidèles : Steeve, Dylan, Alex, Cyrielle, Sylvie, Tom et Toni.

Merci, Hélène ALTHERR-RISHMANN pour votre immense gentillesse.

Un grand merci à tous que je ne cite pas ici, sachez que je ne vous oublie pas.

BIBLIOGRAPHIE

➢ **OUVRAGES SCIENTIFIQUES & MÉDICAUX :**

Hélène ALTHERR-RISCHMANN, *Fascias libérés, Santé retrouvée*, Jouvence 2020

Andrew BIEL, *Topoguide du corps* - augmentée des trigger points, Éditions Désiris, 2016

David BERCELI, *La Méthode T.R.E pour se remettre d'un stress extrême,* Thierry Souccar, 2020

Jacques BERTHET, *Dictionnaire de biologie*, Bruxelles, De Boeck, 2006

Dominique BONNEAU, *Thérapeutiques manuelles*, Dunod France, 2017

Nicolas BOUNINE, *L'Équilibre du bassin*, Dauphin, 2014

Georges BRESSE, *Morphologie et Physiologie animales*, Larousse, 1968

F. CANINI, R. GARCIA, W. EL-HAGE, *Le Trouble de stress post-traumatique*, Collectif des auteurs de l'Association ABC des psychotraumas, Coll. La Réponse Du Psy, Mona Éditions, DL 2017

Christophe CARRIO, *Un Corps sans douleur,* Thierry Souccar, 2012

François CLARAC, Jean-Pierre TERNAUX, *Encyclopédie historique des neurosciences*, De Boeck, 2008

Clair et Amber DAVIES, *Soulagez vos douleurs par les trigger points*, Thierry Souccar, 2014

A. DELMAS, *Voies et centres nerveux*, Masson, Paris (10e édition), 1981

Antoine DIXNEUF, *Guide pratique des techniques de Jones*, Sully, 2013

Jean-Pierre GIES, Yves LANDRY, *Des cibles vers l'indication thérapeutique*, Dunod, 2e éd., 2009

Nathalie GIMENES, *Industrie Pharmaceutique : l'heure du choix,* L'observatoire, 2021

Max GOYFFON, *Annales de l'institut Pasteur*, Elsevier Masson, 1995

Rabin ILBEYGUI, *Taping, techniques, effets, applications cliniques*, Elsevier, 2016

Marc JULIA, Dominique BONNEAU, Jean-Christophe DAVIET, Arnaud DUPEYRON, Christian HÉRISSON, *La Pubalgie ; actualités diagnostiques et thérapeutiques*, Sauramps médical, Sciences et Techniques, Paris, 2018

Eric R. KANDEL, James H. SCHWARTZ, Thomas M. JESSELL, Steven A. SIEGELBAUM, A. J. HUDSPETH, *Principles of Neural Science,* Chap. 35, **Keir G. PEARSON et James E. GORDON**, *« Spinal Reflexes »*, Fith édition, Mc GRAW HILL, 2013

Irvin M. KORR, *Bases physiologiques de l'ostéopathie*, Frison-Roche, 2009

Philippe MALAFOSSE, *Grand Manuel de réflexothérapie*, Dunod France, 2020

MEYERSON, BJÖRN, LINDEROTH, BENGT, *Mode d'action de la stimulation de la moelle épinière dans la douleur neuropathique*, Journal de la gestion de la douleur et des symptômes, 2006

Thomas W. MYERS, *Anatomy Trains,* Elsevier Masson, 2018

NICKEL, FLORIAN, SEIFERT, FRANK, LANZ, STEFAN, MAIHÖFNER, CHRISTIAN, *Mécanismes de la douleur neuropathique*, Neuro-psycho-pharmacologie européenne, 2012

A.S et E.A NICHOLAS, *Atlas des Techniques ostéopathiques*, 2e édition, Maloine, 2019

Evan OSAR, *Exercices pour le psoas,* Médicis, 2020

Luciano PAOLOZZI, Jean-Claude LIÉBART, Philippe SANSONETTI, *Microbiologie : biologie des procaryotes et de leurs virus*, Paris, Dunod, 2015

Kevin T. PATTON, Gary A. THIBODEAU, *Structure & Function of the Body*, Mosby, Inc, 14e éd 2011

Keir G. PEARSON et James EGORDON, chap. 35 « *Spinal Reflexes* », dans **Eric R KANDEL, James H SCHWARTZ, Thomas M JESSELL, Steven A SIEGELBAUM, AJ HUDSPETH, Principles of Neural Science,** McGraw-Hill, 5e éd., 2013, p. 790-811

Pierre PEYCRU, *Biologie : tout-en-un*, Paris, Dunod, 2007

Pierre RABISCHONG, *Le Programme homme*, Éditions Puf, 2003

Kenneth S. SALADIN, *Anatomy and Physiology : The Unity of Form and Function*, Mc GRAW-HILL, New York, 8e éd., 2018

C. S. SHERRINGTON, *The Integrative Action of the nervous system*. New Haven, Yale University Press, 1906

Solomon SCHMIDT, *Human Anatomy & Physiology*, Saunders College Publishing, 2e éd « 13 », 1990, p. 470

Caroline SCHNAKERS et **Steven LAUREYS**, *Coma et états de conscience altérée*, Springer, Paris, 2012

Stefan SILBERNAG et **Agamemnon DESPOPOULOS**, *L'Atlas de poche de physiologie*, Médecine Sciences Publications, 5e édition, 2017

Eldra Pearl SOLOMON, Richard R. SCHMIDT, Peter James ADRAGNA, *Human Anatomy & Physiology*, Saunders College Publishing, Philadelphia. PA., 2e éd., 1990

TRAVELL et SIMONS, *Douleurs et troubles fonctionnels myofasciaux*, Satas, illustrated édition, 1998

Gary THIBODEAU et Kevin PATTON, **Structure & Function of the Body**, Mosby, Inc, 11e éd, 2000, p. 170

Louise TREMBLAY, *Le Petit Livre Bowen,* Québec, 2007

➢ **ARTICLES ISSUES DE LA PRESSE SCIENTIFIQUE ET MÉDICALE :**

AKIYAMA, TASUKU, CARSTENS, « *Traitement neuronal des démangeaisons* », Neurosciences, 2013

S.S. ARNON, R. SCHECHTER et T.V. INGLESBY, « *Botulinum Toxin as a Biological Weapon : Medical and Public Health Management* », Journal of the American Medical Association, vol. 285, no 8, 21/02/2001

MN BALIKI, PY. GEHA, AV. APKARIAN, « *Parsing pain perception between nociceptive representation and magnitude estimation* », J. Neurophysiol., vol. 101, no 2, 02/2009

Agneesh BARUA et AL, « *An ancient, conserved gene regulatory network led to the rise of oral venom systems* », PNAS, 2021 : https://www.pnas.org/content/118/14/e2021311118

Renaud BASTIEN, Tomas BOHR, Bruno MOULIA, Stéphane DOUADY, « *Unifying model of shoot gravitropism reveals proprioception as a central feature of posture control in plants* », Proceedings of the National Academy of Sciences, vol. 110, n°2, 8 janvier 2013

Elizabeth A. BELLA, Patrick BOEHNKEA, T. Mark HARRISONA et Wendy L. MAOB, « *Potentially biogenic carbon preserved in a 4.1 billion-year-old zircon* », Proceedings of the National Academy of Sciences, 4/09/2015

Alice BERTHAUDIN, Maximilian SCHINDLER, Jean-Luc ZILTENER, Jacques MENETREY, « *Pubalgie et conflit fémoro-acétabulaire* », n° 437 de la revue médicale suisse Médecine du sport, 16 juillet 2014 : https://www.revmed.ch/revue-medicale-suisse/2014/revue-medicale-suisse-437/pubalgie-et-conflit-femoro-acetabulaire

S. BONHOMMEAU, L. DUBROCA, O. LE PAPE, J. BARDE, D. KAPLAN, E. CHASSOT, A.L. NIEBLAS, « *Eating up the world's food web and the human trophic level* », PNAS, 2013

Carel BRONAUTEUR , Jan D. DOMMERHOLT, « *Curr Pain Headache* », Rep. 2012 : https://www.ncbi.nlm.nih.gov/pmc/articles/PMC3440564/

Kevin BUFFENOIR, Édouard SAMARUT, « *Le Pied varus équin spastique* », Neurologies n° 197 – vol. 20, avril 2017, p. 103 : https://neurologies.fr/wp-content/uploads/2019/09/NE197_P103A114_COR.pdf

Bruno BUREL, Guillaume LEVAVASSEUR, Didier POLIN, « *Les Syndromes myofasciaux*, Institut régional et société normande de médecine du sport », 2015 - https://fr.slideshare.net/IRMSHN276/les-syndromes-myofasciaux

Martine CABÉ, « *Les thérapeutiques extraites du milieu marin* » : https://biologie.ffessm.fr/uploads/media/docs/0001/01/3ccc7d30263b34b2ed4e49fd3d854a21ccf68294.pdf

Jace CALLAWAY et AL., « *Pharmacokinetics of hoasca alkaloids in healthy humant* », Journal of Ethnopharmacology 65, 1999

Bernard CALVINO, Marie CONRATH, « *Pourquoi le piment brûle* », Pour la science n° 366, avril 2008

Patrick CAÑADAS, Bernard MAURIN, René MOTRO, « Modélisation en mécanique cellulaire par systèmes de tenségrité », Laboratoire de Mécanique et Génie Civil, unité mixte de recherche de l'Université de Montpellier et du CNRS

S. CANAVERO et V. BONICALZI, « *Central pain syndrome : elucidation of genesis and treatment* », Expert Review of Neurotherapeutics, vol. 7, no 11, 11/2007

Comité d'experts sur les incidences médicales et physiologiques de l'utilisation des armes à impulsions, « *Effets sur la santé de l'utilisation des armes à impulsions »*, Ottawa, 2013 : https://www.rapports-cac.ca/wp-content/uploads/2018/10/cew_fullreportfr.pdf
A. D. CRAIG, « *How do you feel now ? The anterior insula and human awareness* », Nat. Rev. Neurosci., vol. 10, no 1, 01/2009

A. D. CRAIG, Journal : NAT REV NEUROSCI, 10 (1) : 59-70, 01/2009 : https://www.neozone.org/science/quand-lesprit-puise-dans-ses-souvenirs-pour-reactiver-danciennes-reponses-immunitaires/)

A. D. CRAIG, « *Mécanismes de la douleur : lignes étiquetées versus convergence dans le traitement central »,* Revue annuelle des neurosciences, 2017

HD. CRITCHLEY, « *Neural mechanisms of autonomic, affective, and cognitive integration* », J. Comp. Neurol., vol. 493, no 1, 12/2005, p. 154-66

A. DAMASIO, H. DAMASIO, D. TRANEL, « *Persistence of feelings and sentience after bilateral damage of the insula »*, Cerebral Cortex, 2013, 23(4), p. 833-846

A. DAMASIO, G. B. CARVALHO, *« The nature of feelings : Evolutionary and neurobiological origins »*, Nature Reviews Neuroscience, 2013, 14, 143-152

Thierry DELTOMBE, Thierry GUSTIN, Philippe DE CLOEDT, Patricia LENFANT, Michèle FOSTIER, Michel OSSEMANN, Régine COLLARD, Mie LEEUWERCK, François PERET, Régine RAK, *« Traitement de la spasticité »,* Belgique, 11 décembre 2012 : http://thierryperonmagnan.unblog.fr/2012/12/11/traitement-de-la-spasticite/comment-page-4/

Jean Yves DEPARDIEU, « *Hip centering determined by the diagram »*, Elsevier Masson, 2005 : https://www.sciencedirect.com/science/article/abs/pii/S0245591906749627

Xavier DUFOUR, Gilles BARETTE, Patrick GHOSSOUB, Gilbert TRONTTE, *Rééducation des patients lombalgiques en fonction de l'étiologie*, KS N° 513 - septembre 2010 : https://www.itmp.fr/wp-content/uploads/2013/08/KS513P25.pdf

Xavier DUFOUR, Arnaud CERIOLI, Stéphane EVELINGER, *« Lombagie chronique »,* Profession Kiné 59, 2017, p. 27 : https://www.itmp.fr/wp-content/uploads/2018/07/PK-sagittal.pdf

César FERNÁNDEZ-DE-LAS-PEÑAS ; José L. ARIAS-BURÍA ; Jan DOMMERHOLT, *« Dry Needling for Fascia, Scar, and Tendon »* : https://musculoskeletalkey.com/dry-needling-for-fascia-scar-and-tendon/

Cesar FERNANDEZ-DE-LAS-PEÑAS, Hong-You GE CUR, Cristina ALONSO-BLANCO, « *Referred pain areas of active myofascial trigger points in head, neck, and shoulder muscles, in chronic tension type headache Journal of Bodywork & Movement Therapies* », 2010

F. G. FLYNN, *« Anatomy of the insula functional and clinical correlates »*, Aphasiology, 1999, p. 13, 55-57 **J. GARCIA-ANOVEROS, K. NAGATA**, « *TRPA1* », canaux potentiels de récepteur transitoire, 2007 : https://www.ncbi.nlm.nih.gov/gene?Db=gene&Cmd=ShowDetailView&TermToSearch=8989

GARRISON, SHELDON, STUCKY, CHERYL, « *Le Canal dynamique TRPA1 : une cible de douleur pharmacologique appropriée ? »*, Biotechnologie pharmaceutique actuelle, 2017

Hong-You GE CUR, *« Prevalence of Myofascial Trigger Points in Fibromyalgia: The Overlap of Two Common Problems, Pain and Headache Reports »*, 2010, p. 339-345

V.B. GERRITSEN, *« Princess Bala's sting, Protein Spotlight »,* n° 14, 2001, p. 1-2

Z. GOUGH, « *The World's Most Painful Insect Sting*», *BBC Earth*, 13/03/2015

LM. GORMAN, SJ. JUDGE, M. FEZAI, M. JEMAA, JB. HARRIS, GS. CALDWELL, *The Venoms of the lesser (Echiichthys vipera) and greater (Trachinus draco) weever fish »*, review Toxicon X, 2020

GORTER E. ET GRENDEL F., « *On bimolecular layers of lipoids on the chromocytes of the blood* », J Exp Med, vol.41(4) : 439-443, 1925

Marc GOZLAN, « *Que fait le cerveau quand il ne fait rien ?* », Le Monde, 2013

M. GUENOTAC, J. ISNARD, « *Épilepsie et insula* », Rapport 2008 : Traitements chirurgicaux de l'épilepsie, Elsevier Masson, 2008

W. GUICHERD, N. BONIN, T. GICQUEL, J.E. GEDOUIN, X. FLECHER, M. WETTSTEIN, M. THAUNAT, N. PREVOST, E. OLLIER, O. MAY, « *Orthopaedics and traumatology : surgery research », Elsevier Masson,* 2017 : https://www.em-consulte.com/article/1189431/tenotomie-endoarthroscopique-du-tendonilio-psoas-p

MJL HOCKING, « *Points de déclenchement et modulation centrale — une nouvelle hypothèse »,* Journal of Musculoskeletal Pain, 2010 ; 18:186-203 : https://www.tandfonline.com/doi/full/10.3109/10582452.2010.483964

Fangyan HU et AL, « *Transient receptor potential ankyrin 1 and calcium: Interactions and association with disease (Review),* spandidos-publications *»,* 2021 : https://pubmed.ncbi.nlm.nih.gov/34737802/

Thomas HÜGLE, Cem GABAY, « *L'Homme et les microbes, les deux faces d'une même médaille* », revue médicale suisse, 597 Rhumatologies, 2018 : https://www.revmed.ch/revue-medicale-suisse/2018/revue-medicale-suisse-597/l-homme-et-les-microbes-les-deux-faces-d-une-meme-medaille

H. O. KARNATH, B. BAIER, T. NÄGELE, « *Awareness of the functioning of one's own limbs mediated by the insular cortex ?* », J. Neurosci., vol. 25, no 31, 08/2005

Hans Georg KOCH, *« Spasticité et paralysie médullaire »,* Association suisse des paraplégiques, 2014 : https://www.spv.ch/ /frontend/handler/document/42/2794/spastik_3_14_f.pdf

INUI, KOJI, « *Voie de la douleur, Cerveau et nerf : Shinkei Kenkyu No Shinpo* », 2012

K. KÖRDING, « *Decision theory : What "should" the nervous system do ? »,* Science, 2007, 318(5850)

David LAROUSSERIE, « *Les Plantes ont un penchant pour la droiture* », Le Monde, 2012

Hervé LE GUYADER, « *Les félins, rois de l'hybridation* », Pour la science n° 510, avril 2020

Gang LI, Henrique V FIGUEIRÓ, Eduardo EIZIRIK et William J MURPHY, « *Recombination-Aware Phylogenomics Reveals the Structured Genomic Landscape of Hybridizing Cat Species»,* Molecular Biology and Evolution vol. 36, n° 10, octobre 2019, p. 2111-2126 (DOI 10.1093/molbev/msz139)

Bengt LINDEROTH, « *Mode d'action de la stimulation de la moelle épinière dans la douleur neuropathique* », Journal de la gestion de la douleur et des symptômes, 01/04/2006

Matthieu LOUBIÈRE, Guillaume THIERRY, Pierre INCHAUSPE, Denis BADUEL, « *Interrelation épaule/rachis cervical et contraintes d'origine professionnelle » ITMP, 2015* p. 47 *:* https://www.itmp.fr/wp-content/uploads/2015/03/KS563P43.pdf

Wilson R. LOURENÇO, « *A historical approach to scorpion studies with special reference to the 20th and 21st centuries* », The Journal of Venomous Animals and Toxins Including Tropical Diseases, vol. 20, 11 mars 2014, p. 8

LUCACIU, OCTAVIEN, CONNELL, GAELAN, « *Sensation de démangeaison à travers les canaux potentiels des récepteurs transitoires : une revue systématique et une pertinence pour la thérapie manuelle* », Journal of Manipulative and Physiological Therapeutics, 2013

LYNN, « *Mécanismes de la douleur œsophagiens* », L'American Journal of Medicine, 1992

S. MATSUURA, H. KAKIZAKI, T. MITSUI, T. SHIGA, N. TAMAKI, T. KOYANAGI, « *Human brain region response to distention or cold stimulation of the bladder: a positron emission tomography study* », J. Urol., vol. 168, no 5, 11/2002

B.S. MELDRUM, M. T. AKBAR, A. G. CHAPMAN, « *Glutamate receptors and transporters in genetic and acquired models of epilepsy* », Epilepsy Research, vol. 36, 1999

José MIOTA IBARRA, Hong-You GE, Chao WANG, Vicente MARTÍNEZ VIZCAÍNO, Lars ARENDT-NIELSEN, *Latent Myofascial Trigger Points are Associated With an Increased Antagonistic Muscle Activity During Agonist Muscle Contraction*, Journal of Pain, 2011, Vol 12, Issue 12

MELLO, DICKENSON, « *Mécanismes de la moelle épinière de la douleur* », British Journal of Anaesthesia, 2008

MENDELL, « *Propriétés physiologiques de la projection de fibres non myélinées sur la moelle épinière* », Neurologie expérimentale, 1966

E. MOYOU, Victimes d'abus sexuels dans l'enfance ayant subi une amnésie par durée, France, 2019 : https://fr.statista.com/statistiques/1227864/violences-sexuelles-enfants-france-duree-amnesie-traumatique/

I. MUTSCHLER, A. SCHULZE-BONHAGE, V. GLAUCHE, E. DEMANDT, O. SPECK, T. BALL, « *A rapid sound-action association effect in human insular cortex* », PLoS ONE, vol. 2, no 2, 2007, e259

Jean-Luc NOTHIAS, « *Comment les plantes restent-elles debout ?* », Le Figaro, 7 décembre 2012

TA. NIELSEN, MA. ERIKSEN, P. GAZERANI, HH. ANDERSEN, « *Preuves psychophysiques et vasomotrices de l'interdépendance des réponses nociceptives évoquées par TRPA1 et TRPV1 dans la peau humaine : étude expérimentale* », 10/2018

OPPENHEIMER SM, GELB A, GIRVIN JP, HACHINSKI VC, « Cardiovascular effects of human insular cortex stimulation », Neurology, vol. 42, no 9, septembre 1992

Ernesto ORTIZ, Georgina B. GURROLA, Elisabeth FERRONI SCHWARTZ et Lourival D. POSSANI, « *Scorpion venom components as potential candidates for drug development* », Toxicon, vol. 93, janvier 2015

Naykky Singh OSPINA et AL, « *Eliciting the Patient's Agenda- Secondary Analysis of Recorded Clinical Encounters* », Journal of General Internal Medicine, 2019 : Eliciting the Patient's Agenda- Secondary Analysis of Recorded Clinical Encounters | SpringerLink

G. PACHECO-LÓPEZ, MB. NIEMI, W. KOU, M. HÄRTING, J. FANDREY, M. SCHEDLOWSKI, « *Neural substrates for behaviorally conditioned immunosuppression in the rat* », J. Neurosci., vol. 25, no 9, 03/2005, p. 2330-7

PATAPOUTAIN, ARDEM, *Transient Receptor Potential Channels : Targeting Pain at the Source*, Nat Rev Drogue Discov. 2009, pp. 55 à 68.

Adrien PAUMIER et AL, *Astrocyte-neuron interplay is critical for Alzheimer's disease pathogenesis and is rescued by TRPA1 channel blockade,* Oxford Academic, 2021 *:* https://pubmed.ncbi.nlm.nih.gov/34302466/

Claude PERRIÈRE, Françoise GOUDEY-PERRIÈRE, « *Particularités des venins de poissons* », Elsevier, Volume 10, Issue 2, 1999 : https://www.sciencedirect.com/science/article/abs/pii/S0924420499800389

Philippe RAULT, *Fibromyalgie douleur myofasciale*, 2016 : http://www.douleurchronique.fr/fmvstrp.html

V. RAMÍREZ-AMAYA, F. BERMÚDEZ-RATTONI, « *Conditioned enhancement of antibody production is disrupted by insular cortex and amygdala but not hippocampal lesions* », Brain Behav. Immun., vol. 13, no 1, mars 1999

V. RAMÍREZ-AMAYA, B. ALVAREZ-BORDA, CE ORMSBY, RD MARTÍNEZ, R. PÉREZ-MONTFORT, F. BERMÚDEZ-RATTONI, « *Insular cortex lesions impair the acquisition of conditioned immunosuppression* », Brain Behav. Immun., vol. 10, no 2, juin 1996

ROBERTS, FOGLESONG, *Les enregistrements de la colonne vertébrale suggèrent que les neurones à large plage dynamique médient la douleur maintenue avec sympathie, Douleur.*

SAMIRA, AILI et **AL**., « *An Integrated Proteomic and Transcriptomic Analysis Reveals the Venom Complexity of the Bullet Ant Paraponera clavata* », 14/05/2020 : https://www.mdpi.com/2072-6651/12/5/324/htm

A.G. SANFEY, J.K. RILLING, J.A. ARONSON, L.E. NYSTROM, J.D. COHEN, « *The neural basis of economic decision-making in the Ultimatum Game* », Science, vol. 300, no 5626, juin 2003

Klemen SEVER, « *Étude Clinique de l'Effet des Techniques Réflexes de Normalisation du Tissu Conjonctif à court et moyen Terme sur le système nerveux autonome chez des patients ayant des lombalgies chroniques* » : https://klemen.sever.fr/files/Memoire-SNA-et-NTC-CIDO_v2.pdf

Roland STAUD, « *Cytokine and Immune System Abnormalities in Fibromyalgia and Other Central Sensitivity Syndromes* », Current Rheumatology Reviews, vol. 11, no 2, 2/07/2015, p. 109-115

Ewa SZOLAJSKA, Jaroslaw POZNANSKI, Miguel LÓPEZ FERBER, Joanna MICHALIK, Evelyne GOUT, Pascal FENDER, Isabelle BAILLY, Bernard DUBLET, Jadwiga CHROBOCZEK, *Poneratoxin European Journal of Biochemistry*, Warsaw, Poland, 2004 : Poneratoxin, a neurotoxin from ant venom - Szolajska - 2004 - European Journal of Biochemistry - Wiley Online Library

Nobuaki TAKAHASHI et AL, *Cancer Cells Co-opt the Neuronal Redox-Sensing Channel TRPA1 to Promote Oxidative-Stress Tolerance*, HHS, 2018 : https://pubmed.ncbi.nlm.nih.gov/29805077/

Camila TAKENO COLOGNA, Karla DE CASTRO FIGUEIREDO BORDON, Elisa CORRÊA FORNARI-BALDO et Ernesto LOPES PINHEIRO-JÚNIOR, « *From Animal Poisons and Venoms to Medicines: Achievements, Challenges and Perspectives in Drug Discovery* », Frontiers in Pharmacology, vol. 11, 24 juillet 2020

Y. TERASAWA, M. SHIBATA, Y. MORIGUCHI, S. UMEDA, *Anterior insular cortex mediates bodily sensibility and social anxiety*, Social Cognitive & Affective Neuroscience, 2013

Gian Marco TROVARELLI, *La Thérapie manuelle en périnéologie - Périnée, maternité et algies, quand les mains s'emmêlent*, Publibook, SOCIÉTÉ ÉCRIVAINS, 2015

M. TSAKIRIS, MD. HESSE, C. BOY, P. HAGGARD, GR. FINK, « *Neural signatures of body ownership : a sensory network for bodily self-consciousness* », Cereb. Cortex, vol. 17, no 10, 10/2007

S. WENDLING, C. ODDOU, D. ISABEY, *Approche structurale de la mécanique du cytosquelette : Solide alvéolaire vs modèle de tenségrité*, compte-rendu de l'Académie des Sciences de Paris, Biomécanique (Série IIb)

WEST, *Circuits et plasticité de la corne dorsale - Vers une meilleure compréhension de la douleur neuropathique,* 2015

WEST, BANNISTER, DICKENSON, BENNETT, *Circuits et plasticité de la corne dorsale - vers une meilleure compréhension de la douleur neuropathique*, Neurosciences, 2015

M. WETTSTEIN, E. MOUHSINE, O. BORENS, N.THEUMANN, « *Diagnostics différentiels des douleurs inguinales* », Rev Med, Genève, 2007, pp. 3-4 : https://www.revmed.ch/view/637016/4991922/RMS_138_2882.pdf

Bo XIA et AL, *The Genetic basis of tail-loss evolution in humans and apes*, Biorxiv, 2021 : https://www.biorxiv.org/content/10.1101/2021.09.14.460388v1

ZHANG, TIANHE, *Mécanismes et modèles de stimulation de la moelle épinière pour le traitement de la douleur neuropathique,* Recherche sur le cerveau, 2014

- **THÈSES :**

Frédéric CHAUVIN, *L'Envenimation par les fourmis,* Thèse pour le Diplôme d'état de docteur en pharmacie, Université de Poitiers, 2015 : http://nuxeo.edel.univ-poitiers.fr/nuxeo/site/esupversions/214783bf-ac1a-4619-b495-d7f1ef386bbf

Aurélie DIEBOLD, « *Ténotomies percutanées à l'aiguille comme traitement des contractures musculaires sévères des membres inférieurs chez des patients atteints d'une pathologie du système nerveux central* », HAL 2014 : https://dumas.ccsd.cnrs.fr/dumas-01123690/document

Émilie HUTIN, *Caractérisation de la coordination motrice des membres inférieurs lors de la marche des patients hémiparétiques,* Thèse de doctorat, université Polytechnique hauts-de-france, 2011 : http://www.theses.fr/2011VALE0001

Florian LARRAMENDY, *Interface entre neurones et puces structurées électroniques pour la détection de potentiels d'action, Thèse* de doctorat, UNIVERSITÉ DE TOULOUSE, HAL, 2013 **:** Interface entre neurones et puces structurées électroniques pour la détection de potentiels d'action (archives-ouvertes.fr)

Aude LE FLOCH, *L'Ayahuasca : usages traditionnels, pratiques modernes et perspectives thérapeutiques d'une boisson hallucinogène,* HAL, 2018 : https://ged.univ-rennes1.fr/nuxeo/site/esupversions/e5c21df7-0b24-4409-a37d-47841aa69e4c?inline

Claire MARIN, « *Le Scorpionisme : prévention et traitements* », Thèse de doctorat, Université de Grenoble, Rhône-Alpes, HAL, 2018 : https://dumas.ccsd.cnrs.fr/dumas-01762972/document

Thomas SABARTHEZ, *Le Venin et son utilisation thérapeutique : Application dans la douleur et autres perspectives,* Thèse pour l'obtention du diplôme d'état de docteur en pharmacie, Université de Picardie Jules Verne/ufr de pharmacie d'Amiens, 02/09/2019 : https://dumas.ccsd.cnrs.fr/dumas-02875373/document

Axel TOUCHARD, *Biodiversité, biochimie et pharmacologie des peptides de venins de fourmis*, Thèse pour le Doctorat en Sciences de la vie, Université des Antilles et de la Guyane, 2015 : http://www.theses.fr/2015AGUY0829

- **ÉMISSIONS DE RADIO :**

Joël DEHASSE, *Pourquoi Les Chats retombent toujours sur leurs pattes ?*, Émission France Inter, Les P'tits Bateaux, 21 avril 2013

- **FILMOGRAPHIE :**

Antje CHRIST, *Healing Hands – Osteopathy*, ARTE France Distribution, 2019 : https://www.youtube.com/watch?v=LcMsBLyXy4U

Kirsten ESCH, *Les alliés cachés de notre organisme - Les fascias,* 2018 : https://boutique.arte.tv/detail/allies_caches_organisme_fascias

Luc HERMANN, Claire LASKO, *Big Pharma — Labos tout-puissants*, Arte, France, 2018 : https://boutique.arte.tv/detail/big_pharma_labos_tout_puissants

Very Good Trip, 2021 : https://www.youtube.com/watch?v=E-kWlKrRsaw

Vidéo : Il teste la piqûre d'insecte la plus douloureuse du monde (sciencepost.fr)

➢ **WEBOGRAPHIE**

Anatomie 3D, *Les pubalgies*, Lyon, 2013 : https://www.youtube.com/watch?v=yljDnP3sSZM

ATILA, *The Miracle of the falling cat,* 24 juin 2009**Cecil ADAMS**, *Do cats always land unharmed on their feet, no matter how far they fall ?*, archive The Straight Dope, 1996

François BAQUÉ, http://www.dr-francois-baque.fr/chirurgie-conservatrice-de-hanche/

BAYER HEALTH CARE, *Le traitement des symptômes de la SEP* http://www.sclerose-en-plaques.apf.asso.fr/IMG/pdf/brochure-viesep03-traitement-symptomes-sep.pdf

Francis BERENBAUM, 2016 : https : //sante.lefigaro.fr/actualite/2016/03/23/24767-tendinites-mieux-vaut-prevenir-quavoir-guerir

Stéphane BORLOZ, https://www.planetesante.ch/Magazine/Sante-au-quotidien/Douleurs-musculaires/L-efficacite-du-Kinesio-Tape-est-encore-a-demontrer%2026/09/12

Mathilde DAMGÉ, *Le Monde*, 2019 : https://www.lemonde.fr/les-decodeurs/article/2019/02/22/antalgiques-les-chiffres-inquietants-de-l-addiction-aux-opiaces-en-france_5427096_4355770.html

Bryan FRY, « *Le venin du serpent corail bleu, l'antidouleur de demain* », Université de Queensland, Sciences et Avenir, 8/11/2016 : https://www.sciencesetavenir.fr/animaux/reptiles-et-amphibiens/le-venin-du-serpent-corail-bleu-l-anti-douleur-de-demain_107932

Jules GIRARD, « *L'abeille et son venin : de la piqûre à une thérapeutique d'avenir* »,

Université de Franche-Comté, 2014 https://www.republicain-lorrain.fr/actualite/2014/09/03/les-vertus-du-venin-d-abeille

Michel GONCE : https://fr.medipedia.be/dystonie/diagnostic/comment-diagnostiquer-la-dystonie

J.-Y. LAZENNEC, G. SAILLANT, Paris, 2004 : https://www.maitrise-orthopedique.com/articles/reflexions-sur-les-rapports-entre-les-hanches-et-le-rachis-441

Maxime LAMBERT, « *Taser : quel effet une décharge de 300 000 volts a t-elle sur le corps ?* », Maxisciences, 2019 : https://www.maxisciences.com/electricite/taser-quel-effet-une-decharge-de-300-000-volts-a-t-elle-sur-le-corps_art33400.html

John LIN KING, Université de San Francisco et de l'université de Queensland, 23.08.2019 : https://www.pourquoidocteur.fr/Articles/Question-d-actu/30050-Le-venin-scorpion-pourrait-permettre-de-soulager-douleur-chronique ; https://sciencepost.fr/du-venin-de-scorpion-pour-traiter-les-douleurs-chroniques/

Bernard MAURIN, René MOTRO, *Modélisation en mécanique cellulaire par systèmes de tenségrité*, Laboratoire de Mécanique et Génie Civil, unité mixte de recherche de l'Université de Montpellier et du CNRS : https://fr.wikipedia.org/wiki/Tens%C3%A9grit%C3%A9_(biologie)

Mathieu NIEGO-GUEDJ, « *J'ai le bassin déplacé : explications et traitement* », 07 Mai 2020 https://www.reflexosteo.com/blog-sante-bien-etre/j-ai-le-bassin-deplace-explications-et-traitement-354Benedict

Benedict NWACHUKWU, https://manhattansportsdoc.com/psoas-impingement-orthopedic-hip-specialist-manhattan-new-york-city-ny/

Stephen O'BRIEN et Warren JOHNSON, *L'Évolution des chats*, Pour la science n° 366, avril 2008 : https://fr.wikipedia.org/wiki/Felidae#cite_note-leGuyader2020-2

Jean POLAK : https://www.brachy-myotherapie.com/

Marie-Estelle ROUX https://www.passeportsante.net/fr/Actualites/Dossiers/Fiche.aspx?doc=piqure-fourmi-comment-soulager

Gérard SAILLANT, Paris, 2004 : https://www.maitrise-orthopedique.com/articles/reflexions-sur-les-rapports-entre-les-hanches-et-le-rachis-441

Bénédicte SALTHUN-LASSALLE, CERVEAU & PSYCHO N° 129, https://www.cerveauetpsycho.fr/sd/neurosciences/un-principe-actif-de-l-ayahuasca-regenere-le-cerveau-20680.php

« *Expériences de **Sir SHERRINGTON** : comprendre ce qu'est un réflexe myotatique* », 2021 : https://www.qcm-svt.fr/QCM/public-affichage.php?niveau=Tale-Spe-SVT&id=69 » id=69

Matthieu VERRY, *L'art de la médecine selon Hippocrate*, Sorbonne Université | UPMC · UFR de Philosophie et Sociologie, 02/2021 : https://www.researchgate.net/publication/349054433_L%27art_de_la_medecine_-_Hippocrate

- **LIENS (dans l'ordre d'apparition dans le texte) :**

https://www.ncbi.nlm.nih.gov/pmc/articles/PMC2957503/

https://fr.wikipedia.org/wiki/Christine_Rollard

https://www.lejdd.fr/Societe/Des-venins-pour-se-soigner-693662

http://www.tmno.ch/https://www.researchgate.net/profile/Robert-Schleip

https://iihfe.com/

https://imft.org/fr/users/alain-steverlynck

https://institutchiaribcn.com/fr/

https://www.itmp.fr

http://www.alain-marzolf.fr/parcours/

https://www.fff.fr/staff/67-jean-yves-vandewalle.html

https://www.ecoleoscar.com/actualites/interview-exclusif-de-patrick-basset-president-du-syndicat-national-des-osteopathes-du-sport-et-osteopathe-de-tony-parker/

http://www.pubalgie.com/dr-reboul/

https://www.youtube.com/watch?v=l-47JirrKx0

https://www.adidas.fr/blog/533438-toute-la-verite-sur-les-etirements-et-leurs-bienfaits, août 2020

https://fr.wikipedia.org/wiki/R%C3%A9flexe_de_redressement_du_chat#:~:text=Les%20analystes%20appellent%20ce%20ph%C3%A9nom%C3%A8ne,donc%20la%20violence%20du%20choc

https://fr.wikipedia.org/wiki/Gu%C3%A9pardAdrienne

https://presse.inserm.fr/service-presse/inserm-en-chiffres/

https://www.kartable.fr/ressources/svt/cours/le-reflexe-myotatique/19361

https://www.neurophysiologie.be/notionc.php

https://arthrose.fr/les-therapies-non-medicamenteuses/therapies-non-medicamenteuses/

https://fr.wikipedia.org/wiki/Proprioception

https://sante.lefigaro.fr/actualite/2016/03/23/24767-tendinites-mieux-vaut-prevenir-quavoir-guerir

https://en.wikipedia.org/wiki/Wide_dynamic_range_neuron#cite_note-1

http://chirurgie-epaule-fontvert.fr/reeduc_recentrage.html ;

Muscle ilio-psoas : douleurs et trigger points (www.douleurs-musculaires-articulaires.fr)

Tendinite du psoas, Clinique Ostéo Articulaire des Cèdres, Grenoble (www.centre-osteo-articulaire.fr)

https://www.academie-medecine.fr/les-protheses-totales-de-hanche/

https://www.prudhomme-trans.com/controle-des-poulies/

https://fr.wikipedia.org/wiki/R%C3%A9flexe_de_flexion

https://fr.wikipedia.org/wiki/Synergie# : ~ : text=Il%20y%20a%20donc%20l, une%20organisation%20agissent%20de%20concert

[PDF] Chapitre 2 Les transistors a effet de champ. - Free Download PDF (nanopdf.com)

https://www.abeilles-et-fourmis.com/68-la-cite-des-fourmis

https://www.novoprolabs.com/p/poneratoxin-314593.html

https://fr.wikipedia.org/wiki/Paraponera, https://en.wikipedia.org/wiki/Poneratoxin

https://www.lindependant.fr/2020/02/26/maladies-rares-lerrance-diagnostique-est-encore-trop-importante, 8758158.php

https://www.medtronic.com/fr-fr/index.html

ANNEXES

➢ **Correspondance avec le Ministère de l'Enseignement supérieur, de la Recherche et de l'innovation**

De : bdc-reponseinterventions@recherche.gouv.fr
Envoyé : Mar 28/09/2021 13 h 11
À : Raphaël GAVINO
Objet : 116163-1631429919

Monsieur,

Madame Frédérique VIDAL, ministre de l'Enseignement supérieur, de la recherche et de l'innovation, a bien reçu votre courriel et vous en remercie.

Sensible à votre situation et à l'objet de votre démarche, Madame la Ministre nous a demandé de transmettre votre correspondance, ainsi que votre mémoire, à Madame la Directrice générale de la recherche et de l'innovation afin qu'elle prenne connaissance de votre proposition avec toute l'attention qu'elle mérite et vous réponde sur la suite qui pourra y être réservée.

Bien cordialement,

MINISTÈRES ÉDUCATION JEUNESSE SPORTS ENSEIGNEMENT SUPÉRIEUR RECHERCHE
Liberté Égalité Fraternité

Le département des correspondances
Bureau des cabinets
Ministère de l'Enseignement supérieur, de la Recherche et de l'innovation

Pour garantir un meilleur suivi de votre demande, nous vous invitons à conserver la référence **[116163-1631429919]** en objet de vos messages.

Conformément à l'article 34 de la loi n° 78-17 du 6 janvier 1978 relative à l'informatique, aux fichiers et aux libertés, vous disposez d'un droit d'accès et de modification aux informations vous concernant.

- **Correspondance avec Ph. D. Aude Violette, directrice du laboratoire Alphabiotoxine**

From : Raphaël Gavino <reply-to+c350a61a27ad@crm.wix.com>
Reply to : Raphaël Gavino <scoob78@hotmail.fr>
Date : Wednesday, 1 September 2021 at 11:51
To : <aude.violette@alphabiotoxine.com>
Subject: [alpha-1] Contact - Nouvel envoi

Détails du message :
Nom : Raphaël GAVINO
Email : scoob78@hotmail.fr
Objet : Venin

Message :
Bonjour,
j'ai eu vos coordonnées grâce à Christine Rollard. Dans un cadre médical, je cherche un venin avec une composante nociceptive intense et dépolarisante de membrane pour provoquer une coupure de neurotransmission et une paralysie non flasque, mais contractée. Comme par exemple la dracotoxine de Trachinus Draco. Le problème de Trachinus Draco est sa conservation difficile, car elle est thermolabile. Congelée cela augmente sa toxicité. Je cherche vraiment la nociception en soit. La guêpe Pepsis par exemple semble intéressante si vous en avez ou d'autres molécules qui vous semble possibles avec ces critères.
Merci

Raphaël GAVINO

De : Aude Violette <aude.violette@alphabiotoxine.com>
Envoyé : mercredi 8 septembre 2021 à 15 h 33
À : Raphael GAVINO
Objet : Re : [alpha-1] Contact - Nouvel envoi

Bonjour,

Voilà des questions très intéressantes. Mais je ne comprends pas très bien ce dont vous avez besoin : cherchez-vous une toxine ou bien un venin. Nous produisons essentiellement des venins bruts, mais rarement des toxines isolées qui constituent un projet à part entière.

Nous n'avons pas de venins de Trachinus ou de Pepsis. Nous avons des venins d'autres scorpenidae (Synanceia, Pterois) ou d'autres hyménoptères (Vespa, Polistes). Comment avez-vous choisi la dracotoxine comme référence ? Il me semble que cette toxine n'est pas complètement décrite, si vous avez la séquence, on peut chercher des toxines ressemblantes...

Enfin il existe beaucoup de toxines qui induisent des paralysies non flasques dans d'autres groupes zoologiques, chez les cônes et arthropodes par exemple.

J'espère que ces premières informations vous aident et n'hésitez pas si vous avez d'autres questions.

Cordialement,

Aude Violette

****

Aude VIOLETTE, PhD

Chief Scientific Officer
+32 471 51 26 17

www.alphabiotoxine.com
www.linkedin.com/company/Alphabiotoxine
www.facebook.com/Alphabiotoxine

➢ **Correspondance avec le professeur Dorandeu**

A Brétigny-sur-Orge le 6 septembre 2021

Monsieur Raphaël GAVINO
6 rue turventouse
34 500 BEZIERS
Scoob78@hotmail.fr / 06 08 02 62 01

Monsieur,

J'accuse réception de votre courrier du 23/08/2021 et vous prie d'accepter tous mes meilleurs vœux d'amélioration.

Je ne peux malheureusement pas vous apporter de réponses.

Je peux néanmoins vous conseiller les actions suivantes :

- Consulter le service spécialisé sur la douleur de l'hôpital Ambroise Paré où ils pratiquent la rTMS,
- Consulter le Dr Hervé Tailla, neurologue à l'hôpital américain,
- Recherche un spécialiste des dystonies des muscles, peut-être y-en-a-t-il un à la Pitié Salpêtrière.

Cordialement

Pr Dorandeu

- **Correspondance avec Frédéric CANINI, professeur en neurosciences et sciences cognitives**

Docteur en médecine et professeur agrégé du Val-de-Grâce en recherche « neurosciences et sciences cognitives », Frédéric Canini est actuellement en poste à l'Institut de recherches biomédicales des armées (irba) et dirige le département Neurosciences et contraintes opérationnelles. Ses travaux portent sur le stress et la manière dont les individus s'adaptent physiologiquement à leur environnement. Les champs d'application concernent l'exposition à la chaleur, aux agressions psychologiques intenses génératrices d'états de stress aigu et post-traumatique et aux défis moraux.

Ci-contre, la liste de mes tentatives pour joindre le professeur CANINI, que j'ai finalement réussi à avoir le 6 septembre 2021 et avec qui nous avons échangé 30 minutes.

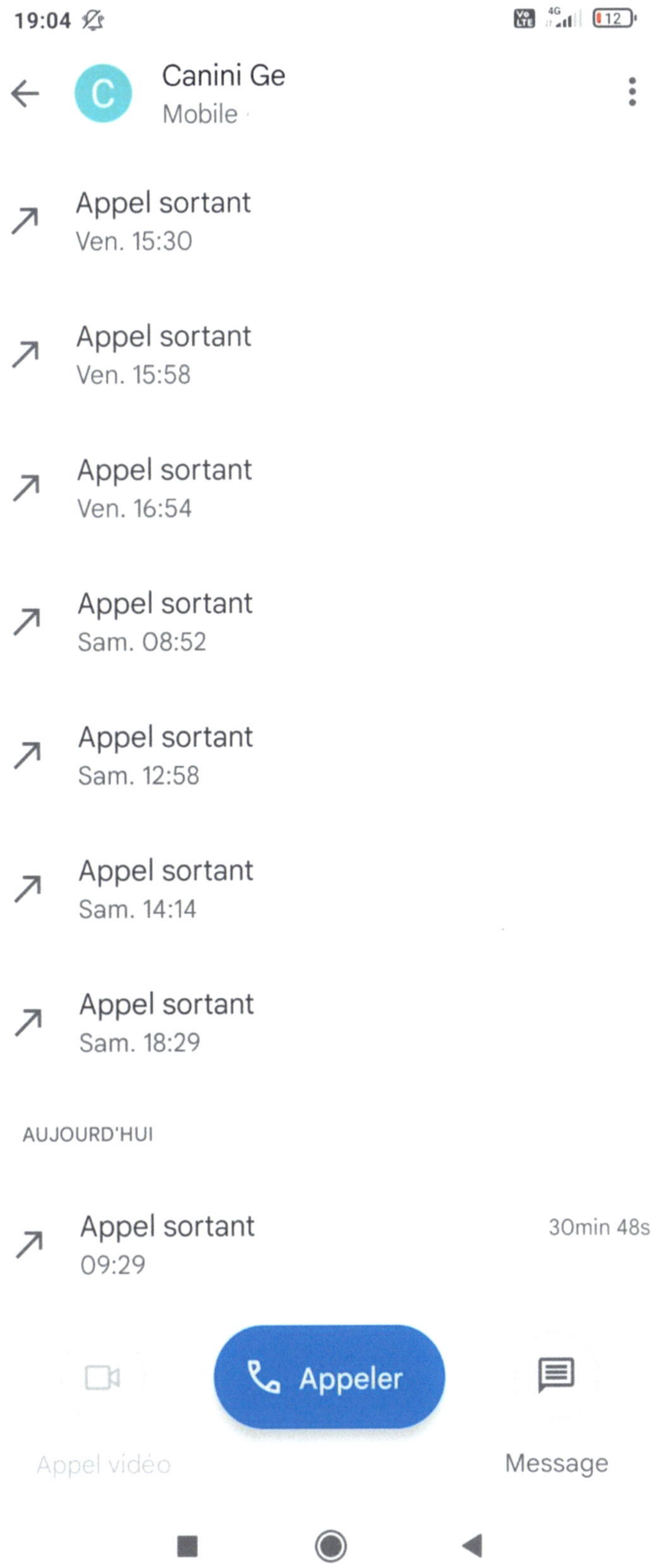

➢ **Correspondance avec Tiphaine PIRON, chargée de Communication de l'Hôpital Universitaire Necker-Enfants Malades**

De : <tiphaine.piron@aphp.fr>
Envoyé : mardi 7 septembre 2021 à 11 h 25
À : Raphaël GAVINO
Objet : RE : Aide

Monsieur,

En charge de la communication et de l'information-patient au sein de la filière de santé NeuroSphinx, je fais suite à votre requête qui nous est parvenue via le formulaire contact de notre site web.

Notre filière étant spécialisée dans la prise en charge des malformations pelviennes et médullaires rares, je suis au regret de vous informer que votre pathologie ne couvre absolument pas le spectre de notre champ de compétences, mais nous vous souhaitons néanmoins bon courage dans vos démarches.

Bien à vous,

Tiphaine Piron

Chargée de Communication

Hôpital Universitaire Necker-Enfants Malades
149 rue de Sèvres
75743 Paris Cedex 15
tiphaine.piron@aphp.fr
www.neurosphinx.fr

- **Correspondance avec l'Élysée**

De : Raphaël GAVINO
Envoyé : dimanche 12 septembre 2021 8 h 32
À : contact <contact@icm-institute.org>
Objet : Re : urgence santé publique

Bonjour,

Je m'appelle Gavino Raphaël. Je suis un trentenaire résidant à Béziers (34) en France. Je transmets ce mail pour alerter d'un problème de santé qui est le mien, mais qui en devient publique.

Nous sommes 300 millions dans le monde en errance thérapeutique. J'ai mené des recherches harassantes et de longue haleine pour guérir d'un mal que je sais techniquement possible malgré l'impuissance médicale actuelle. Je voudrais ouvrir des portes sur une thérapie expérimentale « neuro-réflexothérapie » avec de nouvelles neurotoxines qui ont un champ d'action inégalable et qui ont largement prouvé leurs utilités chez des tests sur les animaux ou en laboratoire. Elles permettraient de traiter une grande partie des maladies neurologiques et des douleurs physiques d'où provient la source. Il est certain que les médicaments et options chirurgicales proposées sont ou inefficaces ou barbares ou avec trop d'effets secondaires. Il est urgent de considérer les sensations comme des alliés thérapeutiques intégrante humaine et non comme des ennemis à faire taire. Selon une étude de 2018 par le Journal of General internal medicine, les médecins ne donnent aux patients qu'environ 11 secondes en moyenne pour décrire leurs symptômes ou les raisons pour lesquels ils cherchent des soins médicaux avant de les interrompre (Mayo Clinic). Selon l'INSERM, une journée mondiale contre la douleur révèle que 50 % des Français déclarent vivre au quotidien avec une douleur sans prise en charge efficace. Je demande un essai clinique/thérapeutique pour une maladie rare que personne ne comprend (neurodégénérative incurable). J'en ai guéri il y a 12 ans en quelques minutes avant de rechuter il y a 3 ans. Je suis le seul dans le monde à dire que c'est possible. Elle touche 12 millions de personnes dans le monde. J'ai 30 ans, je suis en train d'en mourir, je ne pense pas finir le mois, même la semaine si personne n'agit vite. Pendant 2 ans, on m'a dit c'est dans ma tête et aujourd'hui j'ai des tremblements anormaux et j'ai mis une assurance décès.

Mon histoire va passer dans midi libre Béziers cette semaine. Un journaliste du Parisien doit me contacter très prochainement. France 3 télévisions et peut-être l'humanité vont diffuser l'info.

Je savais ce que je cherchais donc j'ai trouvé. Il s'agit de venins dépolarisants nociceptifs. Les venins peuvent pénétrer les membranes contrairement aux médicaments.

La dracotoxine, le Watx, la caillotoxine, la ponératoxine, la dendrotoxine ou le venin de la guêpe Pepsis.

Si j'ai raison, et j'ai raison. J'ai étudié la question 4400heures, j'ai mis 11 000 € et j'ai consulté 35 médecins impuissants pour simplement prouver ce que j'avais déjà vécu puisque personne ne m'a jamais écouté. Ces neurotoxines dont certaines ne présentent presque aucun danger potentiel pour l'homme peuvent guérir dystonie et Parkinson (dystonie parkinsonienne) en même temps, mais aussi avoir des applications dans l'épilepsie, Alzeihmer, schizophrénie, la douleur chronique ou la sclérose en plaques si injectée de manière ciblée et précise dans les terminaisons libres. Je parle de traitements d'une efficacité redoutable et durable, voire définitive, dans certains cas. Ils sortent totalement de l'action classique médicamenteuse, en effet nous parlons de potentiel d'action et de la loi du tout ou rien.

L'antalgie à vie n'est pas une option envisageable. L'impasse médicale dans laquelle je me trouve est intolérable. Handicapante au quotidien (social, professionnel et bien-être) par ce déséquilibre du SNA qui provoque des rétractions musculo-tendineuses et de facto des déformations articulaires statiques (posture). Le problème, ce n'est pas juste la douleur, mais le mouvement. Chaque mouvement produit la mise en tension de la structure hypoextensible ou rétractée, les algorécepteurs sont étirés et envoient un influx nerveux douloureux. Je présente d'ailleurs de l'arthrose à la hanche gauche due à cette perte de mobilité.

Sachez que mon auto-investigation médicale en interne (ci-jointe) a été soumise au Général Frédéric Canini, neurobiologiste, également directeur scientifique de l'Institut de recherche biomédicale des armées (IRBA) qui l'a globalement approuvé. Preuve à l'appui, échange direct. Je n'ai d'ailleurs aucun mal à me faire passer moi-même pour un neurobiologiste pour susciter de l'écoute sans pour autant changer de discours théorique. Ils confondent psychosomatique et somatosensoriel. La sensation s'inscrit d'une manière très précise dans le cerveau. Le neurone wdr est la clé de tout. Les neurotoxines en question ont l'unique capacité de stimuler ce neurone qui module tout le métabolisme/flux du système nerveux autonome.

Il faut envoyer un message inhibiteur fort pour stopper l'arc réflexe spinal non freiné et ainsi stopper la dystonie. Le signal douloureux induit sur le tendon permet de déclencher la réinitialisation de tout le système nerveux central et particulièrement du retrait du tendon dont le réflexe est exagéré. J'en ai parlé avec Pr Sylvie Diotchot du CNRS également spécialisé dans les venins qui dit que c'est très intéressant. Ces venins sont disponibles sur alphabiotoxine, labotoxan, venum world ou encore mtoxins. Je suis en lien direct avec le Pr Aude Violette (alphabiotoxine) ou encore la biologiste spécialiste des arachnides Pr Christine Rollard chez qui j'ai fait un stage au Muséum d'histoire naturelle de Paris dans le passé.

J'ai besoin d'un docteur en toxico pharmacologie et d'un radiologue confirmé pour une infiltration dans la gaine du tendon du psoas (Golgi)/ou au-dessus (terminaisons libres) et dans le pire des cas un chirurgien orthopédique pour une ténotomie des tendons ilio-psoas qui sont paralysés et parasites mon cortex.

Il faut une toxine nociceptive non paralysante flaccide, mais au contraire facilitatrice paralysante contrastive qui favorise la libération de l'acétylcholine entraînant la baisse du signal du fuseau neuromusculaire conjointement avec la coupure de neurotransmission due à la reprise de modulation inhibitrice à cause de la douleur. Le tendon du fléchisseur inhibe les motoneurones alpha, le réflexe de retrait recrute les motoneurones alpha justement sans avoir besoin de la commande motrice du cerveau que justement nous avons perdu. Le neurone sensoriel échange directement avec les neurones spinaux qui se connecte directement aux motoneurones sans avoir besoin de retour d'information ou commande du cerveau. CI-JOINT, ma thèse de neuroanatomie pure et dure c'est incontestable. Je sais pourquoi la toxine botulique ne marche pas. Et pourquoi aucun traitement curatif actuel n'existe-t-il ? Elle devrait vous intéresser fortement, car je parle de traumatisme inconscient de la zone somatosensorielle du cerveau et du moyen d'y accéder. J'ai mis plus d'une soixantaine de références parmi l'élite CNRS, Harvard, Stanford... etc.

Je ne rencontre que des murs alors que je souffre de manière inimaginable. Les CHU me font tourner en bourrique et je vais y laisser ma peau parce qu'il manque « un papier ». J'ai passé plus de 500 appels et autant de mail et personne ne prend ni position, ni ma détresse en compte, ni l'imminence du danger neurologique, ni la mesure de l'impact monumental de ce que ce traitement pourrait avoir, ni la véracité de chaque fait que je mentionne que je peux prouver de manière matérielle. Je n'ai à faire à aucune argumentation (scientifique) en face de moi, pas d'interlocuteurs humains, mais des réponses procédurières à mille lieues de la réalité et du besoin des malades. Quand nous alertons que nous avons découvert le moyen de guérir d'une maladie incurable et qu'un travail de recherche a été effectué de manière autonome malgré que cela n'aurait jamais dû être le cas ? Faute d'aide et de réponse adaptée, ces propositions thérapeutiques étant soumises a un neurobiologiste (irba) qui les juge très pertinent. Et que j'appelle l'institut du cerveau, les pôles d'excellence neurosciences, les centres de Parkinson, mémoire, gamma knifes (épilepsie)... les CHU de 1500 personnes et que personne ne fait rien sur ces 1500 personnes. Quand on connaît la souffrance des malades, c'est certainement « eux » les vrais spécialistes de la douleur. À ce niveau-là, nous sommes dans la non-assistance à personne en danger et le crime contre l'humanité. La notion d'urgence, de réaction et surtout la considération pour la vie humaine ne sont pas une priorité. C'est très grave ce qu'il se passe en France. Je demande 10 minutes de test avec un risque proche de 0 pour sauver ma vie et celles de 12 millions de personnes dont des milliers de Français dans la souffrance la plus intolérable à l'heure où ils sont condamnés.

Les médias ont l'air beaucoup plus réceptifs à ma parole que les médecins dont c'est le travail numéro 1 sont d'écouter.

J'aimerais votre appui, car errer de service en service alors que la solution est disponible et que le temps m'est compté c'est impossible.

Si l'intérêt du patient le commande. La prescription hors AMM est prévue par le code de la santé publique (article L.5121-12-1 CSP) : elle est possible en l'absence d'alternative thérapeutique médicaments appropriés. Le médecin doit porter la mention « hors AMM » sur l'ordonnance, tracer dans le dossier patient les raisons pour lesquelles il a choisi d'avoir recours à une prescription hors AMM. Le dialogue entre médecin et pharmacien doit être favorisé.

Merci d'avance pour votre attention et votre compassion.

M. Raphaël Gavino

06.08.02.62.01

https://www.mediafire.com/file/yldq8xud0ujlaux/Gavino+fr.pdf/file

Gavino fr — Neurologie et physique — guérir de tout ou presque.
www.mediafire.com

De : Courrier Élysée <courrier.president@elysee.fr>
Envoyé : vendredi 8 octobre 2021 à 11 h 1
À : Raphaël GAVINO
Objet : Présidence de la République – Réponse à votre message daté du 21/09/2021

Monsieur,
Vous trouverez ci-joint, la réponse de la Présidence de la République à votre message.
Pour tout nouvel envoi, nous vous remercions de rappeler la référence E082017 sous laquelle votre courrier a été enregistré.
Cordialement,
La Correspondance.
Ce message a été délivré automatiquement, merci de ne pas y répondre.

Présidence de la République française
Correspondance présidentielle
55 rue du Faubourg-Saint-Honoré
75008 Paris, France
elysee.fr

Retrouvez l'Élysée sur les réseaux sociaux :
https://www.facebook.com/elysee.fr
https://twitter.com/elysee
https://www.instagram.com/elysee/
https://www.youtube.com/user/ELYSEE

PRÉSIDENCE DE LA RÉPUBLIQUE

Le Chef de Cabinet
du Président de la République

Monsieur Raphaël GAVINO
6 RUE TOURVENTOUSE
34500 BEZIERS

Paris, le vendredi 8 octobre 2021

Monsieur,

Votre correspondance est bien parvenue à la Présidence de la République et a été remise au Chef de l'Etat.

Monsieur Emmanuel MACRON, très attentif aux préoccupations que vous exprimez, m'a confié le soin de vous assurer qu'il en a bien été pris connaissance.

Aussi n'ai-je pas manqué de signaler votre démarche à Monsieur le ministre des solidarités et de la santé qui vous tiendra directement informé de la suite susceptible d'y être réservée.

Je vous prie d'agréer, Monsieur, l'expression de mes sentiments les meilleurs.

Brice BLONDEL

N° PDR/CP/BCP/BR/E082017

PRÉSIDENCE DE LA RÉPUBLIQUE
PALAIS DE L'ÉLYSÉE — 55, RUE DU FAUBOURG-SAINT-HONORÉ, 75008 PARIS

Afin de contribuer au respect de l'environnement, la Présidence de la République vous invite à privilégier l'envoi de vos correspondances par courriels sur le site www.elysee.fr, rubrique « écrire au Président ».

Imprimé sur papier recyclé pour préserver notre planète

➤ **Correspondance avec le Premier ministre**

PREMIER MINISTRE

Liberté
Égalité
Fraternité

Le Chef de cabinet

Paris, le 17 septembre 2021

Référence à rappeler :
CAB/2021D/25643 – FBA

Monsieur,

Vous avez fait part au Cabinet du Premier ministre de vos réflexions sur la question de la prise en charge thérapeutique de la pathologie dont vous seriez atteint, responsable de douleurs aigües.

Soyez assuré qu'il a bien été pris note des raisons qui motivent votre démarche.

Aussi, votre situation a-t-elle aussitôt été signifiée à Monsieur le directeur général de l'Agence régionale de santé Occitanie, afin qu'il en prescrive l'examen.

Je vous prie de croire, Monsieur, l'assurance de mes salutations les meilleures.

Mathias OTT

➢ **Correspondance avec l'Institut du cerveau**

De : reponse-icm <reponse-icm@icm-institute.org>
Envoyé : lundi 20 septembre 2021 à 19 h 47
À : Raphaël GAVINO
Objet : RE : Re : urgence santé publique

Cher Monsieur,

Un grand merci pour l'intérêt porté à l'INSTITUT DU CERVEAU (IC).

Nous avons pris connaissance de vos recherches et considérations diverses sur les pratiques médicales, et leurs répercussions que nous connaissons bien, mais qui sont surtout et avant tout des questions de méthodologies encadrées par des lois de prudence .

Nous n'avons pas, actuellement, d'équipe qui travaille spécifiquement sur les sujets que vous évoquez nous ne pouvons donc pas nous engager à vos côtés, mais comme toujours en matière de recherche ce sont les convergences et croisements de données qui sont le plus susceptibles d'aboutir à des découvertes.

Par ailleurs, notre institut étant un centre de recherche fondamentale, nous ne recevons pas de patients et ne dispensons pas de soins.

Nous vous souhaitons une bonne continuation avec le courage dont vous faites preuve face aux adversités et aux accidents de santé. Votre dynamisme et votre détermination sont les meilleures armes face à toutes ces affections.

Nous vous remercions de nouveau pour votre intérêt à notre encontre et restons à votre disposition pour toute autre demande.

Bien cordialement,

L'équipe de communication de L'INSTITUT DU CERVEAU (IC)

➢ Correspondance avec le laboratoire Latoxan

De : Raphaël GAVINO
Envoyé : mardi 14 septembre 2021 5 h 32
À : LATOXAN <latoxan@latoxan.com>
Objet : Poneratoxine

Bonjour,

Serait-il possible d'obtenir de la poneratoxine de paraponera clavata ?

En venin brut ?

Vous faut-il la séquence ?

Merci d'avance,

Cordialement

Dr Gavino

De : Hugues BAEZA <hugues.baeza@latoxan.com>
Envoyé : mardi 14 septembre 2021 à 11 h 45
À : Scoob Issa
Objet : RE : Poneratoxine

Bonjour Monsieur,

Merci d'avoir contacté Latoxan. Nous n'avons pas cette molécule.

Nous avons pour projet d'en produire un jour, mais ce n'est pas prévu pour l'instant.

Bien sincèrement,

Hugues Baeza
Sales Engineer
hugues.baeza@latoxan.com

Z.A. les Auréats
845, avenue Pierre Brossolette
26800 PORTES-LÈS-VALENCE, France
http://www.latoxan.net
Tel : +33 779 823 119
Fax : +33 475 419 199

- **Correspondance avec Lise Magnier, député de la Marne**

De : Lise Magnier <Lise.Magnier@assemblee-nationale.fr>
Envoyé : mercredi 22 septembre 2021 à 17 h 13
À : Raphaël GAVINO
Objet : RE : Re : Aide

Cher Monsieur,

J'ai bien pris connaissance de votre mail dans lequel vous me faites part de vos difficultés à obtenir un essai clinique pour votre maladie.

Je vous invite à prendre contact avec votre député afin qu'il puisse vous aider dans vos démarches.

Bien cordialement

Lise MAGNIER, Députée de la Marne
Assemblée nationale
126 rue de l'Université
75007 PARIS
01.40.63.71.24

- **Correspondance avec Léa FOURNASSON, journaliste pour Sciences et Avenir**

De : Léa FOURNASSON <lfournasson@sciencesetavenir.fr>
Envoyé : vendredi 24 septembre 2021 à 11 h 23
À : Raphaël GAVINO
Objet : RE : Merci

Bonjour Raphaël,

Je reviens vers toi suite à notre discussion d'hier. J'ai pu en discuter avec ma collègue spécialisée en neuro. Si j'ai bien compris, ce que tu cherches avec la visibilité c'est obtenir des essais thérapeutiques. Pour cela, je ne pense pas que *Sciences et Avenir* soit le mieux placé pour parler de ton cas, c'est un journal qui est très axé vulgarisation scientifique, mais qui ne prend pas position. On pourrait faire un article sur la dystonie, mais ça resterait très général, ça ne t'aiderait pas...

Pour trouver un médecin qui irait dans ton sens, là je te donne mon avis en tant que scientifique et pas journaliste, je pense que ta thèse serait à restructurer : pas le contenu brut, mais l'agencement des informations, tout serait à organiser, à faire relire et corriger par une personne spécialiste. Une fois que ton document sera plus « légitime » scientifiquement, peut-être peux-tu réessayer de contacter des personnes susceptibles de faire passer ces essais ? Ou au moins de faire des recherches sur ce sujet ?

Sinon, une autre piste, que tu as peut-être déjà tentée : si tu traduis ta thèse en anglais, tu pourrais l'envoyer à l'étranger ?

Désolée de ne pas pouvoir t'aider plus, j'espère que Médiapart le pourra,

Bonne chance,

Léa FOURNASSON

➢ **Correspondance avec la Commission européenne - Direction générale de la santé et de la sécurité alimentaire**

De : SANTE-CONSULT-B1@ec.europa.eu <SANTE-CONSULT-B1@ec.europa.eu>
Envoyé : jeudi 23 septembre 2021 à 16 h 5
À : scoob78@hotmail.fr
Cc : SANTE-CONSULT-B1@ec.europa.eu
Objet : sante.ddg1.b.1 (2021) 6 277 779 - Réponse à votre requête du 2 septembre 2021

Cher Monsieur Gavino,

Je vous remercie pour les informations communiquées à la Commission européenne le 2 septembre 2021 par le biais de votre plainte pour laquelle mon unité est en charge de vous répondre.

J'ai lu attentivement les informations que vous avez fournies au sujet du combat que vous menez pour obtenir les soins que votre état de santé réclame et je tiens à vous exprimer toute ma sympathie par rapport à la situation que vous traversez.

Néanmoins, l'article 168, paragraphe 7, du traité sur le fonctionnement de l'Union européenne [1] prévoit : « *L'action de l'Union est menée dans le respect des responsabilités des États membres en ce qui concerne la définition de leur politique de santé, ainsi que l'organisation et la fourniture de services de santé et de soins médicaux. Les responsabilités des États membres incluent la gestion de services de santé et de soins médicaux, ainsi que l'allocation des ressources qui leur sont affectées.* » Il incombe donc aux autorités nationales ou régionales des États membres de définir leur politique de santé et de fixer les conditions d'organisation et de fourniture de services de santé et de soins médicaux.

Par conséquent, la Commission ne peut pas intervenir dans la gestion des systèmes de santé nationaux, ni dans les décisions des autorités nationales ou des prestataires de soins de santé, ni dans la gestion de cas individuels comme le vôtre.

Cela étant dit, je peux vous assurer qu'au fil des années, la Commission européenne a toujours aidé les États membres à promouvoir des systèmes de santé efficaces, accessibles et capables de s'adapter, comme indiqué dans notre communication de 2014[2], et elle continuera à le faire. À titre d'exemple, nous avons mis le programme « L'UE pour la santé » (EU4Health) [3] à leur disposition afin de contribuer à l'élaboration de données probantes à l'intention des décideurs politiques et de soutenir la coopération entre les États membres. Dans le cadre du cycle de coordination des politiques appelé « Semestre européen » [4], la Commission adresse des recommandations spécifiques à chaque État membre. En 2020, elle a notamment recommandé à la France de « *renforcer la résilience du système de santé en garantissant un approvisionnement adéquat en produits médicaux indispensables et une répartition équilibrée des professionnels de la santé, ainsi qu'en investissant dans la santé en ligne* ». Le 23 juin 2021, la Commission a approuvé[5] le plan français de relance et de résilience qui, conformément à la recommandation, prévoit des investissements considérables dans le système de santé national.

En outre, la Commission a créé des réseaux européens de référence (ERN) [6] pour les maladies rares et complexes afin d'aider les patients à accéder aux soins et aux connaissances des spécialistes de toute l'Union européenne. Concrètement, le réseau ERN-RND[7] concentre ses efforts sur les maladies neurologiques rares, dont la dystonie. Le CHU de Toulouse[8] est le membre français du réseau qui se trouve le plus près de chez vous. Le réseau comprend également diverses organisations de patients.

Je vous remercie d'avoir attiré notre attention sur ces questions. Je peux vous assurer que nous continuerons d'aider les États membres à renforcer leurs systèmes de santé.

Veuillez agréer, Monsieur Gavino, l'expression de ma considération distinguée.

[1] http://eur-lex.europa.eu/legal-content/FR/TXT/PDF/?uri=CELEX:12012E/TXT&from=fr
2 https://eur-lex.europa.eu/legal-content/fr/ALL/?uri=CELEX%3A52014DC0215
3 https://ec.europa.eu/health/funding/eu4health_fr
4 https://ec.europa.eu/info/business-economy-euro/economic-and-fiscal-policy-coordination/eu-economic-governance-monitoring-prevention-correction/european-semester_fr
5 https://ec.europa.eu/commission/presscorner/detail/fr/ip_21_3153

Maya MATTHEWS

+32 22964097

Commission européenne - Direction générale de la santé et de la sécurité alimentaire - Chef d'unité - Performance des systèmes de santé nationaux - Bruxelles, Belgique

[1] http://eur-lex.europa.eu/legal-content/FR/TXT/PDF/?uri=CELEX:12012E/TXT&from=fr

[2] https://eur-lex.europa.eu/legal-content/fr/ALL/?uri=CELEX%3A52014DC0215

[3] https://ec.europa.eu/health/funding/eu4health_fr

[4]https://ec.europa.eu/info/business-economy-euro/economic-and-fiscal-policy-coordination/eu-economic-governance-monitoring-prevention-correction/european-semester_fr

[5] https://ec.europa.eu/commission/presscorner/detail/fr/ip_21_3153

[6] Réseaux européens de référence : https://ec.europa.eu/health/ern_fr

[7] https://www.ern-rnd.eu/

[8] https://www.chu-toulouse.fr/

➢ **Correspondance avec Idriss Aberkane**

De : Idriss ABERKANE <idriss@scanderia.com>
Envoyé : mercredi 13 octobre 2021 à 15 h 7
À : Raphaël GABINO ; k.amri
Objet : Suivi

Cher Monsieur

Merci de bien vouloir faire suivre votre étude à mon collègue Monsieur Karim Amri du Snakebite Institute of Latin America.

Amitiés

Idriss Aberkane

➢ **Correspondance avec Monsieur Jean-Luc MOUDENC le Maire de Toulouse**

From : Service Courrier <CabinetMaire-President.ServiceCourrier@mairie-toulouse.fr>
Sent : Friday, October 15, 2021 2:11:24 PM
To : Raphaël GAVINO
Subject : Lettre du Maire de Toulouse - 21 045 863

Bonjour,

Veuillez trouver, en pièce jointe, une correspondance de Monsieur Jean-Luc MOUDENC, Maire de Toulouse.

Bonne réception.

Service Courrier
Cabinet du Maire - Président
Mairie de Toulouse | Toulouse Métropole

MAIRIE DE TOULOUSE
www.toulouse.fr

Toulouse, le 15 octobre 2021

Monsieur Raphaël GAVINO

scoob78@hotmail.fr

Jean-Luc Moudenc
Maire de Toulouse
Président de Toulouse Métropole

Références à rappeler : JLM/CA/21 045 963-g

Monsieur,

Alors que j'étais intervenu en votre faveur le 16 septembre dernier, auprès du Directeur Général de l'Agence Régionale de Santé Occitanie, Monsieur Pierre RICORDEAU, pour le sensibiliser sur votre souhait de procéder à un essai clinique permettant de vous soigner, vous m'informez que la Ministre de l'Enseignement supérieur, de la Recherche et de l'Innovation, Frédérique VIDAL, lui aurait également transmis votre dossier. Toutefois, vous êtes, encore à ce jour, sans réponse.

Croyez bien que je suis désolé de cette situation, et, tout comme vous, je ne peux que regretter ce silence.

Néanmoins, si je comprends votre légitime impatience d'obtenir une réaction rapide, voire l'avalisation de ce dispositif, je suis moi-même en attente de sa réponse, ainsi que de celle de Monsieur Marc PENAUD, Directeur Général des Hôpitaux de Toulouse, que j'avais également saisi à ce sujet.

Bien entendu, dès qu'un retour me sera parvenu, je ne manquerai pas de vous le transmettre.

Dans cette attente, et en vous réitérant tout mon soutien,

je vous prie de croire, Monsieur, à l'assurance de mes sentiments les meilleurs.

et dévoués,
Jean-Luc Moudenc

Jean-Luc MOUDENC

➢ **Correspondance avec Philippine RAMBAUD, Attachée parlementaire d'Emmanuelle Ménard, députée de la 6e circonscription de l'Hérault (France)**

From : Emmanuelle Ménard <emmanuelle.menard@assemblee-nationale.fr>
Sent : Tuesday, October 19, 2021 13 h 46 min 36 s
To : Raphaël GAVINO
Subject : RE : Amendement

Cher Monsieur,

Avez-vous contacté les centres de douleurs chroniques (https://solidarites-sante.gouv.fr/spip.php?page=article&id_article=318442) ?

N'y a-t-il pas parmi eux des personnes qui pourraient vous orienter vers des membres du CNRS ou de l'INSERM dont le domaine de compétence sera proche du vôtre ?

En cherchant sur internet, j'ai aussi trouvé un article sur midi libre qui parle de la façon des structures liées aux douleurs chroniques. Je vous le mets en pièce jointe. Il permet de comprendre comment ces unités sont structurées.

J'espère que ces quelques informations pourront vous aider.

Sincèrement,

Philippine RAMBAUD

Attachée parlementaire d'Emmanuelle Ménard,
Député de la 6e circonscription de l'Hérault
01.40.63.01.59
Pour suivre l'actualité d'Emmanuelle Ménard, **inscrivez-vous ici !**

➢ **Correspondance avec Pierre Fabre Médicament**

De : INFORMATION_MEDICALE <information_medicale@pierre-fabre. com>
Envoyé : vendredi 22 octobre 2021 à 17 h 29
À : Raphaël GAVINO
Objet : Neuro-réflexothérapie

Cher Monsieur,

Nous avons été très sensibles à l'intérêt que vous portez à nos laboratoires et nous vous en remercions vivement.

En réponse à votre mail qui nous a été transmis le 19 octobre nous avons le regret de vous informer que le groupe PIERRE FABRE ne fait plus de recherche dans le domaine de la neurologie ou du système nerveux central. Nous ne pouvons donc pas vous être utiles dans votre situation.

Nous vous souhaitons bonne réception de ce courriel et nous vous prions d'agréer, Monsieur, l'expression de nos meilleures salutations.

Équipe de l'Information Médicale et Scientifique

Pierre Fabre Médicament

Toutes les informations et données personnelles que vous partagerez avec nous seront protégées et resteront confidentielles. Elles feront l'objet d'un traitement informatique conformément aux dispositions légales en vigueur. Pour plus d'informations et pour connaître vos droits, nous vous invitons à consulter notre Politique de Confidentialité Mondiale à la rubrique « Développement Durable – Éthique et Code de conduite » de notre site internet : www.pierre-fabre.com

- **Correspondance avec Thierry Janssen**

Le 26 oct. 2021 à 10 h 57, Scoob Issa <scoob78@hotmail.fr> a écrit :

> Merci de votre réponse.
>
> J'ai regardé une interview de vous de 2015.
>
> Et ce que vous dites, c'est le constat que j'ai fait.
>
> Nous avons affaire à des sectes médicales partisanes. Ils ont les yeux sur leur microscope au lieu d'avoir les yeux grands écarquillés. Leurs connaissances sont limitées. Pour eux, ce qu'ils ne connaissent pas n'existe pas. Ils ne font même pas le lien entre le corps et l'esprit. Le système neurovégétatif n'existe que sur le papier. Alors que c'est lui le pont dans les mémoires.
> Je pense la même chose que ce que vous dites sur le cancer. Nous parlons d'homéostasie et de binarité. La simplicité, nos systèmes marchent par deux, mais ils s'imbriquent dans d'autres systèmes qui permettent la vie. La vie (et le mouvement), c'est le réflexe. Seul le réflexe peut atteindre les parties les plus primitives de notre cerveau. Ils confondent psychosomatique et somatosensoriel.
> Un traumatisme est un traumatisme, il se stockera de la même manière dans la zone limbique et paralimbique. Je vous enverrai par PDF mon document, actuellement en relecture, qui va j'en suis certain beaucoup vous intéresser. Nous sommes vivants. Ce simple fait de ne même pas prendre en compte le caractère écosystémique de la vie elle-même est un crime contre l'humanité.
>
> Je connais la Belgique. Je suis déjà venu dans le cadre de mes recherches. L'égo est un poison. Sans savoir où nous allons, nous participons malgré nous à une course internationale parce que les gens sont dupes et malléables.
>
> Bien à vous,
>
> Raphaël Gavino
>
> **De :** Thierry Janssen <tj@thierryjanssen.com>
> **Envoyé :** mardi 26 octobre 2021 à 11 h 54
> **À :** Scoob Issa
> **Objet** : Re : de Thierry Janssen
>
> Ayant compris tout ce que vous décrivez, je me consacre désormais à l'École de la Posture juste (www.edlpj.org), un endroit que j'ai créé il y a sept ans pour aider les égos à faire l'expérience du vivant pour qu'ils prennent mieux soin de la vie qui est en nous et autour de nous. Cette école est fréquentée, entre autres, par des médecins, des chercheurs et toute sorte de soignants.
>
> Bien paisiblement.
>
> Thierry

- **Article du journal *Midi libre* :**

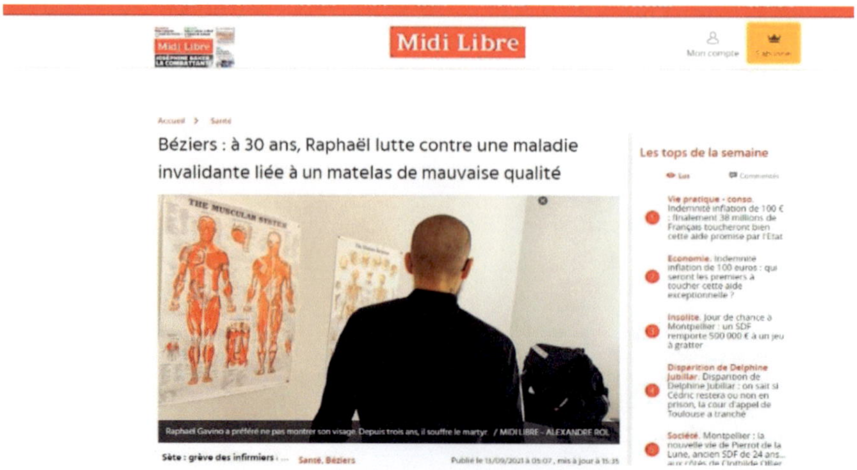
Midi Libre

Accueil > Santé

Béziers : à 30 ans, Raphaël lutte contre une maladie invalidante liée à un matelas de mauvaise qualité

Raphael Gavino a préféré ne pas montrer son visage. Depuis trois ans, il souffre le martyr. / MIDI LIBRE - ALEXANDRE ROL

Santé, Béziers

Les tops de la semaine

Vie pratique - conso. Indemnité inflation de 100 € : finalement 38 millions de Français toucheront bien cette aide promise par l'Etat

Economie. Indemnité inflation de 100 euros : qui seront les premiers à toucher cette aide exceptionnelle ?

Insolite. Jour de chance à Montpellier : un SDF remporte 500 000 € à un jeu à gratter

Disparition de Delphine Jubillar. Disparition de Delphine Jubillar : on sait si Cédric restera ou non en prison, la cour d'appel de Toulouse a tranché

Société. Montpellier : la nouvelle vie de Pierrot de la Lune, ancien SDF de 24 ans...

Béziers : à 30 ans, Raphaël lutte contre une maladie invalidante liée à un matelas de mauvaise qualité - midilibre.fr

➢ **Retour de l'ARS :**

RÉPUBLIQUE FRANÇAISE
Liberté
Égalité
Fraternité

ars
Agence Régionale de Santé
Nouvelle Aquitaine

Bordeaux, le 17 DEC. 2021

Direction de l'offre de soins et de l'autonomie
Pôle offre de soins
Département Soins et Plateaux techniques hospitaliers

Affaire suivie par : Dr Martine VIVIER-DARRIGOL
Tél. : 05.57.01.44.35
Mail. : ars-na-dosa-reclamations@ars.sante.fr

Monsieur Raphael GAVINO
6 rue Tourventouse
34 500 BEZIERS

Objet : réclamation

Réf. : V/Courriel du 2 octobre 2021

Monsieur,

C'est avec une grande attention que j'ai pris connaissance de votre message du 2 octobre 2021 dans lequel vous décrivez votre état de santé et les différentes pathologies vous affectant.

Je vous invite à vous rapprocher d'une unité de prise en charge de la douleur qui peut représenter, pour vous, une opportunité de bénéficier d'une évaluation complète en lien avec vos pathologies.

Vous pourrez ainsi bénéficier d'une prise en charge plus globale intégrant bien évidemment des traitements médicamenteux de nouvelles générations associés à une prise en charge de rééducation en lien avec vos pathologies.

Compte tenu de votre domiciliation géographique, il convient de vous rapprocher d'un centre douleurs chroniques labellisé au plus près de votre domicile, en lien avec votre médecin traitant.

Je vous invite à vous rapprocher de l'Agence régionale de santé (ARS) d'Occitanie (26-28, Parc-Club du Millénaire, 1025 rue Henri Becquerel, CS 30001, 34067 MONTPELLIER Cedex 2, tél. : 04.67.07.20.07), pour vous aider à trouver une meilleure solution.

Je vous remercie d'avoir appelé mon attention sur les différents points que vous soulevez dans votre message.

L'ARS Nouvelle – Aquitaine demeure attentive aux témoignages des usagers, des patients et de leurs proches, afin d'améliorer la qualité de la prise en charge des patients en région Nouvelle-Aquitaine.

Je vous prie de croire, Monsieur, à l'assurance de ma considération distinguée.

La Responsable du pôle offre de soins,

Emeline VEYRET

Tél standard : 09 69 37 00 33 – Courriel : ars-na-dosa@ars.sante.fr
Adresse : 103 bis rue Belleville – CS 91704 – 33063 BORDEAUX Cedex
www.ars.nouvelle-aquitaine.sante.fr

➢ **Raphaël GAVINO, chercheur indépendant en neurosciences & fasciathérapeute :**

https://independentresearcher.academia.edu/GavinoRapha%C3%ABl

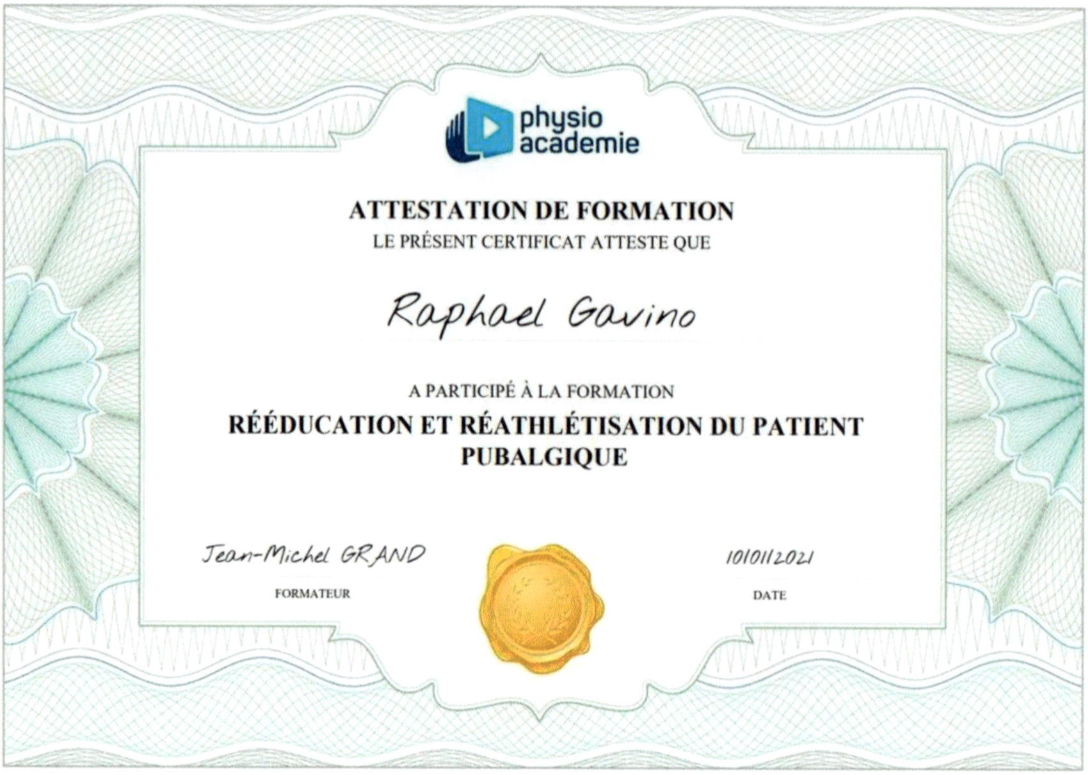

physio academie

ATTESTATION DE FORMATION

LE PRÉSENT CERTIFICAT ATTESTE QUE

Raphael Gavino

A PARTICIPÉ À LA FORMATION

RÉÉDUCATION ET RÉATHLÉTISATION DU PATIENT PUBALGIQUE

Jean-Michel GRAND — FORMATEUR

10/01/2021 — DATE

Raphaël GAVINO

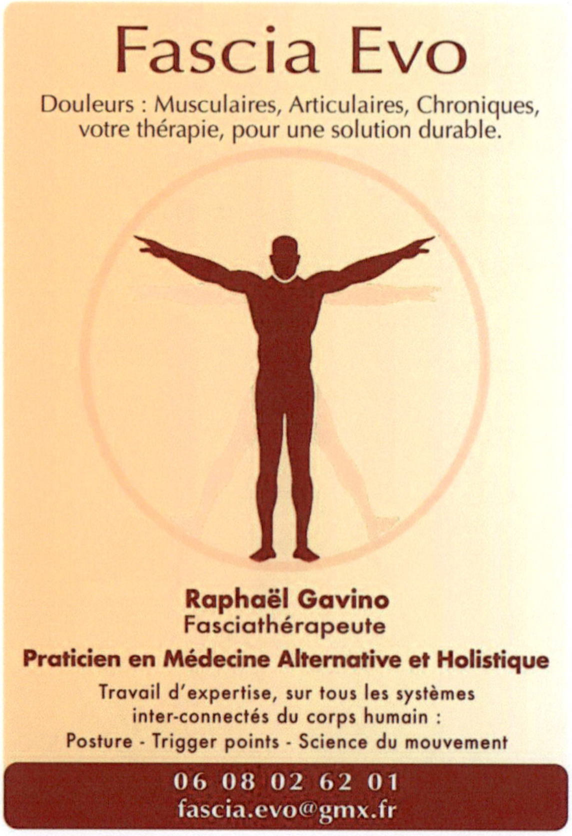

Fasciathérapeute – Chercheur indépendant

N° Siret : 892 592 219 700 016

fascia.evo@gmx.fr | *(+33) 6 08 02 62 01 - 09 52 47 66 58*

Printed in France by Amazon
Brétigny-sur-Orge, FR

14654236R00107